布鲁氏菌病
诊疗及防控手册

主 编 姜 海
副主编 徐卫民 范蒙光 邹 洋 蒋荣猛 陈秋兰

U0235666

人民卫生出版社

图书在版编目（CIP）数据

布鲁氏菌病诊疗及防控手册 / 姜海主编 . —北京：
人民卫生出版社，2020
ISBN 978-7-117-29410-2

Ⅰ.①布… Ⅱ.①姜… Ⅲ.①布鲁氏菌病 – 防治 – 手
册 Ⅳ.①R516.7-62

中国版本图书馆 CIP 数据核字（2020）第 023132 号

人卫智网	www.ipmph.com	医学教育、学术、考试、健康，购书智慧智能综合服务平台
人卫官网	www.pmph.com	人卫官方资讯发布平台

布鲁氏菌病诊疗及防控手册

主　　编：姜　海
出版发行：人民卫生出版社（中继线 010-59780011）
地　　址：北京市朝阳区潘家园南里 19 号
邮　　编：100021
E - mail：pmph @ pmph.com
购书热线：010-59787592　010-59787584　010-65264830
印　　刷：北京铭成印刷有限公司
经　　销：新华书店
开　　本：710×1000　1/16　　印张：15
字　　数：261 千字
版　　次：2020 年 3 月第 1 版　2024 年 5 月第 1 版第 6 次印刷
标准书号：ISBN 978-7-117-29410-2
定　　价：58.00 元

打击盗版举报电话：010-59787491　E-mail：WQ @ pmph.com
质量问题联系电话：010-59787234　E-mail：zhiliang @ pmph.com

布鲁氏菌病诊疗及防控手册
编写委员会

主 编 姜 海
副主编 徐卫民 范蒙光 邹 洋 蒋荣猛 陈秋兰
编 委 （以姓氏笔画为序）
　　　　丁家波（中国兽医药品监察所）
　　　　王立军（内蒙古自治区呼伦贝尔市人民医院）
　　　　木合塔·艾山（新疆维吾尔自治区疾病预防控制中心）
　　　　毛玲玲（辽宁省疾病预防控制中心）
　　　　田国忠（中国疾病预防控制中心传染病预防控制所）
　　　　邢智锋（黑龙江省疾病预防控制中心）
　　　　朴东日（中国疾病预防控制中心传染病预防控制所）
　　　　刘洪艳（辽宁省沈阳市第六人民医院）
　　　　刘晓丽（河北省疾病预防控制中心）
　　　　米景川（内蒙古自治区综合疾病预防控制中心）
　　　　李兰玉（中国疾病预防控制中心传染病预防控制所）
　　　　杨向东（云南省地方病防治所）
　　　　杨红霞（山西省疾病预防控制中心）
　　　　杨晓雯（中国疾病预防控制中心传染病预防控制所）
　　　　杨豫新（新疆维吾尔自治区第六人民医院）
　　　　吴翠萍（山东省潍坊市益都中心医院）
　　　　邹 洋（首都医科大学附属北京友谊医院）
　　　　宋修光（山东大学附属济南市传染病医院）
　　　　张红芳（浙江省桐乡市疾病预防控制中心）

陈秋兰（中国疾病预防控制中心传染病预防控制处）

陈珺芳（浙江省杭州市疾病预防控制中心）

范蒙光（内蒙古自治区综合疾病预防控制中心）

帖　萍（山西省疾病预防控制中心）

赵鸿雁（中国疾病预防控制中心传染病预防控制所）

姜　海（中国疾病预防控制中心传染病预防控制所）

徐卫民（浙江省杭州市疾病预防控制中心）

徐立青（青海省地方病预防控制所）

高　辉（新疆维吾尔自治区第六人民医院）

梁秀文（内蒙古自治区呼伦贝尔市人民医院）

寇增强（山东省疾病预防控制中心）

蒋荣猛（首都医科大学附属北京地坛医院）

韩　冰（首都医科大学附属北京地坛医院）

序

首先对《布鲁氏菌病诊疗及防控手册》出版表示衷心祝贺。

布鲁氏菌病（可简称"布病"）是全球流行最广泛的人兽共患病之一。世界上有170多个国家和地区曾报告发生过布病疫情，世界卫生组织将其划归为被忽视的传染病。据不完全统计，全球每年约有50万新发病例。

布鲁氏菌病在20世纪50年代曾经在我国广泛流行，疫情严重地区人、畜感染率可达50%，严重影响我国畜牧业生产和危及人民群众的身体健康以及公共卫生安全。在党和政府的领导下，相关部门采取一系列综合防治措施，调动了各方力量加大防治力度，使我国布鲁氏菌病疫情得到有力控制并在防治工作中积累了许多宝贵经验。

近年来，随着社会经济转型和发展，我国家畜饲养量不断增加，现代物流业更加便捷通畅，家畜及其产品流通频繁，使部分地区出现疫情上升趋势。新的形势下，布鲁氏菌病已不再是传统牧区流行的特有病种，各地均有可能发病。防治布鲁氏菌病任务十分艰巨并且面临严峻挑战。

自2012年《国家中长期动物疫病防治规划(2012—2020年)》和《国家布鲁氏菌病防治计划(2016—2020年)》颁布以来，各级卫生健康、畜牧兽医等有关部门在党和政府领导下，密切合作，加大工作力度，认真落实加强人间疫情监测、高危人群筛查、规范化治疗和开展健康教育；畜间开展监测、检疫、消毒、扑杀和无害化处理等综合防治措施，积极推广布鲁氏菌病防治试点经验，对迅速遏制疫情上升态势起到了积极作用。但是，由于我国布鲁氏菌病疫源地广泛存在，病患者饱受疾病折磨，重患者可完全丧失劳动力，但很少出现死亡病例。因此，布鲁氏菌病防治常常不被引起高度重视。在农村，布鲁氏菌病患者如得不到及时治疗，极易造成家庭因病致贫现象发生，而基层防治力量较为薄弱,布鲁氏菌病防治更加有难度。

　　为了坚持预防为主,提升防控能力,满足广大疾(疫)控人员和临床医生对布鲁氏菌病诊疗技术和防控知识的实际需求,提高布鲁氏菌病防治队伍素质,中国地方病协会布鲁氏菌病专业委员会主任委员、中国疾病预防控制中心传染病预防控制所姜海研究员等 30 余位从事布鲁氏菌病防治、临床和科研工作的专家,在百忙中编写了《布鲁氏菌病诊疗及防控手册》一书。该书从流行病学、病原学、致病机制、临床表现、诊断与治疗、防控措施、监测、健康教育和干预等方面进行了全面介绍,并且增加了典型及疑难病例案例分析,为一线工作者提供和掌握防治知识点,具有很强的指导性和实用性。相信该书的出版,将为广大疾(疫)控人员和临床医生在预防和早期诊断布鲁氏菌病工作中提供帮助和指南。

　　向所有参加编写《布鲁氏菌病诊疗及防控手册》的专家表示衷心的感谢!

中国地方病协会会长　郭京萍

2019 年 12 月

前　言

　　布鲁氏菌病是《中华人民共和国传染病防治法》规定报告的乙类传染病，《职业病分类和目录》列为生物因素所致的职业病，动物布鲁氏菌病是《中华人民共和国动物防疫法》规定管理的二类动物疫病。布鲁氏菌病不仅严重危害人民身体健康，同时也影响畜牧业、旅游业、国际贸易的发展，还会带来食品安全隐患。

　　布鲁氏菌病是全球特别是发展中国家面临的公共卫生问题，在我国绝大多数省份都有不同程度的流行，以20世纪50—60年代较为严重，70年代显著下降，但90年代中期后疫情呈回升趋势，21世纪后疫情回升趋势愈加明显，部分省份出现局部暴发流行，人间布鲁氏菌病成为我国报告发病数上升速度最快的传染病之一。根据布鲁氏菌病防控工作需要，中国地方病协会组织全国30多位知名学者和疾控、临床有关专家编写了《布鲁氏菌病诊疗及防控手册》。该书全面系统地介绍布鲁氏菌病的概述、病原学、流行病学、发病机制与病理特点、临床表现、临床检查、实验室检测技术、诊断与鉴别诊断、治疗、病程及预后、护理、预防与控制、疫情处置、监测、健康教育和干预等十五章。并附布鲁氏菌病现场消毒和实验室消毒及应急处置方法、布鲁氏菌病典型及疑难病例案例分析，以及新近发布实施的《布鲁氏菌病诊断》（WS 269—2019），供布鲁氏菌病流行区各级疾控、畜牧专业人员以及临床和布鲁氏菌病实验室人员使用，以便更快更新防控知识，规范诊疗和处置技术，提高防控水平，进而推动布鲁氏菌病防治工作的进程。

　　本手册结合当前布鲁氏菌病防控工作实际，介绍了目前国内外有关布鲁氏菌基因组及基因组学研究进展，近年来建立的布鲁氏菌核酸诊断方法，以及布鲁氏菌病特异的影像学表现。以较大篇幅论述了布鲁氏菌病临床西医、中医和蒙医治疗方法,以及布鲁氏菌病防控措施,特别突出实用性和可操作性。

由于编者的经验和水平有限,一定有诸多不妥之处,恳请读者批评指正。

编　者

2019 年 12 月

目　录

第一章 概 述

布鲁氏菌病（brucellosis），可简称"布病"，是由布鲁氏菌属（*Brucella*）的细菌侵入机体，引起的人兽共患的传染—变态反应性疾病，临床上以长期发热、多汗、乏力、关节疼痛、肝脾及淋巴结肿大为特点。主要传染源来自患病的动物及其产品。人感染布鲁氏菌病的主要途径为经皮肤黏膜直接接触感染，但经消化道引起的食源性感染和经呼吸道吸入被污染的飞沫、尘埃感染也时有发生，人群对布鲁氏菌病普遍易感。布鲁氏菌病虽然病死率不高，但严重危害人民身体健康，因病致贫；同时也严重影响畜牧业、旅游业、国际贸易的发展，还会带来食品安全隐患。人间布鲁氏菌病是《中华人民共和国传染病防治法》规定报告的乙类传染病，也是《职业病分类和目录》规定的生物因素所致的职业病。动物布鲁氏菌病是《中华人民共和国动物防疫法》规定管理的二类动物疫病。

第一节 发 展 史

一、菌种的发现

布鲁氏菌病在世界上有广泛的流行，是全球特别是发展中国家面临的公共卫生问题，同时它被认为是世界上最常见的实验室获得性感染。但是，人们真正认识此病，并不断深入研究不过一百多年的历史。当前，布鲁氏菌属中已确定的有六个种，其发现年份及发现人等情况，详见表1-1。

二、布鲁氏菌属的分类发展

在布鲁氏菌属的分类中，其种型间的各种关系是相当复杂的。由于不同类型布鲁氏菌株，尤其是非典型菌株不断从各地区不同种类的动物中大量被发现,给布鲁氏菌属的分类带来许多困难,使得布鲁氏菌属分类越来越复杂,越来越精细,逐渐趋于完善。而且,由于贮存宿主不断被发现,宿主转移现象越来越多。各种因素影响下,变异菌株的数量及类型不断增加,因此,形成了布鲁氏菌属种型的一个演变过程。

表 1-1　布鲁氏菌属的发现、年份、宿主情况

年份	菌名	发现人	国家	宿主
1887	羊种菌	Bruce	马尔他	羊
1897	牛种菌	Bang	丹麦	牛
1914	猪种菌	Traun	美国	猪
1953	绵羊附睾种菌	Buddle	新西兰	公绵羊
1956	沙林鼠种菌	Stoenner	美国	沙漠森林野鼠
1966	犬种菌	Carmichael	美国	犬

（一）布鲁氏菌属的 3 个种分类方案

1929 年,研究者根据初代分离培养时对二氧化碳是否需求,硫化氢产生量的测定和对阿尼林染料的敏感性等特性,提出将布鲁氏菌分为 3 个种:羊种布鲁氏菌、牛种布鲁氏菌和猪种布鲁氏菌。

（二）布鲁氏菌属的 3 个种 7 个生物型的分类方案

1957 年由 Huddleson 提出,这一新的布鲁氏菌属分类的主要根据是菌株对豚鼠的毒力,初代分离培养时对二氧化碳的需要,产生硫化氢量的测定,尿素酶的活性,过氧化氢酶的量,阿尼林染料抑菌试验及糖发酵试验等综合观察和分析的基础上,提出把布鲁氏菌属分成 3 个种 7 个生物型的分类方案,其中羊种布鲁氏菌有生物型 1,牛种布鲁氏菌有生物型 1、2 和 3,猪种布鲁氏菌有生物型 1、2 和 3。

（三）布鲁氏菌属的 3 个种 15 个生物型的分类方案

1962 年第八届国际微生物学会布鲁氏菌病小组讨论会决定。这是因为在 1957 年的分类方案中仍然包括不了从各种寄生宿主中所分离的菌株具有的不同特点。在大量试验条件下,最后采用了以初代分离培养时对二氧化碳的需要,硫化氢产生量的测定,阿尼林染料抑菌试验,特异性单相血清 A 和 M 凝集试验,牛种布鲁氏菌 Tb 噬菌体裂解试验,氧化代谢试验及贮存宿主等作为分类的依据,把布鲁氏菌属分为 3 个种 15 个生物型。即:牛种布鲁氏菌有生物型 1~9,共 9 个生物型,羊种和猪种布鲁氏菌各有生物型 1~3,均为

3个生物型。

（四）布鲁氏菌属的6个种19个生物型的分类方案

1970年联合国粮食和农业组织、世界卫生组织（FAO/WHO）布鲁氏菌病专家委员会讨论提出,此方案把一些争论的菌株包括进去。这次分类为羊种布鲁氏菌生物型1~3,牛种布鲁氏菌生物型1~9,猪种布鲁氏菌生物型1~4及绵羊附睾种、沙林鼠种、犬种布鲁氏菌各1个生物型,共6个种19个生物型。确定了在分类鉴定中的标准国际参考菌株,即:羊种布鲁氏菌16M,牛种布鲁氏菌544A,猪种布鲁氏菌1330S,绵羊附睾种布鲁氏菌63/290,沙林鼠种布鲁氏菌5K33和犬种布鲁氏菌RM6/66。

（五）目前正在讨论的分类方案

据近几年一些资料显示,牛种布鲁氏菌生物8型,早已经被世界各国公认,但是,自从英国牛中分离以来,其他各国一直没有发现,目前此生物型菌株也没有保存下来,因此,1982年,第十三届国际微生物学会布鲁氏菌属分支委员会建议从布鲁氏菌属的分类中去掉。1985年,在FAO/WHO布鲁氏菌病专家委员会报告的草稿中也已经去掉。把从原苏联啮齿类动物中分离到的若干布鲁氏菌株列入猪种布鲁氏菌生物型5,牛种布鲁氏菌生物型3、6在生物学性状,血清学反应和氧化代谢试验中基本没有区别,1982年第十三届国际微生物学会布鲁氏菌属分支委员会首先建议合并为一个生物型,但在最近的报告草稿中并没有合并,因此在最近的分类为羊种布鲁氏菌1~3生物型没有变化,牛种布鲁氏菌生物型8在1978年被国际原核微生物系统学委员会（the International Committee on Systematics of Prokaryotes,ICSP）删除,只有生物型1~7和9,共8个生物型。猪种布鲁氏菌1~5,共5个生物型,其余各种型没有变化。

从1977年起,63/75参考株,或者说NCTC 10506、ATCC 23454菌株被认为是牛种布鲁氏菌生物型7型的标准参考株。但是在1986—1988年间,一些研究发现63/75参考株是由牛种3型与5型混合而来的,因此在1986年国际分类学委员会布鲁氏菌属分会（International Subcommittee on the Taxonomy of Brucella,ISTB）将牛种7型删除。直到最近的一个研究,从肯尼亚、土耳其、蒙古国分离的共4株牛种布鲁氏菌,同时与A、M血清发生凝集,在表型上与之前的牛种7型一致,同时又采用多种分子生物学检测技术均证实了此结论,最后牛种7型又重新回到布鲁氏菌的分类表中。

三、我国人间布鲁氏菌病的发现

布鲁氏菌病在我国存在和流行已有久远的历史,我国的古医书《内经》

《金匮要略》《伤寒论》《温病条辨》等均有类似布鲁氏菌病临床体征的描述。随着病原菌的发现和实验技术的进展,20世纪初,对布鲁氏菌病的认识进入了一个新的阶段。1905年,Boone于重庆报告2例布鲁氏菌病患者。1916年,在福建也发现1名布鲁氏菌病患者。1925年,在河南发现4名印度侨民感染布鲁氏菌病,并从患者血液中分离出羊种布鲁氏菌。1932年、1936年及1949年,谢少文先后在北京地区报告了29例布鲁氏菌病患者。1936年,在内蒙古王爷庙发现109头牛中有21头流产,从流产牛胎儿中分离出2株牛种布鲁氏菌。这些资料表明,我国在新中国成立前,布鲁氏菌病已在人畜间广泛存在和流行。

新中国成立后,相继在一些省(直辖市、自治区)广泛开展了布鲁氏菌病流行病学、病原学的系统调查工作,基本查清了我国布鲁氏菌病疫区分布和流行菌种,及其某些流行规律,制定了预防措施,并开展了人畜布鲁氏菌病防治工作,取得了可喜的成绩。

第二节　疫　情

一、世界疫情及分布

(一) 人间疫情

布鲁氏菌病是世界上最普遍的人兽共患病,在世界范围内广泛分布。20世纪80年代中期,世界上有17个国家和地区宣布消除人畜布鲁氏菌病。然而到了80年代后期,布鲁氏菌病在世界部分地区回升明显,据报道,每年有50万布鲁氏菌病病例。目前疫情较严重的国家集中在亚洲、非洲和南美洲。2006年,世界卫生组织报道叙利亚的发病率最高(16 034/100万),其次是蒙古(3 910/100万),伊拉克(268.8/100万),塔吉克斯坦(211.9/100万),沙特阿拉伯(149.5/100万)和伊朗(141.6/100万),在过去的10年里,一些国家的发病率已经超过了200/100万,但之后就急剧下降,比如土耳其(49.5/100万)和吉尔吉斯斯坦(88.0/100万)。

(二) 畜间疫情

世界上约有50个国家和地区的绵山羊有布鲁氏菌病流行,主要集中于非洲和南美洲等;有101个国家和地区的牛有布鲁氏菌病流行,主要集中于非洲、中美洲和南美洲、东南亚及欧洲南部等;有33个国家和地区的猪有布鲁氏菌病流行,主要集中于美洲、非洲北部和欧洲。

世界上畜间布鲁氏菌病以牛种布鲁氏菌感染为主,占家畜布鲁氏菌病分布的二分之一以上。许多发达国家和发展中国家缺乏对动物布鲁氏菌病疫情的监测。2014 年,根据世界动物健康信息数据库,牛种布鲁氏菌引起的暴发疫情,墨西哥最多(5 514 起),其次中国(2 138 起)、希腊(1 268 起)和巴西(1 142 起)。

二、我国布鲁氏菌病疫情

(一) 人间疫情

布鲁氏菌病在我国绝大多数省(直辖市、自治区)都有不同程度的发生和流行,我国人间疫情以 20 世纪 50 年代及 60 年代最严重,70 年代显著下降,80年代后连续保持下降态势,90 年代中期后疫情呈回升趋势,21 世纪后疫情回升趋势愈加严重。见图 1-1。

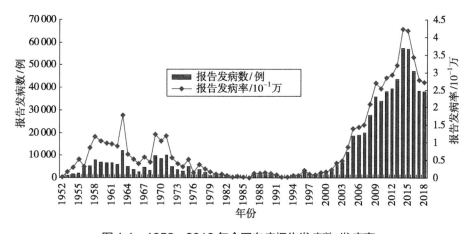

图 1-1 1952—2018 年全国布病报告发病数、发病率

人间于 1957—1963 年、1969—1971 年出现两次流行高峰,发病率分别波动在 1.17/10 万 ~1.77/10 万和 1.20/10 万 ~1.23/10 万之间。自 1972 年以后发病率开始下降,到 20 世纪 90 年代初,疫情得到控制,发病人数显著减少,1992年全国仅报告人间布鲁氏菌病病例 219 例,发病率为 0.02/10 万,是我国历史上最低水平。但从 1995 年开始疫情呈上升趋势,1996—2000 年发病率波动在 0.09/10 万 ~0.25/10 万之间,2001 年回升趋势更加明显,部分省区出现暴发流行,人间布鲁氏菌病成为报告发病数上升速度最快的传染病之一。2005 年全国新发病例 18 416 例,已超过历史发病人数最多的 1963 年(12 097 例),报告发病率 1.40/10 万,2014 年新发病例 57 222 例,报告发病率 4.22/10 万,发病

数、发病率均达到有记载以来的最高水平,出现第三次流行高峰,2015 年后,疫情有所下降。近几年,疫情主要发生在内蒙古、新疆、山西、黑龙江、辽宁、河北、陕西、河南、吉林;其次是山东、甘肃、宁夏等;青海、西藏、四川、北京、天津、江苏、安徽、浙江、福建、广东、广西、海南等有散在疫情发生。

布鲁氏菌病一年四季均可发病,以春夏季较多,据 1990—2014 年全国布鲁氏菌病疫情统计,69.1% 集中在 2~7 月;发病人群以青壮年、男性、农牧民为主,2004—2014 年全国布鲁氏菌病发病年龄集中在 34~54 岁,男女比例为2.9∶1,88.8% 的病例分布在农牧民、兽医等人群中。

（二）畜间疫情

全国各省份都曾不同程度的有动物疫情分布,20 多种家畜和野生动物有布鲁氏菌病流行。20 世纪 50—60 年代较重,70 年代开始下降,80 年代明显下降,到 90 年代疫情已初步得到控制,2000 年之后疫情出现回升趋势。

三、危害

（一）影响人的身体健康

布鲁氏菌可侵害人体心血管、呼吸、泌尿生殖、神经、运动等多个系统,严重者导致患者丧失劳动能力。急性期患者如果治疗不及时转为慢性,出现并发症则治疗困难,病情反复发作,长期不愈,因病致贫、返贫。

（二）影响畜牧业发展

由于家畜患布鲁氏菌病常常出现流产、不孕、空怀、繁殖成活率低等,使牲畜头数明显减少。同时,造成役畜使役能力下降,肉用畜产肉量减少,乳用畜产奶量下降等,直接影响畜牧业的发展。有关资料表明,绵羊患布鲁氏菌病后流产率 57.7%,牛患布鲁氏菌病流产率 31.2%。我国过去畜间布鲁氏菌病严重时期,每年损失于流产牛犊达 5 万 ~6 万头,因空怀、流产等原因每年少生幼畜105 万 ~140 万头,造成巨大经济损失。

第三节　防治管理机构

布鲁氏菌病是人兽共患的传染病,在政府的领导下,开展防治和管理工作,涉及农牧、卫生、林业、工商等多部门。世界卫生组织传染病处设兽医卫生主任负责布鲁氏菌病防治工作。联合国粮农组织 / 世界卫生组织（FAO/WHO）联合布鲁氏菌病专家委员会是防治布鲁氏菌病的技术咨询组织,为制定全球布鲁氏菌病防治策略提供技术支持。

世界上多数国家的布鲁氏菌病防治工作主要由兽医部门承担。在我国，1960年成立了中共中央北方防治地方病领导小组(1981年改建为中共中央地方病防治领导小组)，加强对包括布鲁氏菌病在内地方病防治的领导，1986年撤销领导小组，交原卫生部及农业部领导人畜布鲁氏菌病的防治。目前，人间布鲁氏菌病防治工作由国家卫生健康委员会疾病预防控制局负责组织实施；畜间布鲁氏菌病防治工作由农业农村部畜牧兽医局负责组织实施。

第四节 防控工作历程

新中国成立后，我国布鲁氏菌病防治大致经历了五个阶段：

20世纪50年代初期至60年代中期为第一阶段。主要开展疫情普查，探索防治对策、措施、诊断和治疗方法，组织培训技术人员，只在有限地区开展布鲁氏菌病防治工作。

60年代中期至70年代中期为第二阶段。以点带面，全面深入开展防治，总结防治经验，继续探索防治对策，确定以免疫为主的综合性防治措施。

70年代中期至80年代中期为第三阶段。布鲁氏菌病防治开始走向规范化，制定了全国布鲁氏菌病防治规划。确定"以畜间免疫为主的综合性防治措施"，在全国范围内推行，并组织考核验收。

1989—2004年为第四阶段。防治工作进入分类指导阶段，确定畜间采取"因地制宜地以免疫、检疫、病畜淘汰为主的综合防治措施"，人间采取早发现、早治疗、早处理为内容的"三早"措施。

2005年至今为第五阶段。在全国31个省(直辖市、自治区)和新疆生产建设兵团开展布鲁氏菌病常规监测、高危人群筛查、职业人群宣传干预、疫情调查处置、病例治疗督导管理等工作。同期，在北方地区全面实施了畜间检疫、免疫和淘汰病畜等综合性措施，但因免疫效果不佳、检疫监管不严、活畜流动频繁、经费投入不足以及基层防疫体系薄弱等因素的影响，人畜间布鲁氏菌病疫情仍然处于较高的流行态势。

第二章 病原学

第一节 形态、染色及培养特性

一、布鲁氏菌的形态

布鲁氏菌属是一组微小的球状、球杆状、短杆状细菌。不同种型的布鲁氏菌在光学显微镜下观察时形态上难以区分。一般来说,羊种菌最小,牛种菌次之,猪种菌个体最大。电镜下羊种菌为明显的球形,大小为 0.3~0.6μm,牛种菌和猪种菌多呈短杆状或球杆状,大小为 0.6~2.5μm。布鲁氏菌没有鞭毛,不形成芽孢和夹膜。在涂片标本上用普通显微镜观察,常呈单个排列,极少数呈两个相连或短链状、串状排列。布鲁氏菌形态易受外界环境因素的影响而发生改变,呈现多态性,细胞壁增厚、变薄,甚至脱落。胞浆致密或形成空泡,出现许多小颗粒状的包涵体,细胞内膜粘在一起形成一层很致密的厚膜,这是光滑型布鲁氏菌变成粗糙型布鲁氏菌的表现。见图 2-1、图 2-2。

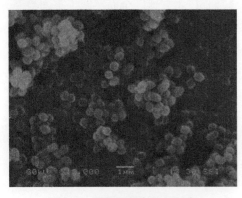

图 2-1 布鲁氏菌电镜下形态

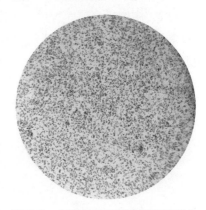

图 2-2 布鲁氏菌光学显微镜下形态

二、布鲁氏菌染色特点

布鲁氏菌可被所有的碱性染料所着色,革兰氏染色阴性,吉姆萨染色呈紫红色。柯兹罗夫斯基提出用0.5%沙黄水溶液染色,加热至出现气泡,水洗后用0.5%孔雀绿或1%煌绿或1%亚甲蓝水溶液复染1分钟,布鲁氏菌染成红色,其他细菌染成绿色或蓝色。

三、布鲁氏菌培养特性

布鲁氏菌的生长要求营养条件高,需要各种氨基酸、生物素,以及镁、铁、钙等离子。有的菌种(如绵羊附睾种菌)需要有血清才能生长,有的菌种可用吐温40代替血清。

布鲁氏菌培养的最大特点是生长缓慢,主要是迟滞期长和每分裂一次所需时间长。布鲁氏菌每分裂一次需132~227分钟,尤其是刚从机体或外环境中新分离出来的最初几代培养物生长更缓慢,通常要经4~6天,有的甚至20~30天(双相培基)才能长出菌落。在实验室保存传代较久的菌株,在培养24~72小时后才见生长茂盛。

布鲁氏菌可在弱酸或弱碱性的培养基上生长繁殖,适宜的pH为6.6~7.4,适宜温度34~37℃,最适温度37℃,超过42℃不生长。绵羊附睾种和牛种菌的某些生物型菌需严格的CO_2(5%~10%),其余菌种均在普通大气环境生长。最适渗透压为2~6个大气压。

由于不同的细胞表面结构及脂多糖结构,布鲁氏菌在培养基上有两种不同的形态,分别为光滑型及粗糙型。光滑型布鲁氏菌菌落为无色半透明、圆形、表面光滑湿润、稍隆起,均质样。菌落的大小与菌落个体差异、变异、营养、时间等因素有关。粗糙型布鲁氏菌,菌落粗糙,灰白色或褐色,黏稠,干燥不透明。在液体培基中,光滑型布鲁氏菌均匀混浊生长,不形成菌膜。粗糙型布鲁氏菌在液体培基上有絮状沉淀物。

典型的布鲁氏菌菌落形态和生长出菌落时间,对确定布鲁氏菌属细菌很有意义。

第二节 抵 抗 力

布鲁氏菌在合适的条件下能生存很长时间,有较高的抗灭活能力。对湿热、紫外线、常用的消毒剂、抗生素等比较敏感;对干燥、低温有较强的抵抗力。

布鲁氏菌对各种因子的抵抗力与菌的浓度和其存在的外界条件有很大关系，这一点在研究布鲁氏菌属的抵抗力上，尤其是在进行消毒处理时都应引起注意。

一、对各种物理因子的抵抗力

直射日光数分钟，最长 4 小时，散射日光 7~8 天，直射紫外线 5~10 分钟，斜射紫外线 10~30 分钟就能把布鲁氏菌杀死。布鲁氏菌对热非常敏感，尤其对湿热更敏感。不同温度下湿热和干热对布鲁氏菌的作用情况，详见表 2-1。

表 2-1 不同温度对布鲁氏菌的影响

温度	生存时间	温度	生存时间
湿热 55℃	60 分钟	湿热 100℃	1~4 分钟
湿热 60℃	15~30 分钟	干热 60~70℃	60~75 分钟
湿热 70℃	10~24 分钟	干热 80℃	40~59 分钟
湿热 80℃	7~19 分钟	干热 90℃	30~39 分钟
湿热 90℃	5~14 分钟	干热 100℃	7~9 分钟

二、对各种化学因子的抵抗力

布鲁氏菌对常用的各种普通浓度的消毒剂及一些化学药物抵抗力均很弱，其作用情况详见表 2-2。

表 2-2 化学因子对布鲁氏菌的影响

药物名称	浓度 /%	生存时间
新洁尔灭	0.1	30 秒
石炭酸	1~2	1~5 分钟
氯亚明（氯胺 T 钠）	0.2	5~7 分钟
氯亚明	0.5	3~5 分钟
升汞	0.05	1 分钟以内
漂白粉	0.2~2.5	2 分钟以内
红汞	2	7 分钟
过锰酸钾	0.1~0.2	7~15 分钟
福尔马林	0.2	20 分钟以上
乳酸	0.5	1 分钟以内
肥皂水	2	20 分钟以上

三、在不同环境介质中的抵抗力

布鲁氏菌在不同环境中生存的时间各不相同,但无论在哪种环境下布鲁氏菌的存活时间都比较长,在有的环境下布鲁氏菌可生存长达18个月。布鲁氏菌在不同环境中生存时间,详见表2-3。

表2-3 布鲁氏菌在不同介质中生存时间

介质名称	生存时间	介质名称	生存时间
水	5天~4个月	土壤	4天~4个月
尘埃	21~72天	粪	8天~4个月
尿	4天~5个月以上	畜舍及周围	4天~5个月以上
衣服	30~80天	皮毛	45天~4个月
鲜牛乳	2天~18个月	酸乳	2天~1个月
奶油	25~67天	奶酪	21天~3个月
冻肉	14~47天	腌肉	20~45天
培养基	60天~10个月	干燥胎膜	4个月

表中所列布鲁氏菌在不同环境中生存时间的情况,为消毒处理各种污染物,采取净化措施,防止传播因子扩散等提供了依据。

第三节 毒力及测定

一、毒力的一般概念

毒力是病原体致病能力的总称,包括侵袭力和毒素两方面。布鲁氏菌与其他致病菌不同,该菌没有典型的毒力因子(如外毒素、菌毛、质粒、抗原变异等),但是可以在巨噬细胞内存活并复制,通过抵抗吞噬过程中中性粒细胞的杀伤作用而致病。

(一)影响布鲁氏菌毒力的因素

影响布鲁氏菌毒力的因素为:①能够帮助其侵入宿主细胞;②抵抗细胞内的杀伤作用;③在专性和非专性的吞噬细胞内存活并繁殖的分子决定簇。判断布鲁氏菌毒力强弱的标准是其在细胞或体内繁殖能力的强弱以及存活时间的长短,强毒株能够在细胞或体内繁殖并长期存活。布鲁氏菌属多数种型的菌株具有很强的毒力,可以通过各种途径感染,破坏机体屏障,几十个菌体,乃至几个菌体就能使某些动物感染。

(二) 布鲁氏菌不同种型菌株毒力差异性

布鲁氏菌不同种型的菌株具有不同的毒力,甚至同种型的不同菌株,其毒力大小也有很大差异。在各种因素影响下,同一菌株培养物内的不同菌体,其毒力强弱也不完全相同,一般说来,羊、牛、猪种布鲁氏菌各生物型的菌株多为强毒株;犬种布鲁氏菌具有一定的毒力,野外和实验室试验结果均表明犬种布鲁氏菌可侵入机体致病;绵羊附睾种和沙林鼠种布鲁氏菌毒力较低。

(三) 布鲁氏菌主要毒力因子

目前已知的布鲁氏菌毒力因子主要有脂多糖(lipopolysaccharide,LPS)、Ⅳ型分泌系统、二元调控系统、外膜蛋白、超氧化物歧化酶(SOD)等。

1. LPS 合成相关基因

(1) O 抗原相关基因:布鲁氏菌 LPS 有 3 个区域,类脂 A、核心寡聚糖和 O 抗原(O 链)。参与 O 链合成的基因及其产物主要有 *gmd* [GD(-)P- 甘露糖脱水酶]、*per*(过骨胺合成酶)、*wbkC*(甲酰基转移酶)、*wbkA* 和 *wbkE*(甘露糖转移酶)、*wbkD*(异构酶 / 脱水酶)、*wbkF*(十一异戊烯 - 糖基转移酶)、*wzm* 和 *wzt*(ABC 转运系统蛋白)等,另有两个假定甘露糖转移酶(*wboA* 和 *wboB*)。

(2) 核心寡聚糖相关基因:与合成核心寡聚糖相关的基因及其产物主要有 *manBcore* 和 *manCcore*(甘露糖酶)、*manAo-Ag*、*manBo-Ag* 和 *manCo-Ag*(甘露糖合成酶)、*wadA*、*wadB*、*wadC*(糖基转移酶)、*pgm*(葡萄糖磷酸变位酶)。

(3) 类脂 A 相关基因:参与类脂 A 合成的基因及其产物主要有 *LpxA* [酰基 -(酰基载体蛋白)UDP-N- 乙酰葡糖胺 -O 酰基转移酶]、*LpxC*(UDP-3-O- 酰基 -N- 乙酰葡糖胺二乙酰酶)、*LpxD* [UDP-3-O-(3 羟基肉豆蔻酰基)葡糖胺 N- 乙酰转移酶]、*LpxB*(脂质 -A- 二糖合成酶)、*LpxK*(Tetraacyldisaccharide-1-P4' 激酶)、*KdsA*(2- 脱氢 -3- 脱氧磷酸酯酸醛缩酶)、*KdsB*(3- 脱氧 - 甘露糖基磺酸酯胞苷酰转移酶)、*KdtA*(3- 脱氧 -D- 甘露八油酸转移酶)、*HtrB*(月桂酰酰基转移酶)。

总之,LPS 是布鲁氏菌的重要毒力因子,研究表明,对光滑型脂多糖(S-LPS)合成过程中所需的基因进行突变、改变表达量以及调控基因突变可以导致产生结构不完整的粗糙型脂多糖(R-LPS),使菌株毒力降低,可作为弱毒活疫苗候选株。LPS 合成过程及调控机制尚未完全清楚,因此,全面筛选 LPS 合成相关基因,完整描述布鲁氏菌 LPS 合成涉及的信号通路,对于有效的候选疫苗筛选,设计低毒力、高安全性和保护性的疫苗株,以及疫苗与野毒株有效的鉴别诊断试剂具有重要意义。

2. Ⅳ型分泌系统(T4SS) Ⅳ型分泌系统是多蛋白复合物,存在于许多革兰氏阴性菌中,如根瘤菌、幽门螺旋杆菌、嗜肺军团菌和布鲁氏菌等。Ⅳ型分泌系统是布鲁氏菌毒力的重要组成部分,对于布鲁氏菌的胞内寄生和逃逸宿主免疫具有重要的作用。当前对于Ⅳ型分泌系统的组成及编码相关基因的功能研究较为明确,但是,对于该系统如何抵抗胞内的恶劣环境以增强布鲁氏菌的生存能力、相关调控基因以及效应性蛋白功能尚需要进一步研究。Ⅳ型分泌系统允许底物通过细胞膜,将分泌性蛋白释放到宿主细胞中,同时,在接合(conjugation)、DNA摄取和释放等方面也发挥重要作用,属于布鲁氏菌重要的毒力因子,由 *VirB* 操纵子编码。*VirB* 操纵子包括 12 个基因,即 *virB* 1-12,与细菌在细胞内复制和形成持续性感染有关。*VirB* 操纵子中不同的基因功能不同,*virB*1 可能影响着其他 *virB* 蛋白;*virB* 6、*virB* 7 和 *virB* 10 蛋白是细菌跨膜蛋白的传送信号;*virB* 4 和 *virB* 11 蛋白与 *virD* 4 蛋白偶联使 ATP 酶从表面跨膜进入细胞质;*virB* 2 和 *virB* 5 蛋白可能是细菌表面菌毛结构蛋白;*virB* 8 在Ⅳ型分泌系统中起主要作用,主要是与 *virB* 9 和 *virB* 10 在细胞膜上形成群体;*virB* 3 和 *virB* 12 功能尚不明确,推测可能与复合体的装配有关。

3. 调控系统 侵入宿主细胞后,面临着宿主细胞内各种恶劣的生存环境和免疫系统的杀伤作用,布鲁氏菌能够迅速调整相应毒力因子的表达,从而避免被宿主消灭并在合适的环境中增殖。布鲁氏菌可以通过转录水平、翻译水平和蛋白修饰等不同阶段调控毒力因子的表达,目前研究最多的是通过各种调控系统,特别是二元调控系统和群体感应系统参与的转录水平的调控;布鲁氏菌的很多转录调控因子本身就与细菌的毒力密切相关。

二元调控系统是一种可以对环境信号进行感应、传递并做出相应适应的调控机制。典型的二元调控系统通常是由与细胞膜结合的组氨酸激酶(histidine kinases,HK)和含有天冬氨酸残基的反应蛋白(response regulator,RR)组成,通过磷酸化的方式完成信号的传递。在细菌中,二元调控系统不仅参与感应 pH 变化、营养状况、渗透压、抗生素、氧化还原状态等环境信号,还调控对细菌生长、毒力、生物膜、趋化性、趋光性和群体感应等有重要作用的基因簇。布鲁氏菌中编码二元调控系统的基因主要有:*BvrR/BvrS*、*OtpR/Cpk*、*NtrY/NtrX*、*FeuP/FeuQ*、*PrlS/PrlR*、*TceS/TceR*、*RegB/RegA*、*FixL/FixJ*、*NodV/NodW*、*PrrB/PrrA*、*PutA/PutR* 等。

群体感应系统(quorum sensing system,QS)允许细菌遗传重编程用于响应产生并释放的称为自诱导物的小分子信号,一旦达到阈值浓度,自诱导物调节靶传感器激酶或转录调节因子的活性,导致靶基因表达的上调或下调,而这个阈值水平通常在高细菌密度下达到,并且群体感应系统允许个体细胞以细胞密度依赖性方式协调整个群体水平的基因表达。群体感应系统是一种根据细菌密度调节基因表达的信号传递系统,细菌可以通过群体感应系统与周围环境进行信息交流,且群体感应系统参与细菌许多调节功能,如毒力、生物膜形成、抗性等。目前布鲁氏菌群体感应系统中研究最为广泛的是通过同源比对获得的 *vjbR* 和 *blxR* 基因。也有结果表明,转录因子 *MucR*、*GntR* 也与Ⅳ型分泌系统和群体感应系统基因的表达相关。

4. 外膜蛋白(outer membrane proteins,OMPs) 布鲁氏菌细胞膜是三层膜结构,最内层膜是细胞质膜,中间层膜为外周胞质膜,最外层膜为外膜。外膜与肽聚糖(PG)紧密结合组成细胞壁,布鲁氏菌的外膜包括 LPS、外膜蛋白(OMPs)和磷脂层。布鲁氏菌 OMPs 的分子量大小主要为 10kD、16.5kD、19kD、25~27kD、31~34kD、36~38kD 和 89kD,其中 25~27kD、31~34kD 和 36~38kD 是菌体最主要的外膜蛋白。有研究将 OMPs 分为 3 组,1 组为 10kD、16.5kD 和 19kD 蛋白;2 组为 36~38kD,属于外膜的孔蛋白;3 组为 25~27kD 和 31~34kD 蛋白。1 组 OMPs 编码基因为 *omp10*、*pal* 和 *omp19* 基因(分别编码 10kD、16.5kD 和 19kD OMPs);2 组 OMPs 编码基因为 *omp2a* 和 *omp2b* 基因共同表达;3 组 OMPs 编码基因为 *omp25*、*omp26*、*omp31* 基因(分别编码 25kD、28kD 和 31kD OMPs)。

5. 应激相关基因 侵入宿主细胞后,布鲁氏菌本身与抵抗相应恶劣环境的基因也被激活并表达,用于增强布鲁氏菌的胞内存活能力。与适应宿主胞内环境相关的毒力因子主要有以下几类:①与抵抗氧化应激相关,如 Cu/Zn SOD(铜锌超氧化物酶)、KatE(周质过氧化氢酶)等;②与 DNA 修复相关,如 recA(DNA 重组 / 修复蛋白)、xthA-1/BruAb1_0885(核酸外切酶Ⅲ)等;③与抵抗亚硝化应激相关,如 NnrA(硝酸还原酶)、norD(一氧化氮还原酶)等;④与抵抗酸性应激相关,如 HdeA(酸性胁迫伴侣)、Asp24(酸休克蛋白)等;⑤与转运离子等相关,如 DHBA(铁载体 2,3- 二羟基苯甲酸)、*FtrABCD* 操纵子(铁转运操纵子)等;⑥与营养缺乏应激相关,如 PyK(丙酮酸激酶)等。

6. 其他毒力基因 布鲁氏菌代谢产物中,环状 β-1,2- 葡聚糖(CβG)是布鲁氏菌的毒力因子,参与细菌的细胞内生命周期,布鲁氏菌 *cgs*(CβG 合酶),*cgt*(CβG 转运蛋白)和 *cgm*(CβG 修饰剂)的不同 CβG 突变体的比较研究已经鉴定了这种多糖在布鲁氏菌中的不同作用;布鲁氏菌的转录调控因子中,负责调节编码 ABC 型转运系统的转录物 *AbcR1* 和 *AbcR2* 是布鲁氏菌毒力所必需的;布鲁氏菌合成的 RNA/sRNA 中,活力相关的 PAMA RNA(vita-PAMP RNA)及其降解产物通过 TLR8 依赖性和 EGFR 途径抑制 IFN-γ 诱导 MHC-Ⅰ类分子的表达,构成布鲁氏菌新的毒力因子;布鲁氏菌内的代谢途径中,已有研究表明氮代谢关键基因(转运蛋白、酶和调节剂等)的突变株对布鲁氏菌的毒力是必需的,有研究分析了布鲁氏菌氮代谢的基因和实验数据及其与毒力的关系,结果表明,在细胞内生命周期中,布鲁氏菌采用各种氮源进行生物合成,代谢和呼吸。

总之,对布鲁氏菌毒力及毒力相关基因的研究有助于推进布鲁氏菌致病机制的深入研究,也有助于推进安全性高、免疫保护力强、临床反应小的布鲁氏菌疫苗的研制和开发。

二、布鲁氏菌常用的测毒方法

(一) 全身最小感染量的测定

1. 选择若干只体重为 350~400g 的健康豚鼠,每 3 只为一组(小鼠为 5 只一组)。

2. 将待测布鲁氏菌 48 小时培养物,经变异实验检查后,用灭菌生理盐水洗下,用标准比浊或分光光度计测定,稀释后使每毫升含 2、5、10……不同菌数的菌悬液,每个稀释度在腹股沟皮下接种一组动物。豚鼠每只接种 1ml,小鼠每只接种 0.5ml。

3. 接种后,小鼠经 20 天,豚鼠经 30 天解剖,取各脏器分离培养布鲁氏菌。如果只从淋巴结中分离培养到布鲁氏菌为局部感染;凡从血液、尿、骨髓及肝、脾等实质器官中分离培养到布鲁氏菌定为全身感染。

4. 全身最小感染量是指实验动物发生全身感染的最小菌量,而且这个最小菌量能使某一实验动物组的每只动物都发生全身感染。如果这个最小菌量不能使某一组动物都发生全身感染,而有部分动物为局部感染,则这个最小感染量需要反复几次才能确定。

5. 一般认为,接种 100 个菌以下引起一组豚鼠全身感染为强毒菌株,100~500 个菌引起豚鼠全身感染为毒力不完整,不适宜作攻毒菌株用,500~1 000 个菌以上引起一组豚鼠全身感染为弱毒菌株。羊种布鲁氏菌 16M 对豚鼠的全身最小感染量为 10~20 个菌,牛种布鲁氏菌 544A 为 40~50 个菌,牛种布鲁氏菌活菌苗 104M 为 500~1 000 个菌。

(二) 脾脏活菌数测定

1. 将待检布鲁氏菌株 48 小时培养物,经变异实验检查后,用灭菌生理盐水洗下,制成标准比浊 10 亿菌体 /ml 菌液,经腹股沟皮下注射 1ml(体重350~400g 健康豚鼠),每组 3 只。

2. 接种后 15 天杀死豚鼠,解剖取每只豚鼠的完整脾脏,以克为单位,在无菌条件下,用精细天平称其重量,记录下来。

3. 把称好的 3 个脾脏放在一个无菌研磨器或乳钵中研磨,研碎后加 5ml 灭菌生理盐水,仔细混匀。

4. 取出 0.5ml 混匀的悬液加到 4.5ml 灭菌生理盐水管中充分混匀,作 10 倍连续稀释,一般稀释 5 个管,即 10^{-5}。

5. 从稀释后的最后 3 个管中(第 3、4、5 管)分别取 0.3ml,各接种 3 块准备好(标有稀释度)的琼脂平皿上,每平皿 0.1ml。

6. 接种后的平皿置 37℃温箱中培养,生长出菌落后,计数菌落数。取每个稀释度 3 块平皿长出菌落数的平均数,计算脾菌数,即每克脾重含的布鲁氏菌数,从而可以确定待测菌株的毒力。

计算方法:

例如:10^{-3} 三块平皿共生长 18 菌落,则每块平皿平均为 6 个菌落,10^{-4} 和 10^{-5} 没有生长。这样 0.1ml 稀释 1 000 倍有 6 个布鲁氏菌,则 1 毫升就应有 $6 \times 10 \times 1\,000 = 60\,000$。原液为 5 毫升,则原液中就应有 $60\,000 \times 5 = 300\,000$ 个菌体。假如三个脾重 1.2g,则每克脾含菌 $300\,000 \div 1.2 = 250\,000$ 个,即脾菌数为 25 万个菌 /g。一般认为,每克脾脏含布鲁氏菌数在 100 万以下为弱毒,100 万以上为强毒。弱毒牛种布鲁氏菌活菌苗 104M,S19,BA-19 分别为 50 万~100 万个菌 /g,2 万~5 万个菌 /g 和 1 万~2 万个菌 /g。

(三) 评价

全身最小感染量测毒法最准确,用豚鼠比用小鼠为好,是实验室最常用的一种方法。脾菌数测定法比较常用,优点是比全身最小感染量测定法需要的时间短,动物用的数量少,缺点是较为粗略,测定结果不够十分稳定。

三、细菌素

细菌素是细菌在新陈代谢过程中产生的一种具有抑菌或杀菌作用的物质。细菌素抑制或杀死指示菌作用的程度除了与种系发育有密切的亲缘关系外,还与培养基种类、培养时间和条件等因素的影响有很大的关系。细菌素具有一定的毒性和抗原活性,给家兔腹腔或皮下注射均可以产生特异性的抗体。

布鲁氏菌素可用于皮肤变态反应试验,对布鲁氏菌属细菌素的研究尚不多见。但已证明,不同种型的光滑型和粗糙型布鲁氏菌某些菌株均可产生细菌素抑制不同种型布鲁氏菌生长繁殖。

第四节 抗原结构及内毒素

一、抗原结构及内毒素的含义

抗原结构,一般是指细菌、病毒和细胞等多种抗原构成的个体性质、数量、分布以及抗原构成的分子结构而言。

内毒素是革兰氏阴性细菌细胞壁外膜层的主要组成部分,于细菌死亡或裂解后才释放出来的对机体有毒性作用的物质。目前,内毒素一词几乎与革兰氏阴性细菌的脂多糖(LPS)成为同义词。脂多糖由 O- 特异性多糖、核心寡聚糖及类脂 A 三部分以共价连接组成。O- 特异性多糖由寡糖重复单位组成,暴露于细胞壁的最外层,是菌体抗原(O 抗原)。核心寡聚糖由庚糖、半乳糖、2- 酮基 -3- 脱氧辛酸(3-deoxy-D-manno-octulosonic acid,KDO)组成,具有种特异性。类脂 A 是内毒素生物活性的主要部分,嵌插入细菌个膜磷脂中,因此内毒素只有在菌细胞壁破解后释出才表现毒性作用。见图 2-3。

二、布鲁氏菌属的抗原结构

在应用物理、化学和免疫学等方法提取和测定布鲁氏菌属的各种抗原成分时表明,其抗原结构是非常复杂的。但是,根据布鲁氏菌属不同种型的特点,毒力和内毒素的特性,氧化代谢类型和各种类型的反应所表现出来的现象等,可以表明不同种型的布鲁氏菌抗原结构和成分间具有一定的相互关系。

从血清学方面证明,布鲁氏菌存在 A、M、G 抗原成分。A 对牛种布鲁氏菌生物型 1 有特异性,M 对羊种菌生物型 1 有特异性,G 为两种菌共有。羊 1 型布鲁氏菌含表面抗原 M 成分多于 A(M:A=20:1);牛 1 型布鲁氏菌含表面抗原 A 成分多于 M;猪 1 型布鲁氏菌含表面抗原 A 成分多于 M 约 1 倍(A:M=2:1)。

三、布鲁氏菌内毒素的生物学特性

布鲁氏菌内毒素具有多种多样的生物学特性,可以影响机体各个系统和各种机能的不同反应。

(一) 致热性

布鲁氏菌属细菌的内毒素对机体的热源反应非常明显,而血液中只要有微量的内毒素存在就可以引起体温升高,甚至出现一系列的中毒症状,可出现头痛、肌肉痛、关节痛和视神经障碍等。

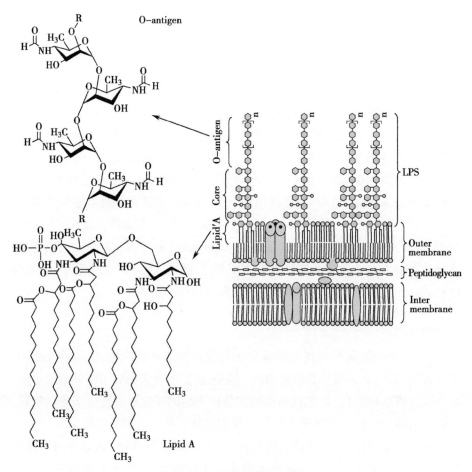

图 2-3 内毒素结构示意图

（二）皮肤过敏反应

内毒素刺激机体后，局部可能迅速地出现施瓦茨曼现象（Shwartzmen's phenomenon），这种现象在全身也可以出现，它是一种由内毒素引起的速发型变态过敏反应，有时可在 1 小时内出现。在动物试验中可迅速引起动物死亡，往往可在 1 小时内发生，最长也不超过 24 小时，这种速发型的变态过敏反应对内毒素中的多糖部分是很特异的。

（三）抗体及激活补体

内毒素刺激机体后可以产生抗体，激活补体系统中某些补体成分，出现凝集和溶菌等现象。在从内毒素中提取出来的类脂 A 接种动物时可以产生抗类脂 A 抗体,从而提高了机体的抗感染能力。

（四）内毒素其他方面的生物学特性

布鲁氏菌的内毒素刺激机体后可以诱导产生多种细胞因子,如干扰素、白细胞介素、集落刺激因子等,参与机体的炎性反应和免疫反应。

第五节 新种的发现

一、新宿主的发现

2007 年 Foster 等从海洋哺乳动物分离到鲸型布鲁氏菌(*B. ceti*)和鳍型布鲁氏菌(*B. pinnipediae*)。2008 年田鼠型布鲁氏菌(*B. microti*)首次从普通野鼠中分离鉴定出来,随后又先后从红狐和土壤中分离出了该型布鲁氏菌。2010年 Scholz HC 等从一位乳腺移植病人分离到一株新种布鲁氏菌(*B. inopinata*)。2014 年 Whatmore AM 等从狒狒体内分离出了一株新型布鲁氏菌菌株(*B. papionis*)。2016 年 Scholz HC 等从红狐体内分离出了一株新型布鲁氏菌菌株(*B. vulpis*)。这些新种的发现,揭示了布鲁氏菌的自然宿主范围已经逐渐扩大到了非人类灵长动物和两栖动物。

二、布鲁氏菌自然宿主及对人的致病性

在所有布鲁氏菌种中,羊种、牛种、猪种可造成人的感染,羊种布鲁氏菌致病力最强,见表 2-4。有研究表明,有 12 大类共 184 个基因与布鲁氏菌毒力有关,包括经典的毒力因子(脂多糖、外膜蛋白和分泌系统)、调控基因、金属代谢、氨基酸代谢、糖代谢、DNA/RNA 代谢、维生素合成、压力蛋白、氧化还原、氮代谢、其他基因和未知功能基因。更多的关于布鲁氏菌毒力基因的信息详见布鲁氏菌毒力基因数据库 http://www.phidias.us/bbp/bruvirf/index.php。

表 2-4 布鲁氏菌自然宿主及对人的致病性

种	自然宿主	对人的致病性
B. melitensis	Sheep, goats and camels	高致病性
B. abortus	Cattle, elk and bison	高致病性
B. suis	Pigs, hare, reindeer/caribou	高致病性
B. canis	Dogs (domestic and wild)	中等致病性
B. ovis	Sheep	未见报道

续表

种	自然宿主	对人的致病性
B. neotomae	Desert wood rats	未见报道
B. ceti	Cetaceans	低致病性
B. pinnipedalis	Pinnipeds	低致病性
B. microti	Red foxes and common voles	未见报道
B. inopinata	Unknown	高致病性
B. papionis	Non-Human Primates	未见报道
B. vulpis	Red fox	未见报道
Brucella NFXXXX	Australian rat	未见报道
B. unnamed	Blue dotted ray	未见报道
B. inopinata-like 09RB8471	African bullfrogs and Big-eyed tree frog	未见报道
Brucella UK8/14	White's tree frog	未见报道

第六节　基因组及基因组学

一、基因组结构特征

(一) 布鲁氏菌染色体

布鲁氏菌各生物型的 G+C 含量为 55%~59%,DNA 高度同源,同源性均在 90% 以上,基因组大小和组成相似。大部分布鲁氏菌基因组由两条 DNA 染色体组成,分别为 2.1Mb(染色体 1) 和 1.2Mb(染色体 2),而猪种 2 型菌株 *B. suis* Thomsen 和 4 型菌株 *B. suis* 40 染色体分别为 1.85Mb 和 1.35Mb,是由于染色体 1 中约 210kb 的片段易位到染色体 2 中。染色体 1 存在一个复制起始位点,染色体 2 存在一个质粒复制起始区域,GC 含量约为 57%,通常编码 3 200~3 500 个基因。猪种 3 型菌株 *B. suis* 686 只存在一条 3.3Mb 大小的染色体,造成这种基因组结构差异的原因可能是由于 *rrn* 位点的重组。

(二) 布鲁氏菌基因组与毒力

由于不同种属间基因序列相似性较高,因此,布鲁氏菌在宿主偏好性、毒力和感染周期等方面的差异,可能是由菌株特异性基因、核心基因的差异表达或基因单核苷酸多态性(SNPs)造成,与染色体的结构无关。

(三)布鲁氏菌基因组插入序列

布鲁氏菌基因组中无质粒、无噬菌体,但存在插入序列(insertion sequence,IS)、重复回文序列等。插入序列 IS711 是布鲁氏菌特异性插入片段,不同种间的数量和插入位点不一致,但相同种内的数量是一致的,如牛种布鲁氏菌内通常存在 6 个 IS711 序列和 1 个截短 IS711 序列,羊种和猪种布鲁氏菌存在 7 个 IS711 序列,绵羊种布鲁氏菌存在 38 个 IS711 序列。布鲁氏菌特异性插入片段 IS711 可以用于布鲁氏菌的分型、鉴定和诊断。

二、比较基因组学

多个致病布鲁氏菌株的全基因组测序分析极大地丰富了布鲁氏菌基因组信息,对筛选和识别布鲁氏菌致病基因及毒力岛有重要的意义。比较基因组学不仅可以进行全基因组的比较和系统发生的进化关系分析,还可进行细菌基因组多态性的研究,从而揭示基因潜在的功能、阐明物种进化关系及基因组的内在结构。

(一)布鲁氏菌参考菌株比较基因组

羊种 16M、牛种 9-941 和猪种 1330 的比较基因组学研究表明,它们的基因组十分相似,基因含量和基因组成几乎相同,基因组的开放阅读框个数也极为相近。

(二)布鲁氏菌强毒株与疫苗株比较基因组

对羊种强毒株 M28-12 和羊种疫苗株 M5、M111 以及猪种菌 S2 的比较基因组学研究发现 M5、M28-12 和 M111 共有 1 370 个单核苷酸多态性,其中 89 个来自 M5 和 M111 以及 M28-12,61 个来自猪种 1330 和猪种菌 S2,并指出这些多核苷酸多态性位点可能来自于疫苗株的突变,对设计新的更加安全的疫苗具有重要的启示。

布鲁氏菌的比较基因组学研究加快了新的功能基因和主要致病差异基因的发现,进而为研究布鲁氏菌致病等相关机制提供了参考。

三、基因组分型在传染病防控中的应用

(一)流行克隆化分析和新亚型发现

B. suis bv 2 菌株仅在欧洲流行,其宿主包括野猪和欧洲兔。MLVA 分子分型和比较基因组分析表明 *B. suis* bv 2 菌株分为两个克隆群:中欧克隆群和伊比利亚克隆群。后者仅分布在伊比利亚半岛埃布罗河以南区域,提示基因组的特

化作用和环境适应机制。伊比利亚克隆群基因组大染色体存在倒置和特殊的 SNP 及 INDELS,这些差异更多是由于异地物种形成机制引起的生态型。

（二）流行传播分析

2015 年 Tan 等通过基于基因组的 SNP 分析表明 *B. melitensis* 分为 5 个基因型(Ⅰ、Ⅱ、Ⅲ、Ⅳ和Ⅴ)。系统发育树说明 *B. melitensis* 可能起源于地中海地区: 所有亚洲 *B. melitensis* 菌株都聚集到基因型 Ⅱ 中(包括两株东南亚分离株);基因型Ⅲ、Ⅳ和Ⅴ显示了非常明显的区域分布特征,基因型Ⅲ聚集了非洲菌株,基因型Ⅳ聚集了欧洲菌株,基因型Ⅴ聚集了美国菌株。此项研究也推测羊种菌的全球流行传播可能与古代贸易路线相关。2017 年 Garofolo 等通过基于基因组的 SNP 分析了意大利流行的牛种菌遗传进化关系,进化树表明当地流行的牛种菌分为三个进化枝,"West Italia""Trans Italia"和"East Italia",有别于欧洲和北美菌株而与中东和亚洲菌株遗传关系更近。而且,筛选到了鉴别三个进化枝的 SNP 位点并成功用于大量标本的验证,可用于长期流行病学监测和布鲁氏菌病根除计划。

（三）暴发识别预警和溯源

2014 年以来,德国的人间布鲁氏菌病病例突然增多,为了追溯菌株的地理来源并探索基因组分型在暴发识别预警和溯源中的应用,研究者对 57 株羊种菌进行基因组测序。进化树提示德国的菌株主要来源于中东地区,提示增多的疫情是由于输入性感染引起,与大量移民涌入欧洲有关。基因组分型方法与传统的基因分型方法(MLVA)相比,具有更高的分辨率且能提供更翔实的流行病学调查结果(地理来源、传染源和传播途径)。有研究对分离自意大利的牛种布鲁氏菌全基因组和 SNPs 分析,结果表明,牛种布鲁氏菌意大利分离株与全球牛种布鲁氏菌谱系相似,属于三个分支,且占主要地位分支的菌株与欧洲和北美的分离株差异较大,与中东和亚洲分离株亲缘关系更高。有研究鉴定出 16 756 个猪种布鲁氏菌核心基因组 SNPs,并利用核心基因组 SNPs 将不同来源的猪种布鲁氏菌进行了溯源。综上,利用全基因组 SNPs 能够对布鲁氏菌进行溯源分析,并且可以根据分析结果对不同地区的布鲁氏菌流行和传播情况进行假设,同时,针对不同基因型的布鲁氏菌可以利用 SNPs 进行快速分型。

（四）野毒株与疫苗株鉴别

布鲁氏菌野毒株和疫苗株的鉴别诊断一直是布鲁氏菌研究的热点。随着二代测序技术的普及,常见的疫苗株和亲本菌株的全基因组测序完成,利用比较基因组学分析疫苗株和野毒株在基因组水平的差异,有助于开发疫苗株和野毒株鉴别诊断的新方法。

1. 布鲁氏菌 S2 疫苗广泛应用于中国牲畜间布鲁氏菌病的防控,有研究对疫苗株 *B. suis* S2 进行全基因组测序,并与亲本菌株 *B. suis* 1330 进行比较基因组学分析,结果发现,与亲本菌株相比,疫苗株 S2 外膜转运蛋白 *omaA* 和 *eryD* 发生终止突变,与毒力相关的磷脂酰胆碱合酶、磷酸葡萄糖胺变位酶、丙酮酸激酶和鞭毛合成相关基因存在错义突变;疫苗株 S2-30 和亲缘关系较近的猪种布鲁氏菌 *B. suis* 513UK 的比较基因组分析结果表明,疫苗株 S2-30 在 O- 抗原合成所必需的磷酸甘露糖变位酶(*pmm*)基因中观察到最高数量的突变。此外,在几种常见毒力基因中发现了突变,包括编码Ⅳ型分泌系统和效应因子的基因,这可能是导致疫苗株 S2-30 减毒的原因。

2. 牛种布鲁氏菌 104M 是一株自然减毒株,在中国用于人间布鲁氏菌疫苗株。有研究对疫苗株 104M 进行全基因组测序,并与亲本菌株 *B. abortus* A13334 进行比较基因组分析,结果表明,疫苗株 104M 与亲本菌株线性高度相关,但存在 99 个基因缺失或突变,99 个基因中包括 LPS 合成基因、*VirB* 分泌系统等常见毒力基因在内的毒力基因,为研究疫苗株 104M 的减毒机制奠定了基础,同时也为疫苗株和亲本株的鉴别诊断提供了候选基因。牛种布鲁氏菌 S19 株是世界范围内应用广泛的牲畜布鲁氏菌疫苗株,比较疫苗株 S19 和强毒株 *B. abortus* 9-941 和 *B. abortus* 2308 的全基因组序列,结果发现,与强毒株相比,疫苗株 *B. abortus* S19 基因组中 45 个基因存在变异,其中,编码外膜蛋白和赤藓糖醇合成酶存在较大片段的序列缺失。

(五)疫苗设计

为促进疫苗开发,研究者 Yongqun He 等开发了一种基于 web 的反向疫苗学设计原理的系统。预测特征包括蛋白质亚细胞定位、跨膜螺旋、黏附概率、致病菌株基因组的保守序列、MHC 抗原决定簇、排除了非致病性菌株序列、排除了宿主共享蛋白质(例如:人类、老鼠和猪)。Vaxign 还可以根据用户提供的蛋白序列进行动态的疫苗靶标预测。基于 Vaxign 反向疫苗学的方法,布鲁氏菌的基因组已经用于预测疫苗的靶标。一个 O- 唾液酸糖蛋白肽链内切酶是预测的布鲁氏菌分泌蛋白。牛种布鲁氏菌 2308 基因组中包括 3 034 个蛋白,其中 32 被确定为外膜蛋白。两个外膜蛋白包含不止一个跨膜 α 螺旋,20 个蛋白具有黏附素功能。20 个外膜蛋白在致病性羊种、牛种和猪种布鲁氏菌中是保守的。14 个蛋白为布鲁氏菌保护性抗原(Omp25 和 Omp31-1)、两个鞭毛钩状蛋白 FlgE 和 FlgK、一个孔蛋白 Omp2b、两个 TonB- 相关的受体蛋白。人非致病性绵羊附睾种布鲁氏菌中缺少 Omp2b 和 Omp31-1 蛋白。利用这些蛋白研发安全有效的人布鲁氏菌病疫苗值得进一步研究。

第三章　流行病学

第一节　传　染　源

　　布鲁氏菌病的传染源是指体内有布鲁氏菌生长发育、繁殖并能排出病原体的人和动物,包括病人、病原携带者及受感染的动物。布鲁氏菌的宿主已知有60多种动物,包括家畜、家禽以及野生动物都可以作为布鲁氏菌的贮存宿主,动物感染布鲁氏菌后会在动物与动物之间传播,造成广泛性的发病状态或者带菌状态,人类感染的布鲁氏菌一般来源于已经被感染的动物,也存在人与人传播的风险。

一、饲养动物

　　羊、牛、猪在布鲁氏菌病流行病学上最为重要,既是动物布鲁氏菌病的主要传染源,也是人类布鲁氏菌病的主要传染源。鹿、犬、马、骆驼和其他家畜居次要地位。啮齿动物如豚鼠、小白鼠、家兔是敏感试验动物,也可以作为传染源。

　　在不同的国家和地区,以及一个国家的不同区域,各种动物作为传染源的意义可以不同。我国北方大部分地区羊是主要传染源,有些地方牛是主要传染源,南方的广西、广东和海南等地,猪是传染源之一。

(一) 羊

　　在我国羊是人类布鲁氏菌病的最主要传染源。绵羊、山羊和湖羊都对布鲁氏菌易感。羊大多数由羊种布鲁氏菌侵犯,牛种菌和猪种菌也可以侵犯羊,但比率不高。

　　春季是人间布鲁氏菌病的发病高峰,羊群主要因春季产羔,与牧民和从业人员接触感染有关。胎盘和流产羔羊中含有大量布鲁氏菌,有人形象地称之为"装满布鲁氏菌的口袋",这是造成人间感染的重要因素。而且,病羊流产中多伴有胎盘滞留。有实验研究患病的绵羊流产后1~3个月还可在乳汁、尿、阴道分泌物检出布鲁氏菌。有的病羊产羔一年后,乳汁中仍然带菌。也有的病羊不表现出临床症状,外形与健康羊无差别,但从其产胎盘、阴道分泌物和乳汁中仍然有排菌,同样具有很强的传染性。绵羊感染布鲁氏菌病后1.5~2年,约有23%的羊能在体内检出病原体。山羊感染布鲁氏菌病后12~15个月,从脾脏或者采血培养,也可检出布鲁氏菌,体内带菌时间较长。

20世纪50~60年代,在羊布鲁氏菌病疫区,人群感染率可高达42%,患病率高于7%,临床症状往往较严重。近年全国31个省、自治区和直辖市从人群中分离到的1 643株布鲁氏菌,进行生物型别鉴定显示,羊种占73.82%,牛种占15.16%,猪种占6.88%,犬种占4.14%。而羊种布鲁氏菌中,羊种3型占89.0%。表明羊种菌仍然是当前的主要流行菌型,而大量饲养的羊是重要传染源。

（二）牛

奶牛、牦牛、黄牛、水牛均易感染布鲁氏菌病。世界各国,特别是奶牛业发达国家都曾有过布鲁氏菌病流行。目前,除北欧和少数西欧国家已控制和消灭布鲁氏菌病外,许多国家牛仍有布鲁氏菌病。

2017年,我国牛群体布鲁氏菌病阳性率为32.10%,个体阳性率为6.94%。奶牛布鲁氏菌病疫情仍呈现上升趋势。牛布鲁氏菌病多由牛种布鲁氏菌引起。近年我国从病牛组织和牛奶中检出的布鲁氏菌,牛种菌占82.5%,羊种菌和猪种菌也有检出。我国西部各省份牦牛布鲁氏菌病个体阳性率3.52%、场群阳性率21.21%,最高场群阳性率可达68.42%。表明我国西部地区牦牛存在较高的布鲁氏菌病群体感染率和个体感染率。从牦牛群中分离到牛1型、牛3型和羊1型等布鲁氏菌。

在牛布鲁氏菌病疫区,人的感染率高达30%~40%,但出现明显临床症状的人仅占0.3%~0.5%,且症状轻微。从总体看,病牛主要在牛群中传播,可引起暴发性布鲁氏菌病流产,但对人的致病意义小于羊,引起的人间布鲁氏菌病多为散发流行。

（三）猪

猪对布鲁氏菌易感,近10多年来,我国在7省份检测猪血清27 473份,阳性率为0.05%,但猪间的聚集性感染多出现在广西、福建等省。我国从接触猪的饲养员和屠宰工人分离到113株猪种布鲁氏菌,证实了猪是不可忽视的传染源。在全国13个省份分离到猪种菌,以南方的广西、广东、海南分布较多,北方地区的内蒙古、宁夏和甘肃也存在猪种布鲁氏菌。在我国广东和广西,以猪 3 型菌为主,个别有猪 1 型菌存在。另外,已有羊种菌转移到猪的报道,这种宿主转移现象值得关注。国外猪 1 型菌引起的流行多发生在美国的东部、南部;猪 2 型菌流行在欧洲(如丹麦);猪 3 型菌流行在美国的西部和东南亚。

(四) 其他家畜

除了病羊、牛、猪外,其他患病动物也可作为人类布鲁氏菌病的传染源,但一般只引起个别散发病例。

1. 犬 犬对布鲁氏菌有较高的易感性,国内检测 4 750 份犬血清,阳性率为 1.26%,犬阳性率高低依次为牧区(6.69%)、农区(1.53%)、城区(0.84%)。北方牧区的犬感染布鲁氏菌病,主要是犬嚼食羊、牛、猪的流产物,而感染羊种菌、牛种菌和猪种菌;但近年连续在部份省的实验犬和宠物犬中分离出犬种布鲁氏菌,随着人们生活水平的提高,饲养宠物人群的增加,人感染犬种布鲁氏菌病的风险也随之增加。

2. 鹿 鹿对布鲁氏菌易感,梅花鹿、马鹿、白唇鹿、驯鹿均可感染。曾检出羊种菌、牛种菌、猪种菌(猪 1 型),鹿成为多种布鲁氏菌的储存宿主,并且可以排菌,引起人间感染,成为人畜布鲁氏菌病的传染源。

3. 其他患病动物 马、骡、驴、骆驼、猫等都可被布鲁氏菌感染发病。在马体内检出牛种、羊种和猪种布鲁氏菌。国外也从骆驼的流产胎儿、阴道分泌物、乳汁中检出牛种和羊种布鲁氏菌。人感染发病主要是因饮用奶和接触病畜而患病。

二、野生动物

(一) 陆生野生动物

陆生野生动物已由细菌学证实可以被布鲁氏菌感染,如野羊(黄羊、岩羊)、野牛、麋鹿、野猪、斑马、狼、野兔、狐狸、野鼠(灰鼠、林姬鼠、细趾黄鼠、沙土鼠、布氏田鼠、沙漠森林鼠)等野生动物。新近报告,美国每年报告的布鲁氏菌病病例中,约有25%~30%的感染来源是因野猪狩猎,美国至少有41个州的野猪,进行血清学调查报告检出猪种布鲁氏菌感染。

陆生野生动物感染布鲁氏菌,有的与家畜有关,如狼通过捕食羊和驯鹿而感染,狐狸取食家畜流产胎儿感染;有的可在野生动物中间相互传播,也可以通过吸血昆虫传播。有人推测羊、牛、猪的布鲁氏菌病源于野生动物,由狩猎、食用野生动物而感染。

（二）海洋哺乳动物

海洋哺乳动物也可以感染布鲁氏菌，自2010年以来在墨西哥湾、大西洋和太平洋海岸搁浅的多种海洋哺乳动物，经实验室证实感染有布鲁氏菌。目前，世界范围内已有4例由海洋哺乳动物传播的人间布鲁氏菌病病例发生，其中1例是在实验室处理布鲁氏菌病感染的海豚样品感染，另3例因食用海洋动物之后患病。因此与海洋哺乳动物接触，特别是与在海岸搁浅或明显患病的海洋哺乳动物接触，有海洋种布鲁氏菌感染的风险。

（三）冷血动物

冷血动物如蜥蜴、青蛙、乌龟、鱼类（镜鲤）及节肢动物如硬蜱、软蜱、螨、壁虱、蚊子等在实验条件下均可感染。实验表明布鲁氏菌能在蜱体内繁殖，存活时间比在昆虫体内长，并保持对哺乳动物的毒力。蜱通过叮咬和在基节分泌液排菌播散传染。然而，在一个疫源地采集的蜱，只有很少数能检出布鲁氏菌。因此，在传播布鲁氏菌方面起不到重要的流行病学作用。

第二节　传播途径及传播因子

一、传播途径

布鲁氏菌可以通过体表皮肤黏膜、消化道、呼吸道侵入机体，还可以通过其他途径如媒介叮咬传播。人的感染途径主要与职业、饮食、生活习惯有关。

（一）直接接触感染

经皮肤及黏膜直接接触感染是最主要的传播方式。直接接触病畜或其排泄物、阴道分泌物、娩出物及布鲁氏菌培养物，经受损的皮肤或眼结膜感染，也可间接接触病畜污染的环境及物品而感染。这种感染常见于与病畜接触的屠宰工、畜牧兽医、饲养放牧人员、畜产品加工人员和布鲁氏菌病防治与研究专业人员等职业人群。因此，我国和某些国家或地区把布鲁氏菌病定为职业病。

经皮肤及黏膜（包括眼结膜）接触感染常发生于下列场合：①饲养放牧病畜；②处理病畜难产、流产及正常产；③牲畜检疫、检查牲畜；④清扫畜圈舍，接触病畜的尿、粪等排泄物；⑤屠宰病畜，剥皮、切肉、分离内脏；⑥剪羊毛，收购皮毛或从事毛皮加工；⑦挤奶或加工病畜奶制品；⑧采集病人、病畜的血液和病理材料；⑨直接或间接接触被病畜分泌物、排泄物污染的水、土、草料、棚圈、工具用品等；⑩从事布鲁氏菌实验操作及制备布鲁氏菌苗、抗原、抗血清等生物制剂。

(二) 经消化道感染

主要是通过污染的食物或饮水，布鲁氏菌经口腔、食管黏膜进入机体。喜喝生奶，吃生奶制品，吃生拌肉或生肝，吃未熟的肉或者手不洁就拿吃食物，因此而感染。

接触感染与经消化道感染常常混合发生，在流行病学上有相同的意义，两者的比重关系可以因为许多其他条件而发生改变。养殖场职业人员接触感染居多，城市居民经消化道感染居多，牧场和牛羊屠宰场的病例往往因混合的方式发生感染。在牧区和牲畜养殖区，病畜的流产物、分泌物、排泄物污染草场、水源也是牲畜经消化道感染的重要原因。

(三) 经呼吸道感染

常见于吸入被布鲁氏菌污染的飞沫、尘埃。饲养员和皮毛加工人员易经呼吸道感染；从业人员由于畜圈内牲畜的活动，飞扬的尘埃易经呼吸道感染；布鲁氏菌生物制剂企业生产布鲁氏菌苗、冻干菌种过程中，也容易发生呼吸道感染。近年有报告，医疗单位的实验室人员因呼吸道感染布鲁氏菌病。

(四) 人与人传播的风险

已有文献报道，布鲁氏菌病的人与人传播可通过母婴传播、性传播和血液与医源性传播的可能性。

1. 母婴传播 在人与人传播的病例报告中，主要是新生儿布鲁氏菌病，有学者报告分析确定了47例人与人传播病例，61%(29例)的患者是年龄<1岁的婴儿，28%(13例)的病例分布于8~61岁间，患者男女性别比为1:2.21。

新生儿布鲁氏菌病经母亲和婴儿血培养分离出病原菌得以证实。母亲在怀孕期间患有布鲁氏菌病，没有接受正规的治疗，而且有新生儿在出生时即有症状，证实为宫内感染。产道感染也可能是新生儿布鲁氏菌病的途径之一，在分娩期间胎儿暴露于血液或阴道分泌物而感染。新生儿布鲁氏菌病还可以通过母乳喂养感染，有报告在母乳中分离培养出布鲁氏菌，婴儿在出生后5个月内发病，提示通过母乳传播。

2. 性传播 关于布鲁氏菌病的性传播，近50多年来，已有多个国家报告存在性传播病例。如：英国报告1例女性布鲁氏菌病病例，本人无任何动物接触，而调查发现性伴中存在早于其发病且症状一致的男性布鲁氏菌病病人；美国报道一起布鲁氏菌病实验室暴露发病的7例实验室人员中有配偶先后出现布鲁氏菌病症状；我国近年也报告多例中年女性病例，因配偶先于其发病，有未采取有效保护措施的性行为，被怀疑通过性生活传播。

有学者综述了各国人与人传播病例，发现有10例病例排除了其他类型的传播后被认为是性传播感染,每例感染者与性伴之间有足够的窗口期,其中有两例病例的精液经细菌培养得以证实。

3. 血液与医源性传播　输血与器官捐献也可能传播布鲁氏菌。美国报告一起因白血病兄妹骨髓捐赠,造成布鲁氏菌病由移植供者传播给受者。在同一家医院的两名新生儿,因高胆红素血症接受输血,结果证实是由同一名布鲁氏菌病感染的捐赠者引起。还有在医疗活动中,如护理病人、处理胎盘等,由于缺乏标准预防措施,在护理患者和处理感染产妇的胎盘后发病。

目前血清学和细菌学实验已经得到证实,急性期布鲁氏菌病患者的血液、乳汁、脓汁、尿、阴道分泌物和精液中存在布鲁氏菌。因此有可能会通过母婴、性、器官捐献或输血等方式实现人与人之间的传播,应该引起重视。

二、传播因子

含有布鲁氏菌的各种污染物及食品均可成为传播因子。布鲁氏菌病的传播中,各类传染源是通过各种传播因子传播布鲁氏菌的。

(一) 牲畜流产物

布鲁氏菌病流产胎儿含有大量布鲁氏菌。另外,胎盘、胎膜、羊水也都含有很多布鲁氏菌。资料表明 1 头感染布鲁氏菌病的分娩母牛,无论是流产还是正常产均能排出 10^9~10^{13} 布鲁氏菌,可见各种流产物作为传播因子的重要性。

(二) 乳及乳制品

牛患布鲁氏菌病后 3~7 年仍可在乳中检出布鲁氏菌;布鲁氏菌病母羊正常分娩后,约有 10% 的羊乳中检出布鲁氏菌,布鲁氏菌病流产的母羊乳的布鲁氏菌检出率可达 80%。

(三) 肉、内脏

病畜的肉及内脏也含有布鲁氏菌,尤其在菌血症期,传染性更强。猪、牛、羊感染发病后 4~26 个月,有的内脏仍可检出布鲁氏菌。肉联厂屠宰车间及加工车间的工人布鲁氏菌感染率高达 21.7%~34.4%,肉类及内脏也是重要的传播因子。

(四) 皮毛

布鲁氏菌在羊毛中可生存 4 个月,传染期比较长。通过对剪毛工、选毛工、皮毛收购人员及皮毛加工人员的调查表明,其布鲁氏菌感染率达 18.4%~37.6%。

(五) 水

患病动物的分泌物、排泄物可以直接污染水源,也可由污染的地区经雨水灌流或尘埃落入水中,我国已从池塘水中检出羊种和牛种布鲁氏菌。

（六）土壤、尘埃

病畜的排泄物（粪、尿）污染土壤,随着牲畜的活动,扬起尘埃,传播布鲁氏菌病。羊毛夹带的尘土中也含有布鲁氏菌,毛纺厂造毛车间工人感染率高于其他工人。

第三节 人群易感性

人群作为一个整体对传染病的易感程度称为人群易感性。判断一个人群易感性的高低需依据该人群每个个体的易感状态,即取决于整个群体中易感个体所占比例与机体的免疫程度。

一、自然易感性

人类对布鲁氏菌属中的大多数细菌都是易感的。不同人群布鲁氏菌病感染率的高低,取决于接触牲畜等传染源机会的多少,不同人群不存在易感性的差异。

二、病后易感性

布鲁氏菌侵入人体后,在一定条件下可以发病,经过一定病程也可以产生一定的免疫。对再感染有一定抵抗。但无论是患病后或是菌苗免疫后所获得的免疫是不牢固的,机体对布鲁氏菌仍然易感,免疫力有限,持续时间一般为1~2年。由此可见,布鲁氏菌感染后所获得的免疫是很有限的,在疫区经常见到反复感染的病人,证实病后的机体对布鲁氏菌仍然是敏感的。在疫区,接受过布鲁氏菌苗接种的人群中,仍发现有 5%~10% 的接种者感染发病,而免疫一年后,绝大部分接种者可再感染布鲁氏菌。

第四节 分 布 特 征

一、性别

男性从事牧业生产活动较多,接触传染源的机会多,故感染机会也多。因此,男性感染率高于女性。

二、年龄

由于青壮年是主要劳动力,接触病畜频繁,因而感染率比其他年龄组高,但各年龄组均有发病的报告。

三、职业

有明显的职业性,凡与病畜、染菌畜产品接触多者发病率高。牧民、兽医、皮毛工人、屠宰工及布鲁氏菌病防治与研究专业人员感染率比一般人高。

四、季节

一年四季各月均可发病,羊种布鲁氏菌流行区有明显的季节性高峰。我国北方牧区羊群布鲁氏菌病流产高峰在 2~4 月,人间发病高峰在 4~5 月,夏季剪毛和奶食多,也可出现一个小的发病高峰。南方因外来牲畜运输、屠宰感染布鲁氏菌,也呈现冬春季的高峰。由于猪配种、产仔无明显的季节性,猪布鲁氏菌病季节性不明显。

五、地区

布鲁氏菌病的发生和流行虽然不受地理条件限制,但由于感染机会不同可出现地区差别。感染率高低与该地区畜牧业、养殖和加工企业比重的大小有关,不同的区域其感染率差异较大。一般情况下,牧区感染率高于农区,农村高于城镇。牧区和农区人与牛羊等家畜接触频繁,感染机会多,城市病人则多集中在一些屠宰场和皮毛乳肉加工企业,市民发病较少。

第五节 自然疫源性与社会性

一、自然疫源性

病原体不需要人类参与也可以在动物间流行并延续世代,人被感染主要是由于与染病的动物直接或间接接触的结果,人的感染和流行对病原体长期在自然界保存来说不是必要的,这种现象成为自然疫源性。具有自然疫源性的疾病称为自然疫源性疾病,而有自然疫源性疾病的地方称为自然疫源地。布鲁氏菌病的自然疫源性是指布鲁氏菌在自然界的野生动物中传播,它独立于人、家畜之外的一个完整的布鲁氏菌病传播循环。

（一）野生动物感染布鲁氏菌

1. 多种野生动物分离到布鲁氏菌并传播,当人们怀疑布鲁氏菌病是自然疫源性疾病时,捕获各种野生动物以寻求证据,经过几十年的探索,捕获近

200 种动物,检测了近百万份样本,证实了布鲁氏菌在野生动物存在。迄今已知有 60 余种野生动物的布鲁氏菌病血清学检查呈阳性反应,从 30 余种野生动物分离到布鲁氏菌。现已查明,这些野生动物不仅可以感染布鲁氏菌病,而且也可以通过尿、粪、奶、阴道分泌物、胎儿流产物等排菌,可能污染牧场,再感染牲畜。如在哈萨克斯坦等地检查羚羊群发现,被羊种布鲁氏菌感染的羚羊在 4 个月内不断向外排菌。

2. 在野生动物中自然循环,也有一些布鲁氏菌只在野生动物循环,并不感染人和家畜。如在布鲁氏菌属的 6 个种中,沙林鼠种已肯定是自然疫源性菌种,在沙林鼠中自然地循环,未发现人、家畜感染的病例。原苏联和澳大利亚从大量的野鼠类啮齿动物中分离到布鲁氏菌,经鉴定认为是布鲁氏菌猪 5型,但只在野鼠中自然循环,未发现引起人、家畜的病例报道。

3. 布鲁氏菌寄生转移现象,布鲁氏菌原来可能寄生在最适宜的野生动物中,某些条件改变促成布鲁氏菌也可以在非最适宿主中存在。

从生物进化观点分析,某些传染病在人类出现之前就在野生动物中存在和循环,只是在人类出现后,为了生存的需要狩猎动物,干扰了疾病自然循环,而进入人群。

(二) 媒介昆虫维持布鲁氏菌病的自然循环

从布鲁氏菌病疫区中捕获的蜱、螨、恙虫等材料中,分离到布鲁氏菌。有学者对在鹿身上的牛虻成虫和幼虫进行布鲁氏菌分离,均分离成功。实验证明,布鲁氏菌感染的豚鼠可以感染叮咬豚鼠的螨,布鲁氏菌在螨体内可经卵传代,布鲁氏菌可以通过蜱整个生活史仍保持其毒力。布鲁氏菌在螨体内可存活 2 年以上,这为吸血昆虫在自然界中,作为布鲁氏菌的自然传播媒介提供了资料。

(三) 自然疫源性的类型

1. 最先源于家畜的布鲁氏菌病,传播到野生动物中并长期存在,以后不依附家畜的自然疫源性。羚羊感染羊种布鲁氏菌,美洲野牛感染牛种布鲁氏菌,非洲野牛感染牛 3 型布鲁氏菌和美国从麋身上分离到牛 1 型布鲁氏菌就属于此类型。这类野生动物对布鲁氏菌较敏感,造成布鲁氏菌在这些野生动物中长期存在,一旦家畜与这些动物接触又可感染家畜。这种自然疫源类型对人和家畜布鲁氏菌病流行的实际意义较大。

2. 原来在野生动物中自然循环,同时又可以作为家畜布鲁氏菌病的传染源。猪 2 型菌在野兔中传播属于此类,野兔属于猪 2 型布鲁氏菌的原始宿主,又很容易传染给家畜。这种类型流行的意义也较大。

3. 从家畜布鲁氏菌病诱导的自然疫源性。从家畜布鲁氏菌病角度看,野生动物布鲁氏菌病是家畜布鲁氏菌病正常循环中的某种偏离,野生动物布鲁氏菌病存在与否又在很大程度上取决于家畜布鲁氏菌病的存在,这类野生动物对布鲁氏菌的敏感性较差,在机体内维持时间较短,随家畜布鲁氏菌病消灭而消灭,它不是真正的自然疫源性。

4. 野生动物中自然循环。布鲁氏菌病原本就在野生动物中存在,如在鼠类啮齿动物、某些草食和肉食动物存在。沙林鼠种布鲁氏菌在森林鼠中传播就属此类,目前在家畜中还没有发现。

布鲁氏菌病的自然疫源地可以由不同种的动物以及某些媒介昆虫组成,尤其是啮齿动物和蜱更为重要,宿主——媒介——宿主的自然循环,并在一定条件下感染人和畜,探索布鲁氏菌病的自然疫源性对维持人和畜布鲁氏菌病疫情有着重要意义。

布鲁氏菌病的自然疫源地不同于鼠疫自然疫源地那样广泛,不是有布鲁氏菌病流行的地区就有自然疫源地存在,不是所有的菌种,更不是各生物型都有自然疫源性存在,只在某些有限地区,在特殊的生物群落情况下存在。尽管如此,在制订布鲁氏菌病防治计划时应考虑自然疫源性问题,同时亦应对此作深入探索,以寻求对布鲁氏菌病做到更有效的监测和防治。

二、社会性

随着人类社会的发展、医学的进步,疾病由单纯生物医学模式,向现代医学模式转变,并在疾病防治和健康促进中,发挥日益重要的作用。按照社会医学的观点,影响疾病健康的因素称为"危险因素",以此与传统的"病因"相区别。在布鲁氏菌病防治实践中,除重视生物因素,还应重视影响自然、行为、卫生保健及社会等因素。

(一)生物学因素

布鲁氏菌病流行和防治的生物学因素,如布鲁氏菌的不同菌型、毒力的研究,布鲁氏菌病的诊断、治疗、免疫学的研究,以及相应策略的研究等,都表明不同程度地影响了布鲁氏菌病的发生与转归。

(二)自然因素

自然因素与布鲁氏菌病的流行有直接关系。旱涝灾害,暴风大雪,寒流侵袭,既作用于传染源,也影响人群易感性。暴风雪灾使畜群被驱使,跑至远处牧场,扩大疫源地,造成新的流行。寒流、酷暑,影响人、畜对布鲁氏菌病的易感性。气候恶劣,水草不足,病畜抵抗力下降,容易发生流产,增加感染机会,又使健康畜体质减弱,对布鲁氏菌病易感。

(三) 行为因素

由于布鲁氏菌有多种传播途径,接触者的行为危险因素严重影响了布鲁氏菌病的感染和发病。布鲁氏菌病大多是由于从业人员的不良行为和缺少自我防护而感染。有些地方卫生状况不良,人畜混居,使用同一处水源(包括水塘、沟渠、水井);有些人剥食病死羊羔、食用牛犊肉、喝生奶;有的人缺乏布鲁氏菌病防治知识,不注意防护,不讲究卫生,容易染病。在布鲁氏菌病防治工作中,加强自我防护、人畜分开,将有助于保护人群少受布鲁氏菌病的危害,降低感染率。

(四) 卫生服务因素

卫生保健服务是人群健康的重要保障。初级保健网不健全、缺少卫生机构、卫生经费过少、分配不合理、重治轻防、医疗水平低、误诊漏诊等,都是布鲁氏菌病感染发病的影响因素。加强医疗卫生体制改革,开展持久、深入的健康教育和健康促进,使人们掌握布鲁氏菌病的防治知识,提高布鲁氏菌病的发现率、治愈率,降低慢性化率。

(五) 社会因素

社会因素在布鲁氏菌病流行中起着决定性作用。重视社会因素的作用才能有效控制布鲁氏菌病。

1. 疫区畜牧的流动和南方各省从外地(疫区)购买或调运牲畜时混有病畜,未经检疫或检疫不彻底,本地牲畜和引进牲畜混养造成畜间流行。从业人员私自贩运、交易及屠宰造成人间布鲁氏菌病的传播。

2. 由于经济体制的改变或饲养管理的需要,对牲畜作分群、合群、组合新畜群等变动时,在有传染源存在和检疫或免疫措施未落实的情况下,易使新的畜群发生布鲁氏菌病流行。当前生产管理体制改变,农民普遍饲养家畜,如有病畜存在时也易扩大传染范围。

3. 集市贸易活跃,南方"掏羊锅"盛行,大量牲畜皮、毛、乳、肉上市,布鲁氏菌病检疫工作跟不上,染菌物品、食品未能查出,易引起感染和发病。

4. 战争和灾荒,也会使得人员和畜群流动,容易发生流行。

5. 各级政府对布鲁氏菌病防治工作重视程度,卫生、畜牧、市场监管、检验检疫等部门协同配合,专业防治力量的强弱,群众卫生知识普及水平的高低等,与布鲁氏菌病的发生和流行关系非常密切。

上述各种因素都影响布鲁氏菌病流行,有时多种因素交织起作用。但通过积极认真地实行防制措施,布鲁氏菌病是能够控制和最终消灭的。

第四章 发病机制与病理特点

第一节 发 病 机 制

一、感染与发病过程

布鲁氏菌感染过程的形成及临床表现特点,在很大程度上取决于布鲁氏菌的侵入途径、菌量、菌型、毒力和人体的生理状态。布鲁氏菌感染过程可分为三个阶段,每个阶段都有不同的细菌学、临床和病理学特征:①潜伏期:从布鲁氏菌侵入宿主体内起,到开始出现临床症状为止的时期;②急性期和亚急性期:布鲁氏菌在网状内皮和生殖系统等不同器官中活跃复制,出现临床症状、血液学和病理学表现;③慢性期:由强烈的迟发型超敏反应导致的间歇性、非特异的临床症状和某些器官的明显病理损伤。

布鲁氏菌感染宿主细胞与其他细胞内寄生细菌一样需经过四步:黏附、侵入、定植、传播。布鲁氏菌主要是通过皮肤、消化道和呼吸道侵入人体。当与巨噬细胞接触时,布鲁氏菌的脂多糖(LPS)与巨噬细胞膜表面的脂筏相互作用,从而侵入宿主细胞。布鲁氏菌感染后,巨噬细胞募集前炎症因子和趋化因子相关的因子如 TNF-α、IL-1β,激活机体的初始免疫应答等来杀灭布鲁氏菌。约有90% 的布鲁氏菌迅速被巨噬细胞杀灭,仅有约 10% 的布鲁氏菌能在巨噬细胞内生存并复制增值。脂筏与布鲁氏菌结合而形成早期吞噬体的膜成分。一旦布鲁氏菌侵入细胞之后,便会包裹在布氏小体(Brucella-containing vacuole,BCV)中被内吞或转运。在 BCV 中大部分布鲁氏菌与早期内涵体相互作用形成早期内吞网络,使布鲁氏菌内化。仅有小部分布鲁氏菌能够逃避吞噬细胞的吞噬作用,并沿内吞途径转运并最终抵达其胞内复制部位——内质网,开始大量复制。

布鲁氏菌感染机体的每一个阶段均有特定调控系统参与,使其应对各种环境变化,利于其胞内生存。当布鲁氏菌浓度达到某一特定范围,囊泡内的pH升高,布鲁氏菌关闭一些调节机制的同时启动另外机制复制才会停止。如密度感应系统、二元调控系统,磷酸转移酶系统等调节布鲁氏菌对胞内环境变化的适应,调控细菌充分应对环境变化,以求其能在胞内存活。

感染布鲁氏菌的吞噬细胞随淋巴液流到局部淋巴结生长繁殖并形成感染灶。布鲁氏菌在吞噬细胞内增殖达到一定数量后,即突破淋巴结屏障而侵入血液循环形成菌血症。在此过程中,细菌分泌的内毒素、透明质酸酶刺激机体出现脓毒血症,表现为发热。进入血液循环的布鲁氏菌易在肝、脾、骨髓、淋巴结等单核 - 吞噬细胞系统中形成新的感染灶。当细菌繁殖到一定程度可再次入血,导致症状加重,使发热呈波浪状。因布鲁氏菌、布鲁氏菌代谢产物及内毒素不断进入血流,反复刺激机体的各组织器官及网状内皮系统,使机体敏感性增高,发生变态反应性改变,感染易转为慢性,在全身各处引起迁徙性病变,出现全身乏力、头痛、低热、神经过敏等症状。

二、变态反应在发病中的作用

受免疫球蛋白调理的布鲁氏菌在与巨噬细胞表面受体相互作用过程中,逐渐被内化。产生的抗布鲁氏菌抗体,可以在感染后的第二周便能检测到。布鲁氏菌的致病过程与该菌引起的超敏反应有关,研究表明,Ⅰ、Ⅱ、Ⅲ、Ⅳ型变态反应在布鲁氏菌病的发病机制中均起一定作用。疾病早期,人体的巨噬细胞,T细胞及体液免疫功能正常,联合作用将细菌清除而痊愈,如果不能将细菌彻底消灭,则布鲁氏菌、布鲁氏菌代谢产物及内毒素反复在局部或进入血流,刺激机体,致使T淋巴细胞致敏,当致敏淋巴细胞再次受抗原作用时,释放各种因子导致以单核细胞浸润为特征的变态反应性炎症,纤维组织增生,形成肉芽肿等慢性病变。

参与Ⅲ型超敏反应的抗体主要是 IgM、IgG 和 IgA。布鲁氏菌可以通过各种生存策略,逃避宿主抗菌机制,从而建立持续性感染,不断释放抗原进入血流之中。当抗原和抗体在某些因素的影响下形成中等大小的复合物时,既不易被吞噬,又不易被排除,沉着于血管壁和组织中,导致免疫病理损伤。

第 Ⅳ型超敏反应即迟发型超敏反应。是由致敏 T 淋巴细胞引起的以单核细胞浸润和细胞变性坏死为特征的变态反应性炎症,抗体不参与此反应。

三、慢性布鲁氏菌病的发病机制

布鲁氏菌的细胞内寄生方式限制了宿主先天性和适应性免疫反应的作

用,同时隔离来自一些抗生素的作用,使病原体不易被清除,疾病不易根治、容易转为慢性。

布鲁氏菌感染最突出的特征是它以隐性模式运作,即可以逃避宿主细胞免疫监测。布鲁氏菌可以通过多种方式干扰巨噬细胞抗原递呈活性、避免引起巨噬细胞完全的炎性和抗菌反应,以及最终的天然和特异性免疫反应,从而使布鲁氏菌逃避宿主的免疫反应。

布鲁氏菌的 LPS 是弱抗原,在感染早期,布鲁氏菌被吞噬后,不会促进巨噬细胞的活化,吞噬布鲁氏菌的树突状细胞也不会变得成熟和活化。白细胞也不会脱颗粒。因此细胞外介质没有显著的介质释放。布鲁氏菌既不通过直接作用,也不通过活化的粒细胞激活补体级联反应,导致这些细胞介导的组织损伤非常小。LPS 还可以和 MHC-Ⅱ类分子形成复合物干扰巨噬细胞抗原提呈效应,削弱宿主的细胞免疫作用。使布鲁氏菌达到了长期在宿主巨噬细胞内寄生的目的。

布鲁氏菌还能通过脂蛋白,特别是脂蛋白 Omp19 抑制 MHC-Ⅱ类表达和抗原加工,使布鲁氏菌可以有效地阻止宿主的免疫系统对其产生很强的免疫反应,使其有机会入侵细胞并在细胞内存活,建立急性和慢性感染。布鲁氏菌的 BvrR/Bvrs 系统可导致包括 Omp25 和 Omp22 在内的各种细胞表面蛋白表达的改变,允许布鲁氏菌结合并穿透宿主细胞。

布鲁氏菌还可以通过改变布氏小体(BCV)在内吞途径中的成熟过程,从而抑制 BCV 与溶酶体融合,致使布鲁氏菌可长期存留于这些巨噬细胞的布氏小体中,实现在吞噬细胞中生存和繁殖。布氏小体到达内质网后,由于内质网的保护,布鲁氏菌可以逃避宿主免疫系统的监测和吞噬细胞的杀菌活性对细菌的损伤,从而在内质网提供的安全环境中长期存活和复制。此外,布鲁氏菌感知调节蛋白 BvrR/BvrS 双组分系统使细菌能够适应营养缺乏环境,也使得细菌能够在胞内长期存活,形成慢性感染。

总之,布鲁氏菌不仅具有抵抗吞噬细胞杀菌作用的能力,并可阻止抗原特异性 T 细胞对其的识别,从而形成有利于其生存和繁殖的微环境,导致慢性持续感染。

第二节 病 理 特 点

一、病理变化的演变过程

布鲁氏菌细菌、毒素和诱导的免疫反应均参与布鲁氏菌病的病理变化。布鲁氏菌自皮肤或黏膜进入人体后,中性多核粒细胞首先聚集,被吞噬的部分细菌被杀死,尤其是牛种菌,但羊种菌不易被杀灭。存活下来的布鲁氏菌随淋巴液到达局部淋巴结,在淋巴结吞噬细胞内生长繁殖并形成感染灶,当病原菌增殖达到相当数量后导致细胞破裂,释放的内毒素及其他物质冲破淋巴结屏障,进入血液循环,引起菌血症、毒血症等急性症状。进入血液循环的病原菌随血流进入肝、脾、骨髓、淋巴结等单核—巨噬细胞系统,形成新的感染灶,并可以再次进入血液循环,加重症状,使得发热呈典型的布鲁氏菌病"波状热型"。

二、病理变化特点

布鲁氏菌病的病理变化极为广泛,几乎所有组织器官均可被侵犯,如心血管系统、呼吸系统、神经系统、骨关节、腹膜等,受侵犯器官出现炎症、细胞变性及坏死,主要病理改变表现为单核吞噬细胞系统弥漫性增生。

1. 急性期辅助性 T 细胞分泌各种细胞因子,与受活化的巨噬细胞以及特异性抗体三者共同作用,导致弥漫性细胞增生。

2. 慢性期可出现由上皮样细胞、巨细胞、浆细胞、淋巴细胞等组成的肉芽肿,此系组织对菌体抗原的变态反应。肝、脾、淋巴结及骨髓中均可有类似病变。变态反应波及器官的小血管及毛细血管,导致血管内膜炎、血栓性脉管炎、脏器的浆液性炎症与坏死等。慢性期患者肉芽组织发生纤维硬化性变,临床上可以出现后遗症。布鲁氏菌病慢性化可能与局部形成的布鲁氏菌肉芽肿有关,因炎性细胞浸润和纤维组织增生,使布鲁氏菌处于包裹状态,影响了抗生素的有效渗透和机体的免疫清除。

3. 由于儿童的免疫系统发育尚不健全,故超敏反应、自身免疫等现象在儿童身上不明显,也很少形成布鲁氏菌病性肉芽肿。儿童布鲁氏菌病脊柱炎、脊髓炎、睾丸炎、骶髂关节炎等也极少出现。

三、不同组织器官的主要病理表现

1. 血管病变 血管病变是一种变态反应的炎性改变,可侵犯动脉、静脉和毛细血管。

(1)动脉:主要是侵犯小动脉、毛细血管和毛细血管后动脉,引起血管内膜炎、血栓性脉管炎、动脉瘤及主动脉炎等,大动脉受到波及时病变比较严重,可有血管周围炎、坏死性血管炎、血管内膜炎、血栓性脉管炎等四种病理变化。

(2)静脉:静脉受侵后可有血管内膜炎、血管周围炎、血管炎、静脉内血栓形成等表现。

（3）毛细血管：毛细血管的损害主要是血管通透性和脆性的增加，可表现为皮肤黏膜出血点、紫癜、齿龈出血和消化道出血等。

2. 骨、关节系统 骨关节系统是布鲁氏菌常侵犯的部位。主要表现为关节和关节周围软组织肿胀，慢性期多侵及脊柱和大关节，引起骨质改变，甚至形成局限性骨质破坏。广泛的骨修复是本病的特点，表现为软骨下和破坏灶周围弥漫性骨质硬化，关节间隙变窄甚至骨性强直以及肌腱韧带附着处骨化。

（1）脊柱：本病累及脊柱，多表现为椎体终板与椎间盘连接处的侵蚀性骨破坏并反应性骨硬化，由于韧带炎可引起韧带骨化和钙化。病变早期呈多椎体、多灶性、不规则虫蚀样破坏。后期有增生、硬化，椎体中心亦可被侵犯，并迅速硬化，不形成深部骨质破坏，一般无椎体压缩征象。椎体小关节炎多发生于邻近病变椎体，关节面破坏不规则，关节间隙进行性变窄，以致消失，产生骨性强直。韧带钙化以下腰椎多见，表现为自下而上逐渐发展的前后韧带索条状钙化。脊柱布鲁氏菌性骨髓炎可出现椎体骨质破坏、椎间隙变窄、椎旁脓肿及韧带骨化。

（2）骶髂关节：骶髂关节多为两侧发病，关节间隙变窄，出现不规则的骨质破坏，周围常有硬化。

（3）肩关节：肩关节在肌腱、滑囊、韧带附着处的骨骼呈局限性表浅性的小囊状骨破坏，肌腱和滑膜可发生钙化。

（4）其他四肢大关节：急性期四肢大关节周围软组织肿胀，骨质疏松，随后关节间隙狭窄，关节软骨下囊状破坏，关节附着处有小的骨质侵蚀。晚期，关节面硬化，凹凸不平，骨质增生，亦可发生关节部分骨性融合。

3. 神经系统 神经系统的病理表现主要为脑膜炎、脑膜脑炎、脊髓炎、神经炎、神经根炎等，脊髓炎多发生在慢性期患者，病理改变为脊髓膜与脊髓的血管炎症，神经细胞变性、坏死、肉芽组织增生和硬化，神经纤维脱鞘。脑膜炎可由布鲁氏菌直接侵犯神经细胞和机体的变态反应两方面因素所致。周围神经损伤发生率高于中枢神经系统。神经根、神经干和神经末梢均可被侵犯，急性布鲁氏菌病和慢性布鲁氏菌病均可出现。

4. 呼吸系统 肺部可出现卡他性肺炎，如支气管肺炎、间质性肺炎、大叶性肺炎，也可引起胸膜炎、胸腔积液，一般少发生胸膜粘连。

5. 心脏 心脏病变较血管病变少见，心脏受损后其病理发展比较缓慢，主动脉瓣最易受累，其次是二尖瓣，肺动脉瓣和三尖瓣受累最少，受累的瓣膜可发生穿孔、溃疡，在受累的心瓣膜上可找到布鲁氏菌，主要组织学改变为布鲁氏菌性肉芽肿及组织纤维化、钙化，本病可累及心脏内膜、心肌和心包膜。

并发心内膜炎、心肌炎是布鲁氏菌病的主要死亡原因。心肌炎,其病理改变是弥漫性、间质性的炎性变化以及局灶性心肌细胞病变。心包炎,症状比较重,预后不佳,主要是渗出性改变,心包出现积液,心脏舒张功能受限,这种情况与布鲁氏菌的直接感染及机体的变态反应有关。

6. 泌尿系统 可有肾混浊肿胀,偶见弥漫性肾炎和肾盂肾炎。

7. 生殖系统 可有睾丸炎、附睾炎、子宫内膜炎等表现。

8. 乳腺 布鲁氏菌病慢性期还可发生乳房受累,表现为慢性乳腺炎,病理检查可见到布鲁氏菌肉芽肿和乳腺增生,多为双侧受累。

9. 眼 布鲁氏菌感染可累及眼睛,急性期和慢性期都可以发生,主要与变态反应有关,可见结膜充血,眼底变化等,患者可出现视网膜血栓静脉炎、葡萄膜炎、虹膜炎、角膜炎等。

10. 肝脾 肝脾的损害常同时发生,其实质中有肉芽肿形成,多数在肝门部位,有不同程度的细胞渗透,巨细胞肉芽肿,实质坏死及库弗氏细胞增生等。

11. 淋巴结 内皮网状系统是受损害最严重的系统之一,最常见的是淋巴结肿大,感染早期几乎都会受累。表现为淋巴结内显微组织增生,形成硬结,其中心组织也可发生坏死,出现化脓破溃。

第五章　临床表现

第一节　临床症状

一、临床特点

布鲁氏菌病是一种全身性疾病,布鲁氏菌侵犯人体后可引起全身各个系统的损害,人感染布鲁氏菌后可以出现多种多样的临床症状和体征,但是,正是因为这些临床症状和体征也可以在其他疾病出现,因此,布鲁氏菌病的临床表现缺乏特异性。由于布鲁氏菌病热型常表现为"波状热",如果治疗不及时,不仅可累及多个器官导致相应的并发症,还可慢性化,故布鲁氏菌病有一定的规律性、反复性、易变性、多形性、迁延性等特点。

二、潜伏期

布鲁氏菌病潜伏期一般为 1~3 周,平均为 2 周,部分病例潜伏期更长。潜伏期长短与机体的免疫状态、侵入人体细菌的菌种不同、感染的菌量多少、毒力的大小及布鲁氏菌感染的途径等各种因素都有关。如羊种布鲁氏菌毒力强,感染后潜伏期短,临床症状较重。牛种布鲁氏菌相对毒力较弱,潜伏期较长,发病也较缓和。但在临床过程中如何确定潜伏期长短是比较困难的,大部分患者无法准确地叙述是何时以及如何感染的。

三、临床症状及体征

(一) 临床症状

1. 发热　发热是布鲁氏菌病患者最常见症状。急性期患者基本都有发热,慢性活动型患者绝大多数也有发热,而慢性稳定型的患者出现发热相对较少。热型多样不一，临床常见热型有：波状热、弛张热、间歇热、不规则热、长期低热等。近年来，由于种种原因，规律的波状热型已经很难见到，而多见的是长期慢性不规则的低热。

布鲁氏菌病发热与其他疾病引起的发热不同，患者会出现发热与精神状态分离的现象，这种现象是布鲁氏菌病所特有的。患者发热时，特别是高热，体温最高可达41℃，但不会出现谵妄、昏迷等临床表现，一般为精神状态较好，神志清晰，无特别痛苦和不适，高热时也能下床活动，患者反而在体温下降时才感到全身不适，喜欢卧床，不爱活动，常有头痛、头晕，烦躁不安的感觉，热退后关节肌肉痛加重，并且常常伴有大汗及乏力。

2. 乏力　大多数患者均有乏力症状，可出现在急性期热退后，特别是出大汗以后。乏力在各期患者中都存在，但慢性期患者的乏力症状比较突出，甚至有些患者就是因为乏力而去医院就诊。患者的乏力程度有所不同，轻者多表现为不易消除的疲劳，但仍然可以从事一般性工作，严重者会感到疲劳不堪，萎靡不振，无法胜任本职工作，患者常常喜欢卧床，不愿意活动，劳动能力也明显下降，所以有人又把此病称为"懒汉病"。患者通常在午后出现疲劳的感觉，清晨和上午明显减轻，在大量汗出后表现更为严重。

3. 多汗　急性期患者几乎都有出汗，且出汗非常严重，大多伴有发热，体温下降时出汗更加明显，有时大量出汗可以湿透被褥、衣裤，使患者感到非常紧张、烦躁，影响睡眠。大量出汗可导致脱水、电解质紊乱，甚至虚脱。慢性活动型患者也常出现多汗。

4. 寒战　有些患者在发热之前先有畏寒、寒战的感觉，十几分钟后才出现发热。寒战越重，发热越明显，体温越高。特别是急性期患者多见，有些患者，一昼夜可发作两三次。出现寒战可能与细胞内寄生的布鲁氏菌及其代谢产物突然大量释放入血有关。机体的肌肉颤动产生大量的热而使体温升高，是机体的一种保护性反应。

5. 骨关节和肌肉疼痛　急性和慢性期患者都可出现，发生率在90%以上，一般疼痛多发生在四肢关节、肌肉，以负重大关节及活动范围大的关节受累最多见，可表现为单个疼痛，也可为多个关节，呈酸痛或钝痛。

急性期患者以肌肉疼痛最常见，关节疼痛比较剧烈，表现为游走性、针刺样或顽固性钝痛，一般止痛药效果往往不佳。患者因骨关节疼痛非常痛苦。关节痛可随发热而加重，热退而缓解。

慢性期患者疼痛一般局限在一、两个关节，痛处相对固定，疼痛仍以大关节居多，以腰椎、胸椎、颈椎、骶髂关节、膝关节痛发生几率最高，其次是肩关节、踝关节、肘关节,而小关节如指、趾关节疼痛相对较少。表现为持续性酸痛或钝痛,有的仅表现为酸困或沉重感,疼痛可因受凉、潮湿、劳累等外界因素而加重,关节活动可轻度受限。长期反复发作的固定关节会因肌腱变硬和挛缩使得关节发生强直、畸形,造成不可逆性改变,最终导致终身残疾。

6. 循环系统 几乎所有的慢性病人均有不同程度的心血管损害。布鲁氏菌病可累及心内膜、心肌、心包膜,发生特异性心肌炎、溃疡—多疣型心内膜炎、心包炎乃至全心肌炎,心内膜炎、心肌炎为布鲁氏菌病的主要死亡原因。布鲁氏菌病还可侵犯小动脉、毛细血管和毛细血管后动脉,引起血管内膜炎、血栓性脉管炎、动脉瘤及主动脉炎等。

7. 神经系统 从中枢神经到周围神经,均可有损害。急性期可出现神经痛,是因为布鲁氏菌损伤周围神经系统的神经干和神经根所引起,以肋间神经、腰骶神经、坐骨神经受累最多,可出现胸痛、呼吸运动受限、腰痛、臀部疼痛、腿部放射性疼痛等。如侵犯中枢神经系统,可致脑炎、脑膜炎、脊髓炎、脑脓肿、蛛网膜下腔出血、脑梗塞以及吉兰—巴雷综合征等,表现为剧烈头痛、呕吐、脑膜刺激征、感觉或运动障碍、意识障碍等。

8. 泌尿生殖系统 男性患者可见因睾丸炎或附睾炎引起睾丸疼痛或小腹痛。慢性期还可出现腰膝酸软、乏力、精索神经痛,导致阳痿、早泄、遗精、性功能减退等症状。女性患者可出现乳房肿痛、腰痛、小腹痛、月经不调、性欲减退、白带过多、闭经或经期流血过多等症状,妊娠妇女则有可能出现早产、流产、死胎的现象。布鲁氏菌侵犯泌尿系统还可导致肾炎、肾盂肾炎、膀胱炎等,但发生率较低,前列腺受损较少见。

9. 呼吸系统 急性期布鲁氏菌病患者常合并支气管炎、支气管肺炎、间质性肺炎、大叶性肺炎,表现为咳嗽、咳痰、痰为白色泡沫状,一般为痰中带血、血量少,偶有血性痰。严重者有气喘,有些患者咳嗽剧烈,用一般镇咳药无效。反复多次痰培养可检出布鲁氏菌。布鲁氏菌病还可引起鼻腔黏膜炎、咽炎、喉炎、扁桃体炎、胸膜炎、胸腔积液等呼吸道症状。

10. 消化系统 可有食欲降低,脘腹胀满、嗳气、腹泻等症状。布鲁氏菌病所致的肝脏损害,表现为血清转氨酶升高,严重患者甚至出现黄疸,急性期布鲁氏菌病患者还可以出现胰腺分泌功能障碍,胰液的酶度降低,胰岛素分泌也减少。

11. 其他症状 慢性布鲁氏菌病患者有明显的早衰现象,常常有行动迟缓、听力下降、头发花白、老眼昏花、牙齿脱落等症状。布鲁氏菌也引起视网膜血栓静脉炎、葡萄膜炎、虹膜炎、角膜炎。

（二）体征

1. 一般状态 急性患者多呈现热性病容，表情痛苦，面部潮红。慢性期患者会出现消瘦、面色萎黄或苍白，少部分患者会有面部浮肿，有些因关节肌肉疼痛致使患者呈强迫体位及特殊步态。久病患者可见早衰现象，实际状态比生理年龄老几岁甚至十几岁。

2. 皮肤 对于急性期患者来说，由于大量出汗，所以皮肤多呈湿润状态。而有的慢性患者皮肤多表现为比较粗糙、干燥，有黑色素沉着，这可能与肾上腺功能失调有关。部分慢性患者可呈现皮肤苍白、肢端皮肤有大理石样红斑。少数布鲁氏菌病患者在急性期可见皮疹，在慢性患者中，少数可出现皮下出血、皮下结节等。

3. 淋巴结 感染早期几乎都淋巴结肿大，慢性期患者淋巴结肿大较少。根据布鲁氏菌感染的方式不同，受累淋巴结的部位也不同，主要与淋巴引流区域有关。接触感染者多侵犯腋下和腹股沟等处淋巴结而使之肿大；消化道感染者常致颌下、颈部淋巴结、腹腔淋巴结及腹股沟淋巴结肿大；呼吸道感染者可引起咽部淋巴滤泡充血、炎症改变，扁桃体充血、肿大，颈部淋巴结和支气管旁淋巴结肿大。临床上多见表浅淋巴结肿大，受损淋巴结多数表现为孤立，很少有多个融合，局部皮肤无红肿，如果与周围组织发生粘连时，淋巴结被固定，不能活动，合并其他细菌感染及破溃者极少见。

4. 运动系统 慢性期患者出现关节损害严重者，可出现关节强直，关节周围组织挛缩，畸形。最多发生于肘关节、肩关节、膝关节等，常为单侧，也可为双侧，常伴活动受限。布鲁氏菌侵犯椎间盘及邻近椎体，可形成椎旁脓肿，可同时出现腰椎旁、颈椎旁脓肿，如侵犯负重大关节，出现关节多发性脓肿、关节腔积液。有些患者，脓肿性质为寒性脓肿，多为慢性过程，可持续数月，全身症状不明显，可无发热。

5. 循环系统 心脏受累者，主动脉瓣最易受累，其次是二尖瓣，而肺动脉瓣和三尖瓣最少受累。心脏受损后其病理发展比较缓慢，受累的瓣膜可发生穿孔、溃疡，以致发生纤维化、钙化。布鲁氏菌病还可引起心包炎，心包出现积液，症状比较重，预后不佳。布鲁氏菌侵犯血管病时可致多发性大动脉炎、主动脉炎、血管炎、血栓静脉炎等，表现为肢体发冷、间歇性跛行、无脉。于血管走行处可闻到吹风样杂音，累及升部和主动脉弓，在胸前主动脉听诊区可听到收缩期杂音。血栓静脉炎多见于下肢，表现为下肢沉重感，可有浮肿，皮肤颜色发紫，也可出现跛行，下肢皮肤可发生溃烂，长期不愈。

6. 神经系统

(1)脑膜脑炎严重者可致昏迷,血压升高、瞳孔缩小、颈项强直、克氏征阳性。肢体早期呈弛缓性瘫痪,晚期为痉挛性发作。可有腱反射亢进,病理征阳性。

(2)脊髓炎多发生在慢性期患者,可见肢体瘫痪、尿便失禁、病理反射阳性等,极个别患者为脊髓散发病灶,病情复杂,定位困难。

(3)脑膜炎患者查体可见颈项强直、腱反射亢进、克氏征阳性等。

(4)坐骨神经痛患者出现神经走行上的疼痛,抬腿、弯腰以至咳嗽都会引起疼痛加剧,疼痛呈放射性,牵拉试验阳性,坐骨神经走行区域压痛点明显。病程较长,可反复发作,但治愈后多无后遗症。

7. 泌尿生殖系统 男性患者生殖系统受到侵犯后可表现为睾丸炎、附睾炎、鞘膜积液、精索神经痛,而前列腺、精囊、输精管受累则很少。睾丸炎在急性期和慢性期均可见到,表现多种多样,可见一侧肿大,也可见两侧同时肿大,或者两侧交替肿大,多数为单侧肿,查体见睾丸大小如鸡蛋,重者如鸭蛋,质地较硬,压之有弹性,触痛明显。慢性睾丸炎病程长,一般为急性期开始出现,持续整个慢性过程,不易消退,时轻时重。疼痛多不明显。有不适感,如伴有精索神经疼者可有放射性疼痛,自睾丸处放射到两大腿根部或会阴部。阴囊多无肿胀,但可有排汗较多,绝大多数患者不影响精子生成,极个别发生睾丸萎缩,硬化者可致精子数量减少或畸形。附睾也常被累及,发生肿胀或结节,有触痛。前列腺被感染机会很少,但也会发生,可于直肠指诊时触到肥大前列腺,有触痛,按压后可见炎性化脓性分泌物流出。

女性布鲁氏菌病患者的生殖系统也可被侵犯,而且多发生在急性期,累及卵巢及子宫附件,查体可见下腹部压痛,部分患者可触及肿物,也可表现为慢性盆腔炎。

8. 呼吸系统 肺部听诊可闻及干、湿性啰音。X线下可见双肺下部纹理粗乱和斑片状阴影,肺部改变预后较好。经过积极治疗后阴影可完全消失,一般不留痕迹,无钙化、硬结病灶等。但布鲁氏菌病患者 X 线片上的表现与肺结核相似,要注意鉴别。

9. 消化系统 布鲁氏菌病可引起患者肝、脾肿大。

(三) 不同菌种布鲁氏菌病临床表现的可能差异

布鲁氏菌有羊种、牛种、猪种、犬种、绵羊附睾种、沙林鼠种六种型,现在还发现海洋生物种,其中对人有传染性的是羊种、牛种和猪种。犬种菌感染人的报告很少,主要是实验室工作人员、狗的饲养者或主人。目前未见绵羊附睾种和沙林鼠中布鲁氏菌对人有致病性的报道。不同种型布鲁氏菌感染后的临床表现稍有区别。

1. 羊种布鲁氏菌毒力最强,猪种布鲁氏菌毒力次之,羊种菌感染后发病比较急,潜伏期短,而牛种和猪种菌感染病人的潜伏期相对较长。

2. 羊种感染后患者临床中毒症状重,多有典型的发热、多汗、头痛、虚弱、关节疼痛、肝脾及睾丸肿大等急性症状。而猪种相对较轻,起病缓,病程长,绝大多数病人急性期不明显,患者临床症状多不典型,体温不高,除表现乏力和关节疼痛外,常发生明显的化脓,尤其多见于肝脏和脾脏,在慢性化脓过程中还可出现钙化,脾脏内有雪花样或小圆盾样阴影。在慢性病灶内还可有布鲁氏菌存在,慢性活动型反复发作次数多,临床症状较重。牛种布鲁氏菌毒力最弱,对人致病力轻,犬种布鲁氏菌感染常常没有严重的症状,病程短,没有并发症。

3. 就体征来讲,羊种菌感染体征多,特别是急性期肝脾肿大、淋巴结肿大比较常见,常引起睾丸炎。但羊种布鲁氏菌感染引起坏死部位的钙化少见。

第二节 临床分期

布鲁氏菌病的潜伏期一般为 1~3 周。由于布鲁氏菌病为多系统损害,临床表现也多种多样,目前国内外尚无统一的分类方法,有急性期和慢性期两种分期方法,也有急性期、亚急性期和慢性期三种分期方法。我国 2019 年发布了最新的中华人民共和国卫生行业标准《布鲁氏菌病诊断》(WS 269—2019),将布鲁氏菌病分为三期:

一、急性期

具有发热、多汗、肌肉、关节疼痛、乏力等临床表现,病程在 3 个月以内,实验室出现确诊的血清学阳性反应。

二、亚急性期

具有发热、多汗、肌肉、关节疼痛、乏力等临床表现,病程在 3~6 个月之间,实验室出现确诊的血清学阳性反应。

三、慢性期

病程超过 6 个月仍未痊愈,具有发热、多汗、肌肉、关节疼痛、乏力等临床表现和布鲁氏菌病相关体征,并出现实验室出现确诊的血清学阳性反应。

第三节　特殊人群的临床特点

一、孕妇布鲁氏菌病的特点

妇女怀孕时期感染布鲁氏菌病的病例相对较少,在治疗上应特别慎重,一方面要考虑患者本身,另一方面必须要考虑到胎儿的安全。

母婴传播从理论上讲是有可能,因为女性患者可以从乳汁、脓汁、小便、阴道分泌物排出布鲁氏菌,已经过细菌学证实,动物患布鲁氏菌病也有胎盘和胎衣感染的情况,那么在一定条件下,患者就可以成为传染源。

宫内感染国内外的报道较少,国外 Smither 报道了苏格兰一名怀孕 18 周的孕妇,因长期高热就诊后确诊为布鲁氏菌病,胎儿宫内死亡,其布鲁氏菌病血清学为阳性,血培养阴性,但阴道拭子培养布鲁氏菌阳性,术后从胎盘和死胎中分离出牛种 1 型布鲁氏菌。

二、儿童布鲁氏菌病的特点

儿童接触病原菌机会相对较少,不是布鲁氏菌病的高发人群。在 20 世纪 90 年代以前,儿童布鲁氏菌病患者很少见,世界各地只有个案报道,但随着疫情的回升,近年来儿童布鲁氏菌病患者有也所增多。目前布鲁氏菌病已经成为儿童不明原因发热的常见原因之一,而且由于儿童往往不能提供明确的流行病学史,病史采集困难,无典型的波状热,容易误诊。

三、老年人布鲁氏菌病特点

近年来 60 岁以上的老年布鲁氏菌病患者的发病数在增加,老年患者往往运动系统症状多,关节损伤、布鲁氏菌病性脊柱炎多见,症状重,腰椎、颈椎常受累,这可能与老年人本身骨关节功能退化有关。有些老年布鲁氏菌病患者对发热耐受差,表现为发热期状态不佳,可有痛苦表情,有胸闷、心悸、头痛等表现,老年患者往往存在心脑血管及其他老年病,要警惕,避免因病情复杂而漏诊。

四、肝病患者感染布鲁氏菌病的特点

布鲁氏菌是一种极易侵犯机体网状内皮系统的细胞内寄生菌,肝、脾、淋巴结等器官是最易受损的部位。布鲁氏菌病本身可以造成肝脏的损害,可以使原有基础肝病加重,或者原有肝病由静止变为活动,对这类患者需密切注意监测肝功能、肝脏 B 超等影像学变化,同时关注肝炎相关病原学指标的变化。

五、肾功能异常者患者感染布鲁氏菌病的特点

泌尿生殖系统也是布鲁氏菌最易侵犯的系统之一,相对来说,泌尿系统并发症的发生几率小于生殖系统,但布鲁氏菌侵犯泌尿系统也可导致肾炎、肾盂肾炎、膀胱炎等。布鲁氏菌病本身可以造成泌尿系统的损害,导致肾功能异常,又可以使原有的泌尿系统疾病加重,所以必须要做肾功能、尿常规、泌尿系 B 超等相关检查,并密切监测肾功能、尿常规的变化。

第四节　再次感染病例的临床特点

有关布鲁氏菌的再感染,是在实际工作中经常遇到的一个非常复杂的问题。

人患布鲁氏菌病后,由于传染后免疫,机体对布鲁氏菌的再次攻击具有一定的免疫力,但是,这种免疫力持续时间较短,当过量的布鲁氏菌再次侵入机体时,能够突破免疫屏障,引起再感染发病。如果病愈的人仍长期生活或工作在病原菌较密集的环境中,反复接触病原菌可以再次感染发病。因此,在有流行病学先决条件存在时,患者经治疗恢复健康后,仍然可再次出现布鲁氏菌病固有的临床症状。

再感染有以下三种可能性:第一种是机体内保留有布鲁氏菌,并存在免疫反应时的再感染(又叫重复感染);第二种是机体中没有布鲁氏菌,但免疫反应仍为阳性的再感染;第三种是体内既没有布鲁氏菌也没有免疫反应的再感染。

再感染发病一般都在首次患病后的一个较长时间内发生。第一次病愈后的多长时间内可能发生再感染发病,尚无明确文献报道。再感染发病发生的时间可在病愈的 3 年后,这可能与传染和传染后免疫的消失有关。在这么长的间隔时间内,病人可能没有任何临床症状,也可能只有很轻的临床表现。

再次感染时也可分为急性和慢性两种形式的临床经过,无论急性期还是慢性期病人,局部损害都比较明显,尤其是关节和神经系统的损害,患者几乎都有关节、肌肉疼痛症状,这说明机体再重复感染时是从局部表现进行的应答反应。

再感染发病和复发的鉴别比较困难,特别是一直工作或生活在疫区,仍与传染源反复接触的人群,鉴别更为困难。一般复发是在完成治疗以后的 10 个月内出现。但脾内产生布鲁氏菌局限化的患者,可在更长时间后才复发。有

流行病学先决条件存在时,在持续时间不少于一年的缓解之后,出现了布鲁氏菌病的症状,这时应考虑再感染发病,而不是复发。总之,尚没有客观指标能够区别再感染和复发,可供参考的指标一是发病时间,二是看是否存在流行病学先决条件,而感染后经过5~10年甚至10年以上,发生了疾病的急性期症状,血清凝集反应和血培养阳性,更支持再感染发病。

再感染发病和布鲁氏菌病的残余症状的鉴别并不难,再感染发病患者的临床症状比较明显,血清学反应阳性。但具有残余症状的病人,没有疾病活动的指征、症状并且可因各种诱因而加重。

第六章　临床检查

第一节　一般常规检查

一、血常规

布鲁氏菌病的血常规实验室检查结果通常不具有特异性。文献对布鲁氏菌影响血液系统异常多有报道,可见白细胞、血小板减低,贫血,全血细胞减少,严重者可引起噬血细胞综合征。

1. 白细胞　布鲁氏菌病虽然属于细菌感染性疾病,但是多数病人白细胞数不高,常处于正常值偏低水平,白细胞数减低发生率可达25%,分类中以淋巴细胞增高为多见。

2. 血红蛋白、红细胞　急性期患者大多正常,慢性期患者病期长的或有并发症时,常有轻度至中度的贫血,其发生比例可达8.5%,大多为正细胞性贫血。

3. 血小板　多数病人血小板检测在正常范围内,部分患者可见血小板减低,血小板减低比例可达12.5%,少数患者可低至20×10^9/L。

二、生化指标

布鲁氏菌病的病理变化极为广泛,几乎所有器官组织均可被侵犯,以单核—巨噬细胞系统最为常见,而肝脏是人体单核吞噬细胞最丰富的地方,所以经常受侵犯,急性期布鲁氏菌病患者可有 ALT、AST、ALP 轻至中度升高。

布鲁氏菌病患者,尤其急性期患者及肝脏受损的患者,可有白蛋白减少,由于长期的慢性感染可有球蛋白升高,致使白球比例降低。

三、炎症相关指标

急性期布鲁氏菌病患者降钙素原（PCT）、白细胞介素 -6（IL-6）、C 反应蛋白（CRP）有不同程度的升高，但 PCT 升高程度不同于其他细菌，很少超过基线值 10 倍。慢性期或治疗后患者 PCT 及超敏 CRP 可正常。

四、其他

各期病人均可出现血沉（ESR）增快，尤其以急性发热患者及贫血者更明显；部分患者急性期纤维蛋白原含量增高。

第二节　影像学表现

布鲁氏菌病常侵犯脊柱及骨关节系统，也可累及呼吸系统、消化系统、循环系统及泌尿生殖系统，出现相应的临床症状、体征和影像学改变。

一、骨关节及脊柱表现

骨关节是布鲁氏菌病最常见受累部位，包括脊柱炎、四肢关节炎（如膝关节、踝关节、肩关节等）、骶髂关节炎、耻骨联合炎及胸锁关节炎等。虽然发病的关节部位不同，但总体的临床及影像表现相似。

（一）超声

仅可发现软组织肿胀及关节积液。

（二）X 线表现

急性期 X 线上仅表现为关节和周围软组织肿胀，发病 2~3 个月后，形成局限性骨质破坏。慢性期多侵及脊柱和大关节，引起骨质改变。广泛的骨修复是本病的特点，表现为软骨下和破坏灶周围弥漫性骨质硬化，关节间隙变窄甚至骨性强直以及肌腱韧带附着处骨化。

1. 脊柱　布鲁氏菌性脊柱炎可累及脊柱各部位，以腰椎最为多见。本病累及脊柱时，多表现为椎体终板与椎间盘连接处的侵蚀性骨破坏并反应性骨硬化，由于韧带炎可引起韧带骨化和钙化。X 线片显示病变早期呈多椎体、多灶性、不规则虫蚀样破坏。后期有增生、硬化，形成骨刺，呈鸟嘴状向外或邻近椎体缘伸展，形成骨桥。椎体中心亦可被侵犯，并迅速硬化，不形成深部骨质破坏，少见椎体压缩征象。椎体小关节炎多发生于邻近病变椎体，关节面破坏不规则，关节间隙变窄，以致消失，产生骨性强直。韧带钙化以下腰椎多见,表现为自下而上逐渐发展的前后韧带索条状钙化。见图 6-1。

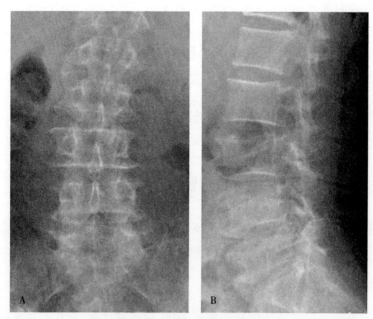

图 6-1 布鲁氏菌病脊柱炎

注:腰椎正侧位片示腰椎序列完整,腰 2、3 椎体骨质明显增生,
腰 3、4、5 椎体上下缘可见骨质破坏及增生硬化

2. 骶髂关节 骶髂关节多为两侧发病,关节间隙变窄,出现不规则的骨质破坏,周围常有硬化反应。

3. 肩关节 肩关节在肌腱、滑囊、韧带附着处(如肱骨头外侧大结节、肩峰喙突及锁骨外端)的骨骼呈局限性表浅性的小囊状骨破坏,肌腱和滑膜可发生钙化。

4. 其他四肢大关节 急性期关节周围软组织肿胀,骨质疏松,随后关节间隙狭窄,关节软骨下囊状破坏。晚期,关节面硬化,凹凸不平,骨质增生,亦可发生关节部分骨性融合。详见图 6-2、图 6-3、图 6-4。

(三) CT

CT 显示为椎体骨质破坏灶小而多发,多局限于边缘,病灶周围明显增生硬化,甚至整个椎体密度增高,新生骨组织中混杂新的破坏灶,滑膜软骨或椎间盘破坏成低或等密度影,关节面增生硬化,相邻骨密度增高,有椎旁脓肿形成,但量很少,多与椎体破坏区相连,边界清晰,范围局限。增强有软组织及脓肿边缘强化,可见多发分隔。病变早期脊柱可见多个椎体呈小囊状骨质破坏,其边缘呈环状硬化,以椎体上下缘为主,椎体深部少见,椎体边缘骨质增生硬化明显,可呈"花边椎"或"毛刷状"改变,后期破坏区向椎体中心发展,椎体压缩少见。骨质修复和硬化是本病的特征性改变。见图 6-5。

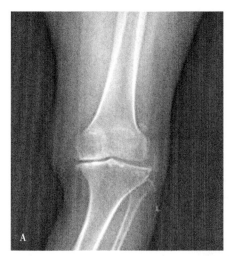
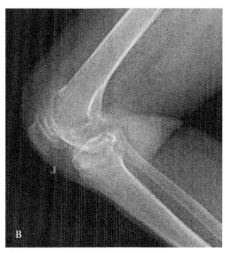

图 6-2 布鲁氏菌病膝关节病变

注:膝关节 X 线片可见关节间隙变窄,关节面硬化,关节缘骨质增生,
部分病变出现小囊状骨质破坏

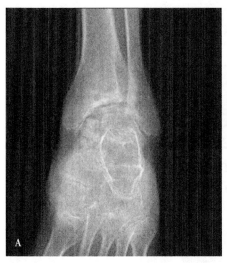
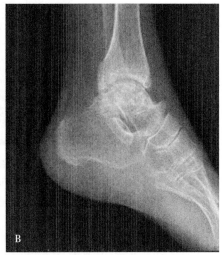

图 6-3 布鲁氏菌病踝关节病变

注:双侧踝关节 X 线片可见踝关节间隙模糊,囊状骨质破坏

53

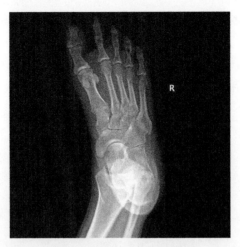

图 6-4　布鲁氏菌病足部病变

注:足关节 X 线片可见第一跖骨关节面下骨质破坏,
边缘清晰,关节间隙未见明显异常

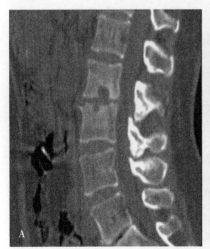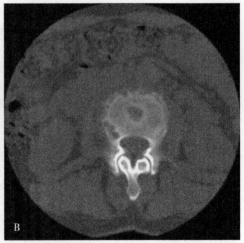

图 6-5　布鲁氏菌病脊柱炎

注:腰椎 CT 示腰椎椎间隙变窄,椎间盘两侧椎体骨质破坏,周围骨质硬化,
椎体边缘形成骨赘,新生骨赘加上其间的破坏灶构成"花边椎"之特征性表现

(四) MRI

MRI 对布鲁氏菌病脊柱炎早期病变敏感,布鲁氏菌病脊柱炎边缘型骨质破坏最常见,病灶呈多灶性,多侵害 1~2 个椎体边缘,少数为 3 个椎体。早期 T_1WI 表现为低信号,T_2WI 表现为等信号或高信号,于数周后出现骨质缺

损病灶,表现为 T_1WI 低信号区内出现更低信号影,T_2WI 表现为高信号,多数边界清楚,增强扫描无强化,呈不规则虫蚀状破坏或刀锯样外观,周围脓肿较小;布鲁氏菌病脊柱中心型可见中心病灶迅速硬化,不形成深部骨质破坏缺损,较少出现椎体压缩变形,椎体增生硬化在 MRI 中表现为低信号。椎间盘受累在 MRI 检查中早期表现在 T_2WI 和抑脂像中椎间盘信号不同程度增高,为水肿改变,椎体终板无破坏,继续发展则间盘变薄,椎间隙变窄,可见纤维环破坏,并且与椎体破坏区相连,形态不规则,并形成椎旁脓肿或硬膜外脓肿,脓肿为长 T_1 长 T_2 信号,T_1WI 增强后呈边缘强化,其壁较厚,界限较清楚,可见多发分隔,脓肿一般比较局限,无脓肿向下方流动的直接征象,周围脂肪间隙清楚。

其他关节布鲁氏菌病 MRI 表现相似,一般为关节骨质破坏及硬化、周围软组织肿胀,关节少量积液等。详见图 6-6、图 6-7、图 6-8。

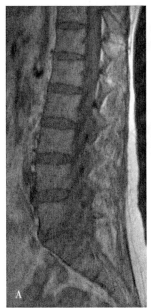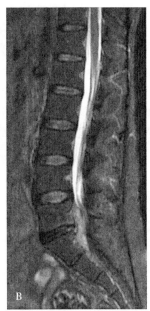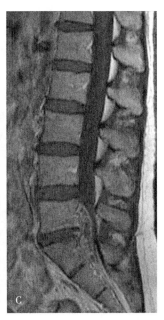

图 6-6 布鲁氏菌病脊柱炎

注:腰椎 MRI:腰椎顺列完整,L_5~S_1 椎间隙略变窄,椎间盘后部见条形 T_1WI 低信号,T_2WI 高信号,椎间盘膨出,后部纤维环不完整,硬膜囊前间隙见条片状 T_1WI 低信号,T_2WI 高信号,信号不均匀,与椎间盘内异常信号相连,硬膜囊受压。注射对比剂后,椎管内病变呈多发环状及分隔强化,形态不规则,中心见无强化区。椎间盘后部亦可见线状强化。椎体边缘轻度强化

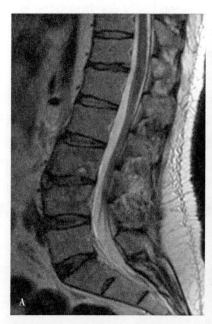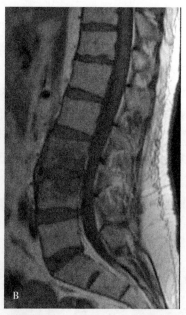

图 6-7　布鲁氏菌病脊柱炎

注:腰椎 MRI 示腰椎顺列正常,L$_3$、L$_4$ 椎体相邻关节面见片状长 T$_1$ 长 T$_2$ 信号,椎体终板下见局灶骨质破坏,边缘清楚,见硬化缘,周围骨质呈长 T$_1$ 长 T$_2$ 信号。椎间盘信号不均,T$_2$WI 中间带状低信号消失。椎前软组织肿胀

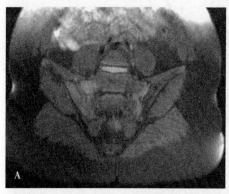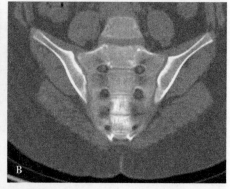

图 6-8　布鲁氏菌病骶髂关节炎

注:骶髂关节 CT 示右侧骶髂关节骶骨关节面略毛糙,余未见明显异常。MRI 显示双侧骶髂关节间隙内呈 T$_2$WI 信号,两侧关节面下骨质见片状 T$_2$WI 信号。病变显示较 CT 明显

二、神经系统表现

神经型布鲁氏菌病是布鲁氏菌病少见并发症,占布鲁氏菌病患者比率各报道结果不一,绝大多数低于10%。一般多是继发于脊柱炎、脉管炎及蛛网膜炎,包括急性脑炎、脑膜脑炎、小脑炎、脊髓炎、颅脑神经疾病及脊神经根炎。由羊种菌引起的病例中,大约5%的病例有中枢神经系统的受累,脑膜脑炎和脑膜炎最常见,通常发生在病程的后期。

1. 超声 一般无特殊发现,累及颈动脉时,仅可发现动脉壁增厚,内壁凹凸不平,动脉变细,甚至中断。

2. CT CT显示基底池变窄或消失,脊髓肿胀,脑积水,如果累及脑实质,可见小片状低密度影;增强后,见脑膜轻微强化,如果发生脑脓肿可以见到较厚的脓肿壁强化。发生颅内布鲁氏菌性血管炎时颅脑CTA可见动脉粗细不均,个别甚至有中断、闭塞现象。

3. MRI MRI显示病变更加敏感,基底池变窄或消失,脊髓肿胀,脑积水,如果累及脑及脊髓实质,可见小片状低信号影;增强后,脑膜轻微强化,发生脑脓肿时,脓腔DWI序列呈高信号,可见到较厚的脓肿壁强化。见图6-9。

三、呼吸、循环系统表现

布鲁氏菌病呼吸系统感染较少见,有研究表明呼吸系统布鲁氏菌病发生率不超过1%~5%。吸入感染动物的气溶胶及伴随菌血症传播是肺部布鲁氏菌病的主要传播途径。已报道的肺部并发症有肺门及气管旁淋巴结肿大、间质性肺炎、支气管肺炎、肺脓肿、肺结节、肉芽肿形成及胸腔积液、脓胸。从咳出的痰液中很少能分离培养出布鲁氏菌。由于布鲁氏菌在肺部表现并无特异性,常常与肿瘤、结核及肺炎难以鉴别。

1. 超声 肺部感染时一般无特殊发现,胸腔积液时能够探测到液性暗区;如果病变累及二尖瓣,可观察到二尖瓣粘连或关闭不全。

2. X线 纵隔局限性或对称性增宽,提示淋巴结肿大。双肺纹理增强,呈"网格"状改变,提示间质性肺炎。双肺纹理增强,主要集中在内中带,并可见沿肺纹理分布的小片状影,提示支气管肺炎。也可见到肺部的小结节、胸腔积液和脓胸,以及较局限的类圆形浸润阴影,边缘模糊,内有透光区,胸膜增厚。

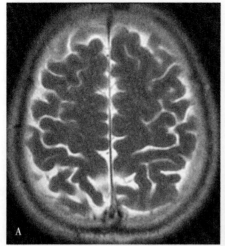
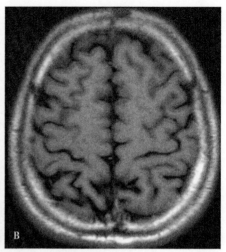
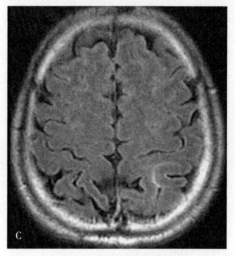

图 6-9　布鲁氏菌病脑膜脑炎

注:颅脑 MRI 示左侧顶叶脑沟在 T_2-Flair 上呈线状高信号

3. CT　CT 可见磨玻璃样改变,支气管血管束增粗,叶间胸膜及间隔增厚,边缘可见细点状结节排列,中下肺野见有片状、结节状高密度影。纵隔或肺门淋巴结肿大,间质性肺炎、支气管肺炎等,也可以观察到肺部结节、肉芽肿,胸腔积液、脓胸及胸膜增厚。见图 6-10。

4. MRI　显示胸腔积液或脓胸,也可观察到二尖瓣关闭不全或狭窄引起的反流及黏液瘤,有时也可见到增厚的胸膜呈高信号影。

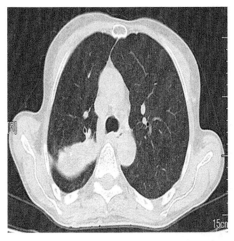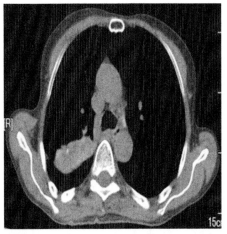

图6-10　布鲁氏菌病肺部感染

注:胸部 CT 示肺窗示右肺上叶尖后段致密团片影,形态较规整,余肺野散在小结节影;
纵隔窗示其内多发结节状及小片状钙化,纵隔内见钙化淋巴结。

四、消化系统表现

布鲁氏菌病累及肝脏无典型特征或仅表现为肉芽肿性肝炎,少数发展成布鲁氏菌性肝脓肿,多在疾病慢性期。超声及 CT 对诊断布鲁氏菌性肝脓肿非常敏感,典型的布鲁氏菌性肝脓肿通常表现为成分混杂的、低回声或低密度的假肿瘤性病变,在病灶中心可见单个或多个钙化,钙化结节的存在对于诊断布鲁氏菌性肝脓肿具有重要意义,增强后可见厚壁强化,这可能表明布鲁氏菌感染后宿主的炎性反应。布鲁氏菌性脾脓肿表现与肝病变类似。

1. 超声　肝脾大,如果发生感染,可以见到边缘模糊的厚壁脓腔,亦可见腹腔淋巴结肿大。

2. X线　一般看不到确切病变,个别病例能够看到肝脾大的影像。

3. CT　少数可显示腹股沟淋巴结肿大,大多数可以见到肝脾大或肝脓肿等,肝脓肿可见多层强化的脓腔,边缘不清晰,个别可见到块状高密度影。见图 6-11。

4. MRI　肝脾大,且饱满,T_2WI 信号较正常略高。脾大的发生率多于肝肿大约 1/4。肝脓肿少见,病灶呈长 T_1 长 T_2 信号,增强后有边缘模糊呈多层强化的脓肿壁。

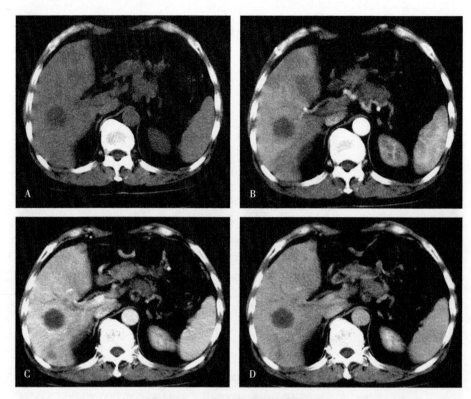

图6-11　布鲁氏菌病肝脏多发脓肿

注:腹部CT示肝内多发囊性低密度影,中心未见钙化,增强后病灶边缘强化

五、泌尿生殖系统表现

布鲁氏菌病泌尿生殖系统发病率较高,在男性患者中,睾丸炎及附睾炎是最常见的并发症,发病率约为2%~10%,通常都是单边受累,前列腺、肾脏也可受累,临床表现类似前列腺炎、肾结核,病灶区可见少量钙化。布鲁氏菌性睾丸炎呈弥漫性改变,局部形成脓肿,囊壁较厚,超声及MRI检查(DWI)有助于诊断。阴囊内积液通常为浆液性液体,内多发纤维分隔。

1. 超声　肾高回声,睾丸肿大,阴囊积液,如果发生感染,可见边缘模糊的厚壁脓肿,腹腔淋巴结肿大少见,详见图6-12。

2. X线　个别病例可见肾内钙化的影像。

3. CT　肾感染可见不规则钙化,继发脓肿时边缘模糊,非常罕见。少数可见淋巴结肿大。见图6-13。

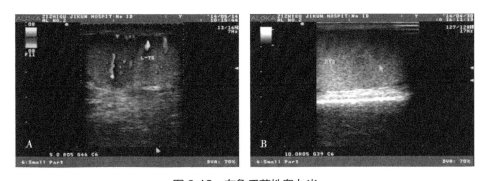

图 6-12 布鲁氏菌性睾丸炎

注:超声示睾丸一般均肿大,实质回声不均匀,可见片状不规则低回声区,
光点增粗,未见明显占位性效应,CDFI:低回声区血流丰富

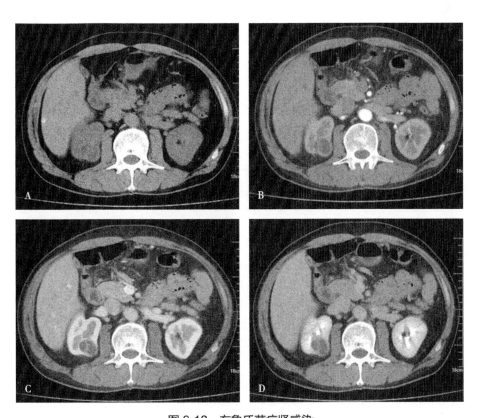

图 6-13 布鲁氏菌病肾感染

注:肾脏 CT 示肾上极可见囊性低密度影,内见分隔,突出于肾轮廓之外,
右肾周筋膜增厚,增强后囊壁及其内分隔明显强化

4. MRI　布鲁氏菌病肾脓肿少见,表现为长 T_1 长 T_2 信号,增强扫描脓肿壁强化。睾丸受累时表现为睾丸肿大,T_2WI 信号增高,阴囊积液等,如果诊断不及时或治疗不彻底,可能发展为睾丸内脓肿或化脓性坏死。见图 6-14。

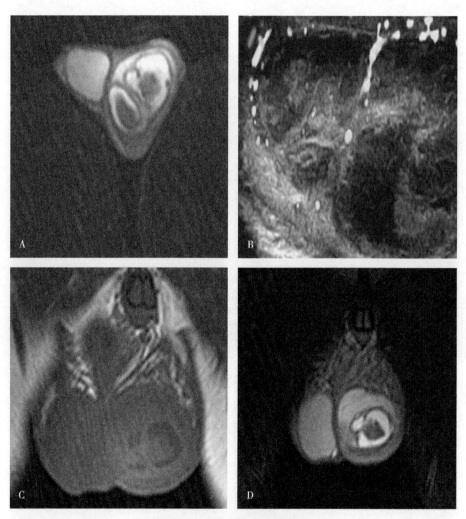

图 6-14　布鲁氏菌病睾丸脓肿

注:超声图像示左侧睾丸增大,内探及多个不规则无回声区,部分之间相通,其内透声差,见细密光点移动,CDFI 示病变区无明显血流信号;MRI T_2WI 及 T_1WI 像示左侧睾丸体积增大,实质多发不规则长 T_1 长 T_2 信号,边缘可见等信号包膜,形成脓肿

第三节　相关脏器检查

一、心脏受损表现

1. 心电图　心电图改变无特异性,常见的是低电压和心肌损害,还可见完全右束支传导阻滞、阵发性室上性心动过速、室性期前收缩等改变。

2. 心肌酶　布鲁氏菌病心脏受损患者可有肌钙蛋白、CK-MB 增高。

3. 超声心动图　布鲁氏菌病心脏受损患者的超声心动图与其他感染所致的心脏受损无明显差异,心内膜炎患者可在受累的瓣膜上发现赘生物,心包炎患者可出现心包积液,心肌炎患者可见心腔扩大或室壁活动异常等。

二、神经系统受损表现

(一) 脑血流图

脑血流图检查缺乏特异性,对布鲁氏菌病的诊断没有意义,但对判断患者的病情和预后有一定参考价值。

急性布鲁氏菌脑炎 / 脑膜炎患者和大多数慢性布鲁氏菌病患者都没有脑血流图的异常表现,但对长病程的患者,特别是临床出现早衰的患者脑血流图可有明显异常。

最常见的波形有:

1. 正位波　反映脑动脉出现硬化、僵直、血管阻力增加,弹性消失。

2. 平顶波　提示血管弹性减退,紧张度增高。

3. 倾斜波　反映生理性衰退,出现血管弹性改变,血流流入缓慢。

4. 转折波　表示血管弹性减退。

5. 低平波　在布鲁氏菌病患者中极少见,出现此波表示血管高度狭窄,血流量降低。

(二) 脑电图

布鲁氏菌病脑炎 / 脑膜炎患者的脑电图变化无特异性,其改变轻重与临床类型有关。

急性布鲁氏菌脑炎 / 脑膜炎患者脑电图类似于全身感染性脑病的脑电图改变,可出现广泛而弥漫性的慢波活动,其慢波节律及波幅改变与病变强度有关。极个别出现意识障碍者可呈弥漫性高波幅,多形性 δ 波活动。随着临床症状的改善,可完全恢复正常。

慢性布鲁氏菌脑炎／脑膜炎患者脑电图可出现类似神经衰弱的脑电变化：

1. 慢化α波型　频率在7~8次/s,快波减少或消失,或为频率较慢的β波。

2. 单调α波型　α波缺乏波动现象,频率偏慢,波幅中等。

3. 不规则波型　此型多见于抑制过程占优势者,表现为α波不规则,低波幅Q波活动及快波活动增加,波形、波幅及频率的规律性差。

4. 低波幅型　多见于抑制过程明显优势者,表现为波幅降低,常在25μV以下。

5. β波型　表现以β波为主,见于兴奋过程占优势者。

另外一部分长病程的慢性布鲁氏菌脑炎／脑膜炎患者,可出现类似脑动脉硬化的脑电图变化,可呈现基本波慢化型、低波幅型、快波型或失律性快波型、弥漫性慢波增多型等脑电波型。

（三）脑脊液常规检查

1. 压力测定布鲁氏菌脑炎／脑膜炎患者可出现脑脊液压力升高。

2. 性状、生化检查脑脊液外观多为乳白色或微黄色,可见白细胞升高,以淋巴细胞为主,蛋白升高,葡萄糖降低。

3. 抗体、病原学检查脑脊液布鲁氏菌病试管凝集试验阳性,脑脊液培养可分离出布鲁氏菌(很少见)。

第七章 实验室检测技术

第一节 血清学诊断

布鲁氏菌病的血清学检测方法操作简单,检测时间短,生物风险小,有统一的结果判定标准等优点,目前仍是临床诊断及疾控机构进行大规模筛查和确证的常用检测方法。现在较为常用的有虎红平板凝集试验(RBT)、胶体金免疫层析试验(GICA)、酶联免疫吸附试验(ELISA)、试管凝集试验(SAT)、抗球蛋白试验(Coomb's)、补体结合试验(CFT)等方法。

当然,血清学检测仍然存在一些缺点。首先,由于抗原的共同性,机体受某些革兰氏阴性菌感染后,此类患者血清会与布鲁氏菌产生交叉反应。其次,在已接受过治疗的患者中,血清学检测结果可在患者恢复之后持续很长时间仍为阳性,因此并不一定能根据血清学检查结果来区分活动性感染与既往感染。第三,犬种布鲁氏菌感染不会引起机体产生与标准布鲁氏菌抗原有交叉反应的抗体。因此,如果怀疑为犬种布鲁氏菌感染,或是怀疑布鲁氏菌感染但SAT结果为阴性时,应要求实验室进行针对犬种布鲁氏菌的血清学检测。由于血清学检测有假阳性和假阴性情况的存在,建议在进行血清学诊断时,采用两种以上血清学检测方法。

一、血清学检测样本的采集

1. 用无抗凝剂采血管收集 2~3ml 静脉血,在管壁上做好标记。

2. 血标本不能冷冻,待自然凝固后再 2 000~3 000r/min 离心 8 分钟,用于分离血清;如果无离心机,血标本应于 4℃冷藏放置,直到血清完全析出。

3. 在无菌条件下,小心吸取血清至螺口管中,要避免吸到红细胞,在管壁上做好标记。

4. 分离好的血清标本应当尽快进行检测,如不能及时检测的可冷冻保存,但应避免反复冻融。

二、虎红平板凝集试验(RBT)

(一)原理

虎红平板凝集试验又称为班氏孟加拉红平板凝集试验。由于所用的抗原是酸性(pH 3.6~3.9)带色的抗原,该抗原与被检血清作用时能抑制血清中的 IgM 类抗体的凝集活性,检测出 IgG 类抗体,因此提高了该项反应的特异性。

(二)器材及试剂

1. 器材　清洁玻片、0.1ml 吸管或微量加样器、混合棒。

2. 试剂　虎红平板凝集抗原、阴性和阳性对照血清、待检血清。

(三)操作方法

1. 在玻片上加 30μl 待检血清,然后再滴加虎红平板抗原 30μl,充分混匀,在 5 分钟内观察结果。

2. 每批次实验需同时用阴性、阳性血清作对照。

(四)结果判定

玻片上液体出现肉眼可见的凝集现象就判为阳性;液体均匀混浊则判为阴性。

(五)意义

1. 此方法简便、快速、容易操作,适用于基层大面积筛查。

2. 此方法敏感性高。

3. 酸性环境下 IgM 活性会受到抑制,此法主要是检查 IgG 类凝集抗体,所以特异性较好。

三、胶体金免疫层析试验(GICA)

(一)原理

胶体金能通过物理作用稳定又迅速地吸附蛋白而不改变蛋白的生物活性,布鲁氏菌胶体金免疫层析试验是用金标记 protein A 以间接法来检测血清中的抗布鲁氏菌抗体。当样本中含有布鲁氏菌抗体时,抗体可与固定在特殊纤维膜上的金标 protein A 反应形成复合物,经毛细引力作用向前移动至检测板的检测区,被固定在膜上的布鲁氏菌抗原捕获,形成一条深红色反应线,如样本中无布鲁氏菌抗体时,则检测区不会形成红色反应线,而未被结合的金标物移动到对照区与质控物形成一条红线。

（二）器材及试剂

1. 器材　0.1ml吸管或微量加样器。

2. 试剂　测试卡（包被布鲁氏菌菌体抗原）、缓冲液、待检血清。

（三）操作方法

1. 在加样孔滴入待检血清、血浆或全血。

2. 将缓冲液加入缓冲液孔。

3. 在3~20分钟内判读结果。

注：根据试剂盒说明书来进行检测。

（四）结果判断

测试卡对照区域（C）内显示红色线条，为此试验结果可信；测试区域（T）显示红色线条，试验为阳性，显示白色为阴性。如对照区域（C）内未出现红色线条，则为无效实验。

注：根据试剂盒说明书来进行判读结果。

（五）意义

1. 此方法具有简便、快速、容易操作等优点，不需要特殊设备和仪器，适于基层大规模的筛查。

2. 此方法既可以检测IgM类抗体，又可以检测IgG类抗体。

四、酶联免疫吸附试验（ELISA）

（一）原理

ELISA的基础是抗原或抗体的固相化及抗原或抗体的酶标记。结合在固相载体表面的抗原或抗体仍保持其免疫学活性，酶标记的抗原或抗体既保留其免疫学活性，又保留酶的活性。在测定时，受检标本（测定其中的抗体或抗原）与固相载体表面的抗原或抗体起反应。用洗涤的方法使固相载体上形成的抗原抗体复合物与液体中的其他物质分开。再加入酶标记的抗原或抗体，也通过反应而结合在固相载体上。此时固相上的酶量与标本中受检物质的量呈一定的比例。加入酶反应的底物后，底物被酶催化成为有色产物，产物的量与标本中受检物质的量直接相关，故可根据呈色的深浅进行定性或定量分析。由于酶的催化效率很高，间接地放大了免疫反应的结果，使测定方法达到很高的敏感度。

酶联免疫吸附试验可以检测人体内的布鲁氏菌IgM、IgG等免疫球蛋白，实验原理、方法可能因试剂盒不同而有差别，具体实验参照试剂盒说明书进行操作并判断结果。

（二）器材及试剂

1. 器材　酶标仪（吸收波长450nm，参考波长600~650nm）、洗板机、移液器、8道移液器、计时器、吸水纸巾、吸头、稀释板、加样槽、记号笔、双蒸馏水或去离子水。

2. 试剂　试剂盒组成详见表7-1。

表7-1　ELISA试剂盒组成

名称	数量/包装容量	说明
标准A-D	4×2ml	标准品A-D（IU/ml，10U/ml，40U/ml，150U/ml）；即用标准A=阴性对照；标准B=临界对照；标准C=弱阳性对照；标准D=阳性对照
酶交联物IgG	1×14ml	用含有抗人的IgG，结合过氧化物酶，蛋白缓冲液，稳定剂
TMB底物液	1×14ml	即用：内含TMB
TMB终止液	1×14ml	即用：0.5M H_2SO_4
稀释液	1×60ml	即用：含有PBS BSA<0.1%NaN$_3$
洗涤液	1×60ml	10倍浓缩，含有：PBS，吐温20
酶标板	1×12孔×8孔	包被好特异性抗原
黏性覆膜	2张	在孵育时盖住酶标板
塑料袋	1个	保存没有使用的黏性覆膜

（三）操作方法

1. 检测前准备：按照说明书配制洗涤液、稀释液，稀释待检血清。

2. 吸取阴阳性对照液和稀释的样品各100μl，分别加入到相应酶标板孔中。

3. 用黏性覆膜盖住酶标板，在18~25℃孵育60分钟。

4. 移去覆膜，弃去酶标板液体。每孔加入稀释好的稀释液300μl，洗板3次，将板倒置在纸巾上除去剩余液体。

5. 使用移液器加入100μl酶交联物；取新的覆膜盖住酶标板，在18~25℃孵育30分钟。

6. 移去覆膜,弃去酶标板液体。每孔加入稀释好的稀释液300µl,洗板3次,将板倒置在纸巾上除去剩余液体。

7. 每孔加100µl的TMB底物液,取新的黏性覆膜盖住酶标板,在18~25℃孵育20分钟后,每孔加入100µl的TMB终止液终止酶促反应,轻荡酶标板使其混匀,颜色由蓝变黄为止。

8. 在加入终止液的60分钟内,在450nm处检测吸光度。

(四) 质量控制

1. 阴性、阳性标准品的OD值在质控要求的范围内。

2. 试验用仪器、加样器必须经过严格的校验或标定。

3. 试剂应在规定的储存条件下存储,在有效期内使用。

(五) 结果判定

参照说明书使用酶标仪读取样品的OD值。以标准的OD值为y轴,标准品的浓度为x轴,在对数坐标纸上做一条标准曲线。然后在曲线上读取相应样品的浓度值。结果判定情况如下:

1. OD值>12U/ml为实验阳性。

2. OD值在8~12U/ml为实验可疑。

3. OD值<8U/ml为实验阴性。

注:以上是以一种试剂盒为例进行介绍,具体实验参照试剂盒说明书进行操作并判断结果。

(六) 意义

1. 酶联免疫吸附试验具有敏感、特异、快速等优点,现已广为采用。其敏感性高于SAT,在鉴别菌苗接种和自然感染上有一定意义。

2. 该试验步骤较多,需酶标仪等设备,因此在一定程度上影响其在基层的广泛应用。

五、试管凝集试验(SAT)

(一) 原理

布鲁氏菌病患者的血清可以与布鲁氏菌培养物产生凝集现象,利用此现象进行试管凝集试验是最常用的血清学诊断方法之一。关于凝集反应的原理,还没有完善的解释,目前有两种学说。

万字格学说:这个学说假定抗原与抗体之间具有特异性化学亲和力,当它们比例合适时,则构成一个万字格状的大复合物,肉眼可以看到凝集现象。抗原过多或抗体过多,则复合物不够大,肉眼看不到。示意图见图7-1。

极性基吸附学说:抗原与抗体都是蛋白质,具有胶体性质。二者都含有特异性的极性基,与水有很强的亲和力,属于亲水胶体,当所有的胶体粒子都带有同样的电荷时,因互相排斥,胶体稳定不易发生凝集。而当抗原与抗体反应时,它们相对应的极性基能互相吸附,这些极性基互相吸附后,则不能再和水分子结合,因而失去亲水的性质,变为憎水胶体。此时在电解质(一般用生理盐水)的作用下,失去电荷互相黏附,呈现肉眼可见的凝集反应。

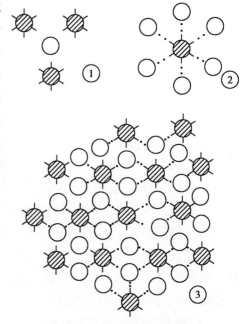

图 7-1　万字格学说示意图

注:①抗原过多;②抗原过少;③抗原抗体比例合适

（二）器材及试剂

1. 器材　1ml、10ml 带刻度吸管或加样器、玻璃试管、试管架、稀释抗原用的洁净容器、37℃培养箱。

2. 试剂　试管凝集抗原、被检血清、生理盐水或 0.5% 的石炭酸生理盐水。

（三）操作方法

1. 每份血清需用 9 支小试管,将试管放于试管架上。

2. 血清稀释　第 1 支管加盐水 2.3ml,第 2 支不加,第 3 支到第 9 支管各加 0.5ml 盐水。然后用 1ml 吸管取被检血清 0.2ml 加入第 1 管中,混匀后吸 1ml 加入第 2、3 管各 0.5ml,第 3 管混匀后再吸 0.5ml 加入第 4 管,依次类推到第 8 管吸 0.5ml 弃掉。此时血清的稀释倍数从第 2 管开始到第 8 管分别为 1:12.5、1:25、1:50、1:100、1:200……1:800。

3. 加入抗原　将试管凝集抗原充分混匀后,稀释成使用液(具体稀释倍数参看试剂说明),然后从第 2 管开始每管加入 0.5ml,加入抗原之后,血清的最终稀释倍数为从第 2 管开始 1:25、1:50、1:100、1:200……1:1 600,第 1 管为血清对照,最后一管为抗原对照,充分混匀。

4. 将试管充分振荡后,全部放于 37℃温箱中孵育,20~22 小时后取出,在室温下放置 1~2 小时后观察结果。

具体操作见图 7-2。

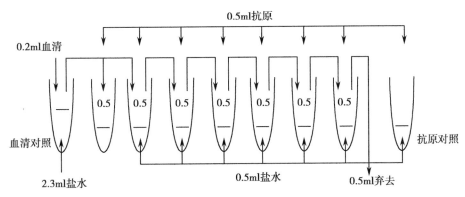

图 7-2 试管凝集试验操作步骤图示

(四)结果判定

1. 为了判定准确,必要时应制备凝集反应标准比浊管,作为判定透明程度的依据,其配制方法如下:取凝集反应稀释的抗原液再作对倍稀释,即 5ml 稀释抗原再加 5ml 生理盐水,混合后按表 7-2 方法配制。

表 7-2 试管凝集反应标准比浊管配制

管号	抗原稀释液 /ml	生理盐水 /ml	透明度	标记
1	0.00	1.00	100%	++++
2	0.25	0.75	75%	+++
3	0.50	0.50	50%	++
4	0.75	0.25	25%	+
5	1.00	0.00	0%	–

2. 血清对照为清亮透明无沉淀,抗原对照为均匀混浊。在两种对照管都成立的情况下,才可判定试验管,否则应重做。

3. 结果判读

"++++"液体完全透明,管底有伞状凝集,有时会有卷边,为 100% 凝集。

"+++"液体近于完全透明,管底有伞状凝集,为 75% 凝集。

"++"液体略微透明,菌体呈较薄伞状凝集,为 50% 凝集。

"+"液体不透明,管底有不很明显的凝集,为 25% 凝集。

"–"液体不透明,无凝集现象。

4. 效价 以产生 50% 凝集的(++ 凝集程度)血清最终稀释倍数为受检血清的效价。

5. 诊断标准

(1)人、大型畜血清试验的标准是凝集效价为 1:100++ 及以上为阳性;小型畜(多指犬)凝集效价为 1:50++ 及以上为阳性;慢性布鲁氏菌病患者滴度为 1:50++ 及以上为阳性。

(2)对于出现可疑反应的情况应在 10~25 天内重复检查,以便进一步确定诊断。

(3)进行试管凝集实验时,有个别血清会出现前带现象,即稀释度低的血清管内不发生凝集,而稀释度高的管内出现凝集。如果出现此现象,应当多做几管,采用更多的稀释度来判断。

(五)意义

1. 该方法特异性较好,敏感性也高,因此适用于临床诊断。

2. 由于该试验有时出现前带现象和封闭现象,所以有时也出现假阴性结果,必要时和其他方法联合应用。

六、抗球蛋白试验(Coomb's)

(一)原理

机体受布鲁氏菌抗原刺激后可产生"完全抗体"和"不完全抗体"。不完全抗体虽可与相应抗原结合,但不出现肉眼可见的凝集反应。若将预测不完全抗体的人或动物血清球蛋白作为抗原,注射于另一种动物(常用家兔)制成抗此球蛋白(抗 IgG、IgA、IgM)的抗体,再将此抗球蛋白抗体加入抗原与不完全抗体复合物中,即可出现可见的凝集反应。因此,抗球蛋白试验分为两个阶段:一为不完全抗体与相应抗原结合的不可见阶段;二为抗原-抗体复合物与抗球蛋白抗体凝结起来形成肉眼可见反应阶段。示意图见图 7-3。

(二)器材及试剂

1. 器材 普通离心机、37℃培养箱、1ml 及 10ml 吸管或加样器、玻璃试管。

2. 试剂 试管凝集抗原、被检血清、抗被检对象的血清球蛋白抗体、生理盐水。

(三)操作方法

1. 试管凝集反应阶段 按常规方法进行试管凝集试验,在 37℃温箱中放 20~22 小时,取出放室温 1~2 小时后判定结果。

2. 抗球蛋白反应阶段 选取上述试验的可疑管和全部阴性管,根据实践经验,采用 5 000r/min 离心 30 分钟,弃上清,再加入生理盐水 1ml,混匀,5 000r/min 离心 30 分钟,弃上清,如此反复洗涤 3 次。向各管中加入生理盐水 0.5ml,混匀,然后再向各管中加 0.5ml 一定稀释度的(一般是 1:20~ 1:50 稀释)抗球蛋白血清(参看试剂说明)。将反应管置 37℃温箱中 20~22 小时,取出放室温 1~2 小时后判定结果。判定标准同试管凝集反应。此反应包括以下对照。

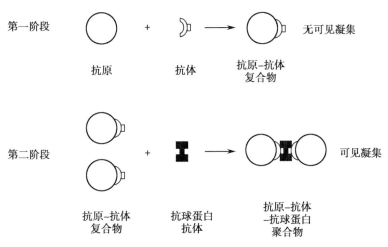

第一阶段　抗原 + 抗体 → 抗原-抗体复合物　无可见凝集

第二阶段　抗原-抗体复合物 + 抗球蛋白抗体 → 抗原-抗体-抗球蛋白聚合物　可见凝集

图 7-3　抗球蛋白试验原理示意图

(1)被检血清对照(被检血清 + 盐水)。

(2)试管凝集抗原对照(试管抗原 + 盐水)。

(3)抗球蛋白血清加生理盐水对照(抗球蛋白血清 + 盐水)。

(4)抗球蛋白血清加试管凝集抗原对照(抗球蛋白血清 + 试管抗原)。

(5)抗球蛋白血清加被检血清对照(抗球蛋白血清 + 被检血清)。

(四) 结果判定

当上述对照全部为阴性时,试验才有意义。尚无统一公认的诊断标准。我国试行的用于诊断人布鲁氏菌病标准为 1:400(++)及以上滴度。

(五) 意义

1. 布鲁氏菌感染后,约在 15 天出现不完全抗体,3 个月左右达高峰,可持续 1 年左右。故该试验可作为早期和追溯诊断。

2. 该试验所查抗体主要是 IgG、IgA 类,特异性较强,尤其适用诊断只产生不完全抗体的患者、亚急性和慢性患者。

3. 鉴于该试验操作复杂,耗时较长,做大量样本检测较困难,故影响其实用价值。所以此试验一般不作为常规检查项目,在试管凝集试验结果为可疑,患者又处于慢性期时,可考虑作抗球蛋白试验予以诊断。

七、半胱氨酸凝集试验

(一) 原理

本实验原理除同一般的试管凝集反应外,因疏基化合物的分子中含有疏氢基(HS),该化学基团可以使大分子免疫球蛋白分解成无凝集活性的 6.5S~7S球蛋白。但这种能使大分子免疫球蛋白(IgM)双硫键破坏的化合物浓度不能使具有凝集活性的 7S 小分子免疫球蛋白(IgG)抗体分解。

基于这种原理建立起来了二疏基乙醇凝集试验和半胱氨酸凝集试验,现国内普遍应用半胱氨酸凝集试验。

(二) 器材及试剂

1. 器材 1ml、10ml 吸管(或加样器)、玻璃试管、试管架、稀释抗原用的洁净容器、37℃培养箱。

2. 试剂 用 0.4mol/L NaOH 配制的 0.2mol/L 半胱氨酸盐酸盐溶液、试管凝集抗原、被检血清、阳性血清、阴性血清、生理盐水或 0.5% 的石炭酸生理盐水。

(三) 操作方法

取 1∶5 生理盐水稀释的血清与等量的 0.2mol/L 半胱氨酸盐酸盐溶液混匀,置 37℃培养箱 30 分钟,取出后用生理盐水做倍比稀释,然后加入 0.5ml 试管凝集抗原(方法参照试管凝集试验),混匀,同时做抗原和 0.2mol/L 半胱氨酸盐酸盐处理后的被检血清;阳性、阴性对照,置 37℃培养箱 18~20 小时,取出后在室温置 1~2 小时判定结果。

(四) 结果判定

判定方法同于试管凝集反应。尚无统一的诊断标准,一般以 1∶40(++)以上为人及大型牲畜阳性标准。

(五) 意义

1. 此试验主要反映的是 IgG 抗体的凝集活性,故对感染和免疫有一定的鉴别诊断意义。

2. 因为与布鲁氏菌出现的血清交叉反应或其他菌属与布鲁氏菌的血清出现的低滴度反应大多都是由于 IgM 类抗体所致,故用此反应可以在一定程度上排除非特异的反应。

3. 该试验与补体结合试验、抗球蛋白试验有较好的吻合性。

4. 该试验对判定群体感染和免疫状态较好。

八、补体结合试验（CFT）

（一）原理

该试验中有 5 种成分参与反应，分属于 3 个系统：①反应系统，即已知的抗原（或抗体）与待测的抗体（或抗原）；②补体系统；③指示系统，即绵阳红细胞（SRBC）与相应溶血素。反应系统与指示系统争夺补体系统，先加入反应系统给其以优先结合补体的机会。

如果反应系统中存在待测的抗体（或抗原），则抗原抗体发生反应后可结合补体；再加入指示系统时，由于反应液中已没有游离的补体而不出现溶血，是为补体结合试验阳性。如果反应系统中不存在的待检的抗体（或抗原），则在液体中仍有游离的补体存在，当加入指示系统时会出现溶血，是为补体结合试验阴性。因此补体结合试验可用已知抗原来检测相应抗体，或用已知抗体来检测相应抗原。示意图见图 7-4。

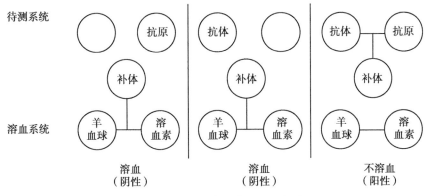

图 7-4　补体结合试验原理示意图

（二）器材及试剂

1. 器材　37℃水浴箱、普通离心机、普通冰箱、0.1ml、1ml 和 10ml 吸管或加样器、玻璃试管和试管架。

2. 试剂　生理盐水、补体（豚鼠血清或冻干补体）、2% 绵羊红细胞悬液、溶血素、布鲁氏菌补体结合抗原、被检血清、阴性和阳性血清。

（三）五种成分的处理和滴定

1. 补体　必要时按表 7-3 方法进行补体滴定，确定试验用的补体稀释度。

表7-3 补体滴定程序和结果

单位/ml

管号	1	2	3	4	5	6	7	8	9	10	对照		
											抗原	补体	溶血素
1:20补体	0.2	0.18	0.16	0.14	0.12	0.1	0.08	0.06	0.04	0.02		0.2	
2个单位抗原	0.2	0.2	0.2	0.2	0.2	0.2	0.2	0.2	0.2	0.2	0.2		
生理盐水	0.2	0.22	0.24	0.26	0.28	0.3	0.32	0.34	0.36	0.38	0.4	0.6	0.6
					37℃水浴30分钟								
2个单位溶血素	0.2	0.2	0.2	0.2	0.2	0.2	0.2	0.2	0.2	0.2	0.2	0.2	0.2
2%SRBC	0.2	0.2	0.2	0.2	0.2	0.2	0.2	0.2	0.2	0.2	0.2	0.2	0.2
					37℃水浴30分钟								
结果举例	(++++)	(++++)	(++++)	(++++)	(++++)	(++++)	(+++)	(+++)	(++)	(-)	(-)	(-)	(-)

注:(++++)全溶 (++)部分溶 (-)不溶

结果中产生完全溶血且含补体量最少管为第 8 管,定为 1 个恰定单位,它前 1 管即第 7 管为 1 个完全单位,在正式试验时采用 2 个完全单位的补体量,按下列公式计算出补体的稀释倍数 X。

$20:2y(y=1$ 个完全单位的补体量$)=X:0.2$　$X=20\times0.2/2y=2/y$

因为 y=0.08　所以即补体作 1:25 稀释

2. 溶血素　按说明要求稀释使用。

3. 绵羊红细胞　一般使用新鲜的绵羊红细胞(阿氏液保存或脱纤维),用时以生理盐水离心洗涤至上清无红色(至少 3 次),再将末次压实红细胞用生理盐水配制成 2% 的红细胞悬液。

4. 布鲁氏菌抗原　为可溶性抗原,按说明要求稀释使用。

5. 待检血清　灭活被检血清,以去除其补体活性。人血清灭活温度为 56℃,30 分钟。

(四) 操作方法

1. 把血清稀释成 1:5(0.2ml 血清 +0.8ml 生理盐水)。

2. 再取 5 支试管放于试管架上,第 2~5 管分别加 0.2ml 生理盐水,然后第 1 管加 0.2ml 血清(1:5),第 2 管加 0.2ml 血清(1:5)稀释成 1:10,并顺序将血清做倍比稀释,第 5 管弃去 0.2ml。血清稀释度从第 1~5 管次序为 1:5、1:10、1:20……1:80。

3. 每个反应管加 2 个单位抗原 0.2ml,2 个单位补体 0.2ml。

4. 血清对照　血清(1:5)0.2ml+2 个单位补体 0.2ml+ 盐水 0.2ml。

5. 补体及抗原对照

(1)2 个单位抗原 0.2ml+2 个单位补体 0.05ml+ 生理盐水 0.35ml

(2)2 个单位抗原 0.2ml+2 个单位补体 0.1ml+ 生理盐水 0.30ml

(3)2 个单位抗原 0.2ml+2 个单位补体 0.2ml+ 生理盐水 0.2ml

6. 混匀,置 37℃水浴 30 分钟。

7. 取出各管加入 0.2ml 溶血素,再加入 0.2ml 2% 绵羊红细胞,置于 37℃水浴中,30 分钟后,判定结果。

具体操作见表 7-4。

(五) 结果判定

1.(++++)　无溶血,红细胞沉于管底或为悬液。

2.(+++)　25% 溶血

3.(++)　50% 溶血 } 上清随不同程度溶血,呈不同颜色,透明度亦不同

4.(+)　75% 溶血

表 7-4 补体结合试验程序

单位/ml

成分	血清稀释度						血清对照		补体及抗原对照	
	1:5	1:10	1:20	1:40	1:80	1:160	1:5	0.5单位	1单位	2单位
被检血清	0.2	0.2	0.2	0.2	0.2	0.2	0.2			
2个单位抗原	0.2	0.2	0.2	0.2	0.2	0.2		0.2	0.2	0.2
2个单位补体	0.2	0.2	0.2	0.2	0.2	0.2	0.2	0.05	0.1	0.2
生理盐水							0.2	0.35	0.3	0.2
			37℃水浴 30 分钟							
溶血素	0.2	0.2	0.2	0.2	0.2	0.2	0.2	0.2	0.2	0.2
2%SRBC	0.2	0.2	0.2	0.2	0.2	0.2	0.2	0.2	0.2	0.2
			37℃水浴 30 分钟							
结果举例	(++++)	(++++)	(+++)	(++)	(+)	(−)	(−)	(≥++)	(++)	(−)

5. （－）　100% 溶血,上清透明,呈深红色。

人及所有动物血清补体结合试验以 1∶10 出现抑制溶血为（＋＋）及以上者为阳性。

（六）意义

1. 该方法是人兽医广泛应用的诊断布鲁氏菌病的手段。它的明显特点是特异性较强。该反应的结果不仅与布鲁氏菌病临床表现及病期有较好的一致性,而且与牲畜的排菌、带菌均有较高的一致性。

2. 补体结合试验查的抗体类别主要是 IgG1 类。

3. 补体结合试验常用作鉴别自然感染和人工免疫的手段。人工免疫的人或牲畜常表现为补体结合试验阴性。

4. 补体结合反应虽然特异性较好,但敏感性较差,故不适于大面积检疫采用。同时也因为操作复杂,所需试剂较多等缺点影响了更广泛的应用。

第二节　病原学检测

从骨髓、脑脊液、伤口脓液等标本中可以分离培养出布鲁氏菌,目前采用最多的还是通过血液分离培养。从患者体内分离到布鲁氏菌是确定布鲁氏菌感染的明确证据。

一、布鲁氏菌的分离培养

采集被检患者的血液、脑脊液等疑似感染者的体液、组织样本及时进行布鲁氏菌的分离培养。培养可以采用全自动血培养仪、手工血培养瓶及其他的符合布鲁氏菌生长条件及生物安全条件的布鲁氏菌培养方法进行。

（一）血培养仪培养

用血培养仪培养布鲁氏菌,根据不同厂家生产的培养仪选择相应的培养瓶进行培养,可采用标准需氧瓶、树脂培养瓶（可吸附抗生素）及儿童需氧瓶等培养瓶。采血的量及仪器的操作根据相应的仪器及培养瓶说明书进行操作。据文献报道 BD BACTEC 培养仪一般在 1 周内可报告阳性结果。

当血培养仪提示培养瓶有菌生长时,取出培养瓶,在生物安全柜中进行后续的操作:

1. 用 75% 酒精消毒瓶口,颠倒混匀培养瓶数次。

2. 用无菌注射器抽取培养液 0.5ml 接种于血平板或布氏琼脂斜面上,37℃培养 24~48 小时,取培养物进行布鲁氏菌鉴定。

（二）双相培养瓶培养

1. 器材及试剂 37℃培养箱,37℃ CO_2 培养箱(疑似牛种菌等其他需要 CO_2 的种),双相培养瓶。

2. 操作方法

(1)按照相应培养瓶的要求采集 5~10ml 的全血注入培养瓶中,放入培养箱中 37℃培养。

(2)隔日观察培养瓶的生长情况,同时轻缓摇动培养瓶数次,使液相充分均匀铺满固相表面。一般培养 1~2 周,最长要观察 4 周,如果 4 周仍未发现有菌生长时,可判定为阴性。

(3)如发现有菌生长,取出培养瓶,在生物安全柜中打开培养瓶盖。用接种环挑取单个菌落接种于血平板或布氏琼脂斜面上,37℃培养 24~48 小时,取培养物进行布鲁氏菌鉴定。

（三）病理材料培养

取自患者的骨髓和其他材料病理材料可直接接种或研磨后接种于布氏琼脂斜面上,放入 37℃培养箱培养 1~4 周,当观察有菌生长后,可取培养物进行布鲁氏菌鉴定实验。

二、布鲁氏菌的种型鉴定

（一）布鲁氏菌属的形态及革兰氏染色

布鲁氏菌生长缓慢,尤其是初分离菌需要在布鲁氏菌专用培基上培养 5~10 天,甚至 20~30 天后才能见到菌落生长。菌落形态:湿润、圆形、稍隆起、表面光滑、无色透明。菌苔特点:无色、透明、湿润。布鲁氏菌为革兰氏染色阴性,小球杆菌或小短杆菌,多为单个散在分布。

（二）初代分离培养时二氧化碳（CO_2）的需求

1. 原理 布鲁氏菌属的某些种型的菌株初代分离培养时需要一定浓度的 CO_2 才能生长繁殖。

2. 培养方法 把被检材料接种在培养基上以后,放入 CO_2 浓度为 5%~10% 的培养箱中,置 37℃培养。

3. 结果判定 被检材料在浓度 5%~10% 的 CO_2 环境中分离到布鲁氏菌,而在普通大气条件下没有分离到布鲁氏菌,可初步判断分离菌初代分离培养时需要 CO_2。在转种纯培养时也需要 CO_2 环境才能生长,则最后确定分离到的布鲁氏菌初代分离培养时需要 CO_2。如果被分离到的菌株初代分离培养时在普通大气条件下就生长,则判定此分离菌初代分离培养不需要 CO_2。

（三）单相特异性血清 A、M 凝集试验

1. 原理　不同种型的布鲁氏菌,其表面 A 抗原和 M 抗原比例各不相同。因此单相特异性 A 血清和 M 血清对不同种型的布鲁氏菌凝集结果不尽相同,以此来加以区别。

2. 操作方法　玻片凝集试验:在清洁无油脂玻片上各滴一滴(约 30μl)生理盐水,然后用接种环勾取少许待检布鲁氏菌 48 小时培养物,在生理盐水中研磨制成菌悬液,用移液器分别吸取 A 和 M 血清(30μl)分别与菌悬液混匀,在 1~2 分钟出现凝集颗粒为阳性。

3. 结果判定　待检菌与 A 血清凝集,而与 M 血清不凝集或 A 血清凝集较 M 血清明显,可能是羊种 2 型布鲁氏菌、牛种 1~3 型布鲁氏菌和牛种 6 型布鲁氏菌、猪种 1~3 型布鲁氏菌及沙林鼠种布鲁氏菌。

待检菌与 M 血清中凝集,而与 A 血清不凝集或 M 血清凝集较 A 血清明显,可能是羊种 1 型布鲁氏菌或牛种 4、5、9 型布鲁氏菌。

待检菌与 A 和 M 血清均凝集或滴度相近似,可能是羊种 3 型布鲁氏菌,牛种 7 型布鲁氏菌或猪种 4 型布鲁氏菌。

待检菌与 A 和 M 血清均不凝集或凝集不明显时,可能是绵羊附睾种、犬种或其他粗糙型布鲁氏菌及无凝集原性布鲁氏菌。

（四）硫化氢(H_2S)产生试验

1. 原理　不同种型布鲁氏菌在新陈代谢过程中所需要的各种氨基酸有所不同,有些种型布鲁氏菌可将培养基中含硫的氨基酸分解,产生硫化氢、氨、和脂肪酸等,硫化氢可与醋酸铅发生反应形成黑色的含铅硫化物,据此可以区别某些种型的布鲁氏菌。

2. 试验材料、试剂制备

(1)布氏琼脂斜面培养基配制

布氏琼脂培养基(生产商:BD):43g

蒸馏水:1 000ml

煮沸混匀,分装玻璃试管,高压灭菌后斜放凝固制成布氏琼脂斜面培养基保存备用。

(2)硝酸铅滤纸条制备:将普通滤纸剪成长 7~8cm 长,0.8~1cm 宽小条,经灭菌后浸泡在 10% 硝酸铅水溶液中 24 小时,取出放灭菌的方盘中,温箱烤干。

3. 操作方法　将待检菌 48 小时培养物用灭菌生理盐水制成 10 亿菌体 /ml 的菌悬液,用直径 2mm 的接种环勾取一环菌悬液(或 10μl 菌悬液)接种在 pH 6.8 的琼脂斜面上,将醋酸铅滤纸条夹于斜面与管壁之间,使滤纸条和斜面保持平行,以不接触斜面为宜。滤纸条留在管外约 1~2cm,置 37℃温箱培养,经 2 天、4 天、6 天各观察一次结果,以毫米计算滤纸条变黑长度。每观察一次更换一个滤纸条,3 次变黑长度总和为最后结果,不变黑为阴性。

4. 结果判定　猪种 1 型布鲁氏菌产生 H_2S 量最多,持续时间可达 10 天,滤纸条变黑部分可达 19~20mm 以上。牛种布鲁氏菌 1~4 和 9 型布鲁氏菌,沙林鼠种布鲁氏菌均能产生中等量的 H_2S,滤纸条变黑部分 5~8mm。牛种布鲁氏菌 6 和 7 型的某些菌株也能产生少量的 H_2S,其余种型布鲁氏菌不产生 H_2S。但我国某些地方分离的猪种 3 型布鲁氏菌和羊种 1 型布鲁氏菌可产生微量 H_2S,使滤纸条下端呈现黑褐色的一个小边,类似灰线条样,有的滤纸条变黑在 0.5~1mm 之间。

（五）染料抑菌试验

1. 原理　不同种型布鲁氏菌对某些染料活跃的还原系统表现出不同的还原能力,在一定浓度不同染料环境中可生长或被抑制,因此,可根据不同染料对不同种型布鲁氏菌抑制情况作为种型鉴定依据。

2. 试验材料、试剂制备

(1)硫堇、碱性复红基础液配制:称取硫堇和碱性复红各 0.1g,分别放入研磨钵中仔细研磨,然后加少许无水乙醇再仔细研磨。每种颜料共加无水乙醇 20ml,把颜料分别洗入棕色瓶中,塞紧瓶塞,室温下放置 2~3 天,每天振摇数次,使颜料充分溶解,然后各瓶加蒸馏水至 100ml,充分混匀。即为 1∶1 000 的硫堇和 1∶1 000 的碱性复红溶液。将一定数量直径 5mm 高压灭菌的滤纸片放在盛有硫堇和碱性复红基础液中浸泡 2 天后取出,在灭菌的平皿中分散摊开,置 37℃温箱中烤干收取备用。置 4℃冰箱保存备用,可长达数年。

注:每个厂家的染料所用浓度可能会不同,所以制好的滤纸片应用标准菌进行检测后方可使用。

(2)布氏肉汤半固体培养基配制

布氏肉汤培养基(生产商:BD):28g

琼脂粉:7g

蒸馏水:1 000ml

煮沸使琼脂充分融解,分装玻璃试管,根据使用平皿大小确定分装量,一般实验使用 90mm 规格的平皿可分装 10ml 的量,高压灭菌后保存备用。

3. 操作方法

(1)在布氏琼脂平皿底面分区标记硫堇、复红。

(2)融化布氏肉汤半固体培养基,置于 50℃水浴中备用。

(3)使用移液器吸 2ml 生理盐水移至 5ml Felcon 管,用接种环分别挑取适量 24~48 小时的培养物至 Felcon 管,在管壁研磨,用混旋器混匀,制备菌悬液 10 亿菌体 /ml(麦氏浊度 =1.4),用记号笔在 Felcon 管标记菌株名称。

(4)使用移液器吸取 100μl 菌悬液,加入到 50℃水浴的半固体培养基中,混匀,将混匀后的菌悬液 - 半固体培养基倒入布氏琼脂培养基平皿中铺平,待其凝固。

(5)分别将硫堇、复红染料滤纸片轻放在凝固后相应标记的双层培养基表面,放培养箱 37℃培养,24~48 小时后观察结果。

4. 结果判定　细菌生长受到染料抑制时,染料滤纸的周围无菌生长,判定为阴性。细菌生长不受染料抑制时,染料滤纸的周围有菌生长,判定为阳性。标准菌的染料抑菌情况见图 7-5。

(六) 噬菌体裂解试验

1. 原理　噬菌体对其宿主菌的裂解具有较强专一性。通过不同噬菌体及不同浓度噬菌体对布鲁氏菌的不同裂解结果,可对布鲁氏菌属进行种型鉴定。

2. 布鲁氏菌噬菌体来源和分群　当前布鲁氏菌噬菌体的来源主要有三条途径。直接从宿主菌中分离;噬菌体在非最适宿主中长期传代;在诱导剂或多种噬菌体相互作用下产生突变株。

布鲁氏菌属噬菌体的分类是非常复杂的一个问题,最近的报道资料已把噬菌体分为 6 群,仅在 1985 年 FAO/WHO 布鲁氏菌病专家委员会报告的草稿中有报道。详见表 7-5。

表 7-5　布鲁氏菌噬菌体分群

群别	株名
1	Tb　A422　22/XIV
2	Fi75/13　Fi75/6　Fi75/8　Fi75/9　Fi75/10　Fi75/12
3	Wb　M51　S708　MC/75　D
4	BK_0　BK_1　BK_2
5	R　R/O　R/C　R/M
6	Iz

3. 常规试验稀释度(RTD)测定

(1)铺菌法:将增殖菌比浊为 10 亿菌体 /ml,以 0.2ml 接种到布氏琼脂平板上,以 L 棒涂匀。在平皿背面圈以噬菌体滴度 10^{-1}~10^{-6},翻转平皿,在已干的菌面上滴加相应稀释度的噬菌体,干后置 37℃温箱中培养,24~48 小时观察结果。能完全裂解增殖菌的噬菌体最高稀释度定为 RTD。此法细菌生长缓慢，噬斑不清晰，不易判断结果。

(2) 倾注法：将增殖菌比浊成 10 亿菌体 /ml，取 0.1ml 加到溶化并在50~56℃水浴保温的布氏半固体培养基中，然后倾注到底层为布氏琼脂培养基上。凝固后，将各种稀释度的噬菌体滴至不同位置上，干后放 37℃温箱中培养 24~48 小时，观察结果。能完全裂解增殖菌的噬菌体最高稀释度定为 RTD。此法噬斑清晰、透明、易于判定结果。

4. 布鲁氏菌噬菌体的宿主范围

第 1 群：在 RTD 下只裂解光滑型牛种布鲁氏菌，不裂解其他种布鲁氏菌。当浓度增大到 $10^4 \times$ RTD 时，也可裂解光滑型猪种和沙林鼠种布鲁氏菌。

第 2 群：在 RTD 浓度下裂解光滑型牛种和沙林鼠种布鲁氏菌，不裂解其他种布鲁氏菌。当浓度增大到 $10^4 \times$ RTD 时，也可裂解光滑型猪种布鲁氏菌。

第 3 群：在 RTD 浓度下裂解光滑型牛种、猪种和沙林鼠种布鲁氏菌，当浓度增大时，其裂解作用没有扩大。

第 4 群：在 RTD 浓度下裂解光滑型牛种、猪种、羊种和沙林鼠种布鲁氏菌，当浓度增大时，其裂解作用没有扩大。

第 5 群：R 噬菌体在 RTD 浓度下只裂解粗糙型牛种菌，不裂解其他种布鲁氏菌。当浓度增加时，可裂解光滑型和粗糙型牛种布鲁氏菌，不裂解其他种布鲁氏菌。

R/O 噬菌体在 RTD 浓度下可裂解光滑型牛种和绵羊附睾种布鲁氏菌，当浓度增加时，也可裂解光滑型沙林鼠种布鲁氏菌。

R/C 噬菌体在 RTD 浓度下可裂解粗糙型牛种和犬种布鲁氏菌。当浓度增加时，也可裂解绵羊附睾种布鲁氏菌。

第 6 群：在 RTD 浓度下可裂解粗糙型羊种菌和猪种菌。

5. 试验材料、试剂制备

(1) 布氏琼脂平皿培养基制备

布氏琼脂培养基(生产商：BD)：43g

蒸馏水：1 000ml

混匀高压灭菌，倒入平皿凝固制成平皿培养基保存备用。

(2) 布氏肉汤半固体培养基制备

布氏肉汤培养基(生产商：BD)：28g

琼脂粉：7g

蒸馏水：1 000ml

煮沸使琼脂充分融解,分装玻璃试管,一般每支试管分装 8~10ml,高压灭菌后保存备用。

6. 操作方法

(1)在布氏琼脂平皿底面分区标记 RTD Bk$_2$、RTD Tb、10^4 RTD Tb 等信息。

(2)融化布氏肉汤半固体培养基,置于 50℃水浴中备用。

(3)使用移液器吸 2ml 生理盐水移至 5ml Felcon 管,用接种环分别挑取适量 24~48 小时的培养物至 Felcon 管,在管壁研磨,用混旋器混匀,制备菌悬液 10 亿菌体 /ml(OD=1.4),用记号笔在 Felcon 管标记菌株名称。

(4)使用移液器吸取 100μl 菌悬液,加入到 50℃水浴的半固体培养基中,混匀,将混匀后的菌悬液 - 半固体培养基倒入布氏琼脂培养基平皿中铺平,待其凝固。

(5)分别将 7μlRTD Tb 噬菌体、10^4 RTD Tb 噬菌体、RTD Bk$_2$ 噬菌体依次滴至凝固后相应标记的双层培养基表面,放培养箱 37℃培养,24~48 小时后观察结果。

7. 结果判定

在滴加噬菌体位置出现融合透明的噬斑判定为阳性,未出现融合透明的噬斑时判定为阴性。噬菌体裂解布鲁氏菌的范围见表 7-6。标准菌的噬菌体裂解情况见图 7-5。

表 7-6　噬菌体裂解布鲁氏菌范围

布鲁氏菌株	噬菌体株(RTD)							
	Tb	10^4RTDTb	Fi	Bk$_2$	R	R/O	R/C	Iz
牛种	+	+	+	+	−	−	−	−
羊种	−	−	−	+	−	−	−	−
猪种	−	+	−	+	−	−	−	−
沙林鼠种	−	+	+	+	−	−	−	−
犬种	−	−	−	−	−	−	+	−
绵羊附睾种	−	−	−	−	−	+	−	−

布鲁氏菌的种型鉴定,必须利用多种鉴定方法综合判定,不同种型的 CO_2 需要,H_2S 产生,染料抑菌及噬菌体裂解情况见表 7-7。

表 7-7　布鲁氏菌属分类表

种	生物型	CO₂需要	H₂S产生	染料抑菌 ※硫堇	染料抑菌 ※碱性复红	血清凝集 A	血清凝集 M	血清凝集 R	噬菌体裂解(RTD) Tb	噬菌体裂解(RTD) 10⁴RTD Tb	噬菌体裂解(RTD) BK₂	噬菌体裂解(RTD) Fi	贮存宿主
牛	1	±	+	-	+	+	-	-	+	+	+	+	牛
	2	±	+	-	-	+	-	-	+	+	+	+	
	3a	±	+	+	+	+	-	-	+	+	+	+	
	4	±	+	-	±	-	+	-	+	+	+	+	
	5	-	-	+	+	+	+	-	+	+	+	+	
	6a	-	±	+	+	+	+	-	+	+	+	+	
	7	-	±	+	+	+	+	-	+	+	+	+	
	9	-	+	+	+	+	+	-	+	+	+	+	
羊	1	-	-	+	+	-	+	-	+	-	+	-	绵羊和山羊
	2	-	-	+	+	+	-	-	+	-	+	±	
	3	-	-	+	+	+	+	-	+	+	+	-	
猪	1	-	++	+	(-)Δ	+	-	-	+	+	+	±▲	猪
	2	-	-	+	+	+	-	-	+	+	+	±	野兔
	3	-	-	+	+	+	-	-	+	+	+	+	猪
	4	-	-	+	(-)	+	+	-	+	+	+	+	驯鹿
	5b	-	-	+	+	+	+	-	+	+	+	±	鼠类

续表

种	生物型	CO₂需要	H₂S产生	染料抑菌		血清凝集			噬菌体裂解（RTD）				贮存宿主
				硫堇※	碱性复红※	A	M	R	Tb	10^4RTD Tb	BK₂	Fi	
沙林鼠种		-	+	-	-	+	-	-	±	+	+	+	沙漠森林鼠
绵羊附睾种		+	-	+	(-)	-	-	+	-	-	-	-	绵羊
犬种		-	-	+	-	-	-	+	-	-	-	-	犬
海洋种***	1	+	-	+	+	+	+/-	-	±	+	+	+	海豹
	2	-	-	+	+	+	+/-	-	-	+	+	+	鲸

RTD：常规试验稀释度，指能完全裂解增殖菌的噬菌体最高稀释度；

±：表示部分裂解；

△（—）：多数菌株不生长；

※：硫堇，复红为 20μg/ml（1：5 万）；

国际系统细菌学委员会布鲁氏菌分类委员会提议将牛 3 型和牛 6 型归为一个生物型牛 3/6 型。猪 5b：该型是原苏联从啮齿动物中分离出，与第五次公报猪 5 型菌株并非同一菌株。

海洋种***：海洋种包括几个不同的型并且每个型都可给予族名，参考 Brucellosis in humans and animals，MJ Corbel，2006.7

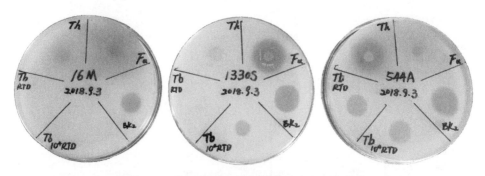

图 7-5 标准菌的染料抑菌及噬菌体裂解试验结果

注:图中为羊种 1 型布鲁氏菌 16M、猪种 1 型布鲁氏菌 1330S 和牛种 1 型布鲁氏菌 544A 的染料抑菌和噬菌体裂解试验结果。平板上 5 个区域分别标记硫堇、碱性复红以及 Bk_2、10^4RTD Tb、Tb 噬菌体。

(七) 粗糙型布鲁氏菌属鉴定方法

1. 原理 布鲁氏菌变异后,菌细胞发生解离,蛋白部分相对增多,使菌细胞由亲水状态变成憎水状态,细胞通透性及胞浆胶体性质也发生改变,因此出现不同程度特异性、非特异性和自家凝集现象,据此可以不同方法鉴定布鲁氏菌是否变异。

不同程度变异的菌株可通过不同的变异检查方法来鉴定,具体鉴定方法有:观察细菌的形态、培养特性、毒力测定、免疫原性测定、三胜黄素凝集试验、热凝集、盐凝集、粗糙型布鲁氏菌血清凝集试验、结晶紫染色检查、噬菌体裂解试验等。

2. 器材及试剂 低倍实物显微镜,带毛面聚光镜的显微镜灯,恒温水浴锅;1:500 三胜黄素水溶液;粗糙型(R)血清;2%、5% 和 10% 的氯化钠溶液;结晶紫和草酸胺等。

3. 操作方法

(1)粗糙型(R)血清凝集试验:在清洁无油脂玻片上各滴一滴生理盐水,然后用接种环勾取少许待检布鲁氏菌 48 小时培养物,在生理盐水中研磨制成菌悬液,用移液器吸取 R 血清与菌悬液混匀,在 1~2 分钟出现凝集颗粒为阳性。

(2)三胜黄素凝集试验:在清洁无油脂玻片上滴一滴生理盐水,然后用接种环勾取少许待检布鲁氏菌 48 小时培养物,在生理盐水中研磨制成菌悬液,用移液器吸取 1:500 的三胜黄素溶液与菌悬液混匀,立即观察结果,迅速出现明显的絮状物或凝集颗粒为阳性,表明细菌发生变异;在 2~3 分钟内无凝集颗粒为阴性,表明细菌未发生变异。

(3)热凝集试验:待检布鲁氏菌 48 小时培养物用生理盐水制备菌悬液,10 亿菌体 /ml(McF=1.4)。取此菌悬液 2~3ml 加入试管中,置 90℃水浴中,经 30 分钟和 60 分钟各观察一次结果,然后取出放室温下,次日观察最终结果。如管底出现明显的凝集沉淀即为阳性,表明被检菌已发生变异;如菌悬液仍均匀混浊则为阴性,表明被检菌没有发生变异。

(4)盐凝集试验:待检布鲁氏菌 48 小时培养物用无菌蒸馏水制备菌悬液,10 亿菌体 /ml(McF=1.4)。取 0.5ml 菌悬液分别与等量的 2%、5% 和 10% 的氯化钠溶液混合。混合液中的氯化钠终浓度分别为 1%、2.5% 和 5%。然后将混合液置 56℃水浴中加热 24 小时,取出观察结果。如被检菌发生变异,则管底出现凝集现象,但其凝集程度有所不同。如在 1% 浓度的氯化钠中发生凝集则为强阳性(++++);在 2.5% 浓度中发生凝集则为阳性(++);在 5% 度布鲁氏菌中发生凝集则为弱阳性(+)。上述结果表明被检菌株发生了不同程度的变异。在所有浓度氯化钠溶液中均没有出现凝集现象则为阴性(-),表明被检菌株没有发生变异。

(5)斜光镜检查法:将凹面反光镜置于显微镜灯与实物显微镜之间,打开培养 96 小时的待检布鲁氏菌菌落的琼脂平皿放在玻璃载物台上。放的位置要适宜,使灯光集聚在反光镜表面,以 45° 的角度反射到琼脂平皿上,然后观察分散的待检布鲁氏菌菌落。光滑型菌落一般较小、圆形、边缘整齐、湿润、闪光、呈现蓝色或蓝绿色。粗糙型菌落较大,表面呈干燥颗粒状,灰白色或黄白色。黏液型菌落可能透明,呈灰白色,但有特殊的黏性。中间型菌落最不容易辨认,在光滑型和粗糙型之间,即较光滑型稍微不透明而略呈颗粒状。

(6)结晶染紫色检查法:取培养 96 小时布鲁氏菌待检琼脂平皿上生长的菌落,选菌落分散或单个的部位,滴上配好的结晶紫染色液数滴,使其均匀分布于平皿琼脂表面上,经 15~20 秒,将多余的染色液吸出,然后用肉眼或放大镜观察结果。光滑型菌落被染成绿色或黄绿色,粗糙型菌落被染成红、蓝、紫等不同的颜色。

(7)噬菌体裂解试验:近年来,应用 R、R/O、R/C、Iz 噬菌体对粗糙型牛种、羊种、猪种和沙林鼠种及典型的粗糙型绵羊附睾种和犬种布鲁氏菌进行了鉴定。具体试验方法见前述,噬菌体对粗糙型布鲁氏菌裂解情况见表 7-8。

表 7-8　不同噬菌体对粗糙型布鲁氏菌裂解结果

布鲁氏菌种	噬菌体株（RTD）			
	R	R/O	R/C	Iz
粗糙型牛种	+	+	+	−
粗糙型羊种	−	−	−	+
粗糙型猪种	−	−	−	+
粗糙型沙林鼠种	−	−	−	−
绵羊附睾种	−	+	+	±
犬种	−	−	+	−

4. 结果判定　三胜黄素凝集试验方法简单、敏感,布鲁氏菌发生轻度变异即可出现阳性结果。粗糙型布鲁氏菌血清凝集试验方法简单,具有很好的特异性。为了增加判定结果的准确性,可以结合分子生物学分型技术等其他检查方法进一步判定结果,见表 7-9。

表 7-9　光滑型和粗糙型布鲁氏菌不同特点的比较

基本特点	光滑型	粗糙型
在琼脂培基上生长	光滑、湿润	粗糙、黏稠、干燥
在肉汤培基中生长	均匀、浑浊、不透明	絮状沉淀、透明
菌落形态	圆形隆起、边缘整齐、均匀	圆形隆起不明显、有时边缘整齐
变异实验	阴性	阳性
凝集原性	良好	不好,能和 R 血清凝集
毒力	有一定毒力	发生改变,常降低或无毒

(八) 生化鉴定仪鉴定布鲁氏菌种

对于布鲁氏菌种的鉴定除了采用的传统的布鲁氏菌分型方法外,还可使用全自动微生物分析系统对布鲁氏菌进行生化鉴定来区分布鲁氏菌的不同种。具体的操作方法根据仪器及试剂盒的说明书进行。

主要的布鲁氏菌种生化反应鉴定阳性结果如下:

1. 布鲁氏菌属　L-脯氨酸芳胺酶(ProA)、酪氨酸芳胺酶(TyrA)、尿素酶(URE)、氨基乙酸芳胺酶(GlyA)阳性。

2. 羊种布鲁氏菌　L-脯氨酸芳胺酶(ProA)、酪氨酸芳胺酶(TyrA)、尿素酶(URE)、氨基乙酸芳胺酶(GlyA)阳性、ELLMAN(ELLM)阳性。

3. 牛种布鲁氏菌　L- 脯氨酸芳胺酶（ProA）、酪氨酸芳胺酶（TyrA）、尿素酶（URE）、氨基乙酸芳胺酶（GlyA）、乳酸盐产碱（1LATK）阳性。

4. 猪种布鲁氏菌　L- 脯氨酸芳胺酶（ProA）、酪氨酸芳胺酶（TyrA）、尿素酶（URE）、氨基乙酸芳胺酶（GlyA）、丙氨酸 - 苯丙氨酸 - 脯氨酸芳胺酶（APPA）阳性。

5. 布鲁氏菌的生化鉴定有时与人苍白杆菌等细菌有交叉，应结合其他实验结果进行判断。

（九）基质辅助激光解吸电离飞行时间质谱（MALDI-TOF-MS）鉴定布鲁氏菌

MALDI-TOF-MS 是近几年发展起来的一种全新的用于微生物鉴定和分型的技术，已越来越多地用于微生物的检测与鉴定。

1. 原理　样品与基质在靶盘上形成共结晶，利用激光作为能量来源辐射共结晶体，基质分子吸收能量与样品解吸附并使其电离，经过飞行时间检测器，将不同质荷比（m/z）的离子分开，形成细菌特异性的质谱图。将待测细菌的质谱图与已有的布鲁氏菌的质谱图进行比较，即可确定布鲁氏菌的种属。

2. 器材及试剂

（1）器材：基质辅助激光解吸电离飞行时间质谱仪、Biotyper 分析软件、离心机。

（2）试剂：无水乙醇、70% 甲酸、乙腈、细菌测试标准品、基质溶液等。

3. 操作方法：

（1）取适量（5~10mg）布鲁氏菌新鲜培养物，加入 300μl 去离子水，混匀，再加入 900μl 无水乙醇混匀。

（2）高速（10 000~16 000r/min）离心 2 分钟，弃去上清。

（3）加入 50μl 70% 甲酸，混匀，再加入 50μl 乙腈，混匀，高速离心 2 分钟，吸出上清置于一新的离心管中。

（4）取 1μl 上清液置于 MALDI-TOF-MS 样品靶盘上，晾干后用 2μl 基质溶液覆盖，在空气中晾干。

（5）分别取等体积的标准溶液与基质溶液混合，取 2μl 混合液置于 MALDI-TOF-MS 样品靶盘上，在空气中晾干，待完全干燥后进行 MALDI-TOF-MS 检测。每个样品和标准溶液各做 3 个平行孔。

（6）数据采集：将上样的样品板小心置于板孔中，加有样品一面朝上，盖上盖子，抽真空。打开仪器控制软件，调好仪器参数，校准仪器，采集样品的质谱图。对采集的数据进行保存，每次试验前都要在采集数据的质量范围内使用标准溶液进行校准,校准后进行质谱数据采集,通过 Biotyper 软件进行分析鉴定。

4. 结果判断 将待测细菌的检测结果通过软件在细菌库中检索,判定标准是待检样品与细菌库里标准菌株的图谱的符合度,这种符合度用分数表示,

0.000~1.699 之间,无法判定,标记为(−)。

1.700~1.999 之间,判定为该种细菌的概率极低,标记为(+)。

2.000~2.299 之间,判定为该种细菌的概率很高,标记为(++)。

2.300~3.000 之间,判定为该菌种,标记为(+++)。

三、布鲁氏菌的菌种保存及复苏

(一) 布鲁氏菌菌种保存

1. 配制脑心浸液甘油培养基,分装于密封的螺口冷冻管或冷冻瓶内。

2. 将鉴定好的布鲁氏菌接种于布氏琼脂斜面,37℃培养 24~48 小时。

3. 在新鲜培养的培养管中加入脑心浸液甘油培养基,配制成约 $2~3 \times 10^{10}$ 个细菌 /ml 的悬液。

4. 每管菌悬液可分装多管,每管约为 0.25~0.5ml,密封后置于冷冻盒中,贮存于 −80℃冰箱,长期保存。

5. 混悬菌液、分装菌液的过程中容易造成菌液溢出和气溶胶。在操作时,小心谨慎,避免管装过满,不能超过容积的 1/2。在抽取菌液时,动作要轻柔。

(二) 液体保存的菌种复苏

取出冷冻保存的菌种管,在生物安全柜内打开菌种保存管,尽快用接种环刮取冰屑接种于布氏琼脂斜面培养基上。放置于 37℃培养箱中,培养期间观察菌株生长情况(牛种菌和绵羊附睾种菌需 5%~10% 的 CO_2)。

第三节 核 酸 检 测

核酸扩增检测具有高灵敏度高特异性的特点,针对布鲁氏菌特异基因设计特异引物进行扩增检测。从扩增检测形式上,又可分为常规 PCR 以及荧光实时 PCR。目前 PCR 方法主要用于增菌培养物、疑似布鲁氏菌进行属、种(型)鉴定。已有多种分子检测方法可将布鲁氏菌鉴定至属和种的水平,这些方法均为研究工具。研究者们已开发了针对 BCSP31、16S rRNA 基因、16S-23S 内转录间隔区、热休克蛋白和 perosamine 合成酶基因的 PCR 试验,用于检测布鲁氏菌。研究发现布鲁氏菌属下所有种的 BCSP31 和 16S rRNA 基因序列都

相同,因此 BCSP31 和 16S rRNA 基因序列分析可用于将布鲁氏菌鉴定到属水平,但不能鉴定至种水平。通过核糖分型、扩增片段长度多态性分析、omp2和 omp25 的 DNA 测序,以及针对 IS711 或 IS650 元件的种特异性插入序列的PCR 试验,就有可能将布鲁氏菌鉴定到种水平。

一、BCSP31 聚合酶链式反应(BCSP31-PCR)

BCSP31 蛋白存在于布鲁氏菌属各个种各生物型菌株中,根据 BCSP31 核苷酸序列设计的一对 B4、B5 引物对疑似布鲁氏菌进行核酸检测,引物序列见表 7-10。

表 7-10　BCSP31 聚合酶链式反应引物序列、产物长度

引物名称	序列	长度 /bp
B4	5′-TGG CTC GGT TGC CAA TAT CAA-3′	224
B5	5′-CGC GCT TGC CTT TCA GGT CTG-3′	

(一)器材及试剂

1. 器材　无菌 0.2ml PCR 管、10μl、20μl、200μl 的移液器及吸头。

2. 试剂　2 × Taq PCR Master Mix、三蒸水、引物、琼脂糖凝胶,待检菌株核酸、引物。

(二)方法步骤

1. 反应体系见表 7-11。

表 7-11　BCSP31 聚合酶链式反应体系

成分	体积(容积)/μl	浓度
2 × Taq PCR Master Mix	10	
Primer B4	0.4	0.2μmol/L
Primer B5	0.4	0.2μmol/L
三蒸水	8.7	
DNA Template	0.5	10~100ng
总体积 / 总容积	20	

2. 扩增参数　预变性 93℃,5 分钟。变性 93℃,1 分钟;退火 60℃,1 分钟;延伸 72℃,1 分钟,30 个循环。最后延伸 72℃,10 分钟。

3. 凝胶电泳　PCR 产物在 1.5% 琼脂糖上电泳,在凝胶成像系统中观察

结果。

(三)结果判定

阳性对照出现特异性条带,阴性对照未出现条带时实验成立。样本出现扩增目的片段长度为224bp时,判为核酸检测阳性,所检测菌株为布鲁氏菌属。见图7-6。

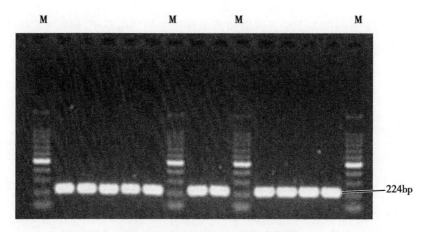

图7-6 BCSP31-PCR 电泳图谱

注:M:100bpMarker,布鲁氏菌长度为 224bp

二、AMOS 聚合酶链式反应(AMOS-PCR)

AMOS-PCR 是 Abortus、Melitensis、Ovis 及 Suis 第一个字母的缩写方法命名的 PCR 方法。可鉴定牛种布鲁氏菌(1、2、4 型),羊种布鲁氏菌(1、2、3 型),猪种布鲁氏菌(1 型)以及绵羊附睾种布鲁氏菌,引物序列见表 7-12。

表 7-12　AMOS 聚合酶链式反应引物序列、产物长度

	引物名称	序列	长度 /bp
上游	A 牛种 1,2,4 型	GAC GAA CGG AAT TTT TCC AAT CCC	498
	M 羊种 1,2,3 型	AAA TCG CGT CCT TGC TGG TCT GA	731
	O 绵羊附睾种	CGG GTT CTG GCA CCA TCG TCG	961
	S 猪种 1 型	GCG CGG TTT TCT GAA GGT TCA GG	285
下游	IS711	TGC CGA TCA CTT AAG GGC CTT CAT	

（一）器材及试剂

1. 器材　无菌 0.2ml PCR 管、10μl、20μl、200μl 的移液器及移液器吸头。

2. 试剂　2×Taq PCR Master Mix、三蒸水、引物、琼脂糖凝胶、待检菌株核酸、引物。

（二）方法步骤

1. AMOS—PCR 反应体系见表 7-13。

表 7-13　AMOS 聚合酶链式反应体系

成分	体积（容积）/μl	浓度
2×Taq PCR Master Mix	10	
Primer IS711	0.8	0.2μmol/L
Primer A	0.4	0.2μmol/L
Primer M	0.4	0.2μmol/L
Primer O	0.4	0.2μmol/L
Primer S	0.4	0.2μmol/L
三蒸水	6.6	
DNA Template	1.0	10~100ng
总体积/总容积	20	

2. 扩增参数　扩增参数：预变性 93℃，5 分钟。变性 93℃，1 分钟；退火 60℃，1 分钟；延伸 72℃，1 分钟，40 个循环。最后延伸 72℃，10 分钟。

3. 凝胶电泳　PCR 产物在 1.5% 琼脂糖上电泳，在凝胶成像系统中观察结果。

（三）结果判定

阳性对照出现特异性条带，阴性对照未出现条带时实验成立。样本出现预期大小的 DNA 条带。AMOS-PCR 根据条带情况可鉴别布鲁氏菌牛种 1，2，4 型（498bp）、羊种布鲁氏菌（731bp）、猪种 1 型（285bp）、绵羊附睾种（961bp）。见图 7-7。

AMOS-PCR 检测方法只能对 4 个种的某些生物型布鲁氏菌鉴定，这些布鲁氏菌种型是目前国内主要引起人感染的流行菌种（型），鉴定结果与传统方法符合率较高，操作安全且简单快速，是一种布鲁氏菌快速鉴定试验方法。

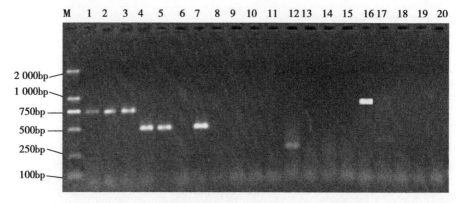

图 7-7 19 株国际标准菌株 AMOS-PCR 扩增图谱

注：M：Marker，1：国际标准羊种 1 型分离株，2：国际标准羊种 2 型分离株，3：国际标准羊种 3 型分离株，4：国际标准牛种 1 型分离株，5：国际标准牛种 2 型分离株，6：国际标准牛种 3 型分离株，7：国际标准牛种 4 型分离株，8：国际标准牛种 5 型分离株，9：国际标准牛种 6 型分离株，10：国际标准牛种 7 型分离株，11：国际标准牛种 9 型分离株，12：国际标准猪种 1 型分离株，13：国际标准猪种 2 型分离株，14：国际标准猪种 3 型分离株，15：国际标准猪种 4 型分离株，16：国际标准猪种 5 型分离株，17：国际标准绵羊附睾分离株，18：国际标准沙林鼠种分离株，19：国际标准犬种分离株，20：阴性对照

三、实时荧光 PCR

针对 Bcsp31 基因的 TaqMan 探针实时 PCR 检测方法，远高于普通 PCR 的灵敏度。引物及探针序列见表 7-14。

表 7-14 实时荧光 PCR 引物和探针序列

引物名称	序列
Bcsp31FP	5′-ACC TTG CCC TTG CCA TCA T-3′
Bcsp31RP	5′-AGT CCG GCT TTA CGC AGT CA-3′
探针 Bcsp31PR	FAM-TGC CGT TAT AGG CCC AAT AGG CAA CG-BHQ1

（一）器材及试剂

1. 器材 无菌 0.2ml PCR 管、10μl、20μl、200μl 的移液器及移液器吸头。

2. 试剂 2×Premix Ex Taq（Probe qPCR）、三蒸水、引物、探针、待检菌株核酸。

（二）方法步骤

1. 反应体系见表 7-15。

表 7-15 实时荧光 PCR 反应体系

成分	体积(容积)/μl	浓度
2×Premix Ex Taq(Probe qPCR)	10	
Bcsp3lFP	0.4	0.2μmol/L
Bcsp3lRP	0.4	0.2μmol/L
探针 Bcsp3lPR	0.4	0.2μmol/L
三蒸水	6.8	
DNA Template	2	10~100ng
总体积/总容积	20	

2. 扩增参数 预变性 95℃ 2 分钟。95℃,20 秒;60℃,30 秒,40 个循环。在退火阶段检测荧光信号。

(三) 结果判定

布鲁氏菌属各菌种均能特异的扩增出荧光曲线,见图 7-8,其他菌种不能扩增。检测下限为 6.7fg/μl。

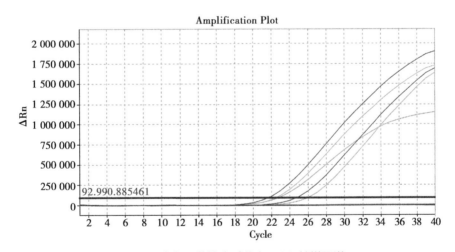

图 7-8 布鲁氏菌株实时荧光 PCR 扩增图谱

第四节 生物安全要求

一、安全要求

1. 布鲁氏菌患者的全血、疑似菌株运输布鲁氏菌病患者的全血及疑似菌株的运输务必根据《可感染人类的高致病性病原微生物菌(毒)种或样本运输管理规定(卫生部令第 45 号)》要求进行运输。一般情况下,患者的全血应在当地,如县(市、区)进行分离后单独运输,防止运输时间过长造成溶血,此运输可以按照一般生物标本运输进行。但疑似布鲁氏菌菌株的运输须严格就按照《规定》执行,填写《可感染人类的高致病性病原微生物菌(毒)种或样本运输申请表》、复印送检单位的法人资格证明材料、《接收高致病性病原微生物菌(毒)种或样本的单位(以下简称接收单位)同意接收的证明文件》以及容器或包装材料的批准文号、合格证书(复印件)或者高致病性病原微生物菌(毒)种或样本运输容器或包装材料承诺书,以及接收单位的《法人资格证》(复印件)、从事高致病性病原微生物实验活动资格的实验室取得有关政府主管部门核发的从事高致病性病原微生物实验活动、菌(毒)种或样本保藏、生物制品生产等的批准文件。

2. 布鲁氏菌实验室生物安全所有实验活动依据《中华人民共和国传染病防治法》,《布鲁氏菌病诊断》(WS 269—2019),《病原微生物实验室生物安全管理条例》和《布鲁氏菌病防治手册》进行。根据 2006 年卫生部发布的《人间传染的病原微生物名录》,布鲁氏菌是高致病性病原微生物,收集来自多省市菌株等大量布鲁氏菌菌株操作(如病原菌离心、冻干等),需要在生物安全三级实验室完成;布鲁氏菌的样本检测实验(包括样本的病原菌分离纯化、药物敏感性实验、生化鉴定、免疫学实验、PCR 核酸提取、涂片、显微观察等初步检测活动)要在生物安全二级实验室操作,弱毒株或疫苗株也可以在生物安全二级实验室操作;非感染性材料检测(如不含致病性活菌材料的分子生物学、免疫学等实验)可以在生物安全一级实验室操作。开展布鲁氏菌分离培养的实验室要严格做好标本采集、接种和菌株保存、交接和销毁的记录。实验过程中用过的培养基、实验耗材及可能污染的垃圾要按照《医疗废物集中处置技术规范》进行处理。

二、实验室感染案例

当事人在某家三乙医院医学检验中心从事微生物检测工作 15 年。于 2007 年 9 月 20 出现发热症状,热型不规则,最高体温 38.9℃,体温下午升高,半夜或次日凌晨退热,伴有夜间多汗,乏力明显,左肘关节及腰椎关节酸痛。临床血常规检查白细胞数 $3.9 \times 10^9/L$,中性粒细胞 49.2%,淋巴细胞 40.2%。在该院门诊就诊,心肺检查无异常,被诊断为"上感、发热待查",经抗生素治疗未见好转。27 日,患者本人怀疑有可能感染布鲁氏菌病,遂来当地疾病预防控制中心要求检测。经布鲁氏菌病虎红凝集试验（RBT）和胶体金免疫渗滤技术（GICA）初检显示为强阳性（++++），布鲁氏菌病试管凝集试验（SAT）抗体滴度为 1:800（++），同时采血进行细菌培养，证实为羊种 3 型布鲁氏菌感染。28 日患者在该院住院治疗，入院后经临床检测示肝功能损害，其中 ALT 为 123U/L、AST 68U/L、AKP185U/L，ESR 34mm/1h，B 超示肝、脾、淋巴结无明显肿大。

据调查，2007 年 6 月 14 日该院收治 1 例发热患者，6 月 18 日和 21 日该院分别对该发热患者的血液和骨髓进行细菌培养，至 25 日血液和骨髓增菌瓶阳性，移种于血平板检出大量无色半透明的细小菌落，但该院检验科以前未分离到过这种细菌。为查明该菌种类，在 6 月 25~29 日该院医学检验科微生物组 3 名检验人员反复对分离得细菌鉴定，进行革兰氏染色、微量生化、尿素酶测定等，检验人员均在本科室普通实验室工作台上进行标本移种、涂片染色、调制菌悬液、接种生化管等，操作时穿着普通工作服、帽，戴乳胶手套，因天气较热，有时连一次性医用口罩也未戴，在普通实验室工作台上操作（有生物安全柜未启用），实验台未铺消毒纱布，接种环（棒）采用酒精灯烧灼。后来当地省布鲁氏菌病防治中心对该细菌标本鉴定，证实为羊种 3 型布鲁氏菌。

患者平素身体健康，患病前自述无牛、羊等牲畜接触史，未食用烧烤牛、羊肉史和食用生奶等，其丈夫经检测布鲁氏菌病抗体阴性。根据患者病前 12 周有未加严格防护下的布鲁氏菌接触史和典型的临床表现，尤其是实验室 RBT、GICA、SAT 抗体水平和细菌学鉴定结果，确诊为实验室感染的急性布鲁氏菌病病例，系羊种 3 型布鲁氏菌感染。

第八章　诊断与鉴别诊断

第一节　诊 断 原 则

布鲁氏菌病的发生、发展和转归比较复杂,其临床表现多种多样,很难以某一种症状或体征来作出诊断。对布鲁氏菌病的诊断,应结合病人的流行病学史、临床表现、实验室检查、病原学检查、血清学检测和影像学检查等结果综合判断。以下诊断参照中华人民共和国卫生行业标准《布鲁氏菌病诊断》(WS 269—2019)。

第二节　诊 断 依 据

一、流行病学史

发病前病人与疑似布鲁氏菌感染的家畜、畜产品有密切接触史,或生食过牛、羊、骆驼等肉、乳制品,或生活在布鲁氏菌病疫区;或从事布鲁氏菌培养、检测或布鲁氏菌疫苗生产、使用等工作。

二、临床表现

1. 患者出现持续数日乃至数周发热(包括低热),多汗,乏力,肌肉和关节疼痛等。

2. 部分患者淋巴结、肝、脾和睾丸肿大,少数患者可出现各种各样的充血性皮疹和黄疸;急 / 慢性期患者可以表现为骨关节系统损害。

三、实验室检查

(一) 实验室初筛

1. 虎红平板凝集试验(RBT)结果为阳性。

2. 胶体金免疫层析试验(GICA)结果为阳性。

3. 酶联免疫吸附试验(ELISA)结果为阳性。

4. 布鲁氏菌培养物涂片革兰氏染色检出疑似布鲁氏菌。

(二) 实验室确诊

1. 从病人血液、骨髓、其他体液及排泄物等任一种病理材料培养物中分离到布鲁氏菌。

2. 试管凝集试验(SAT)滴度为 1:100(++)及以上,或者一年以上慢性布鲁氏菌病病人滴度为 1:50(++)及以上。

3. 补体结合试验(CFT)滴度为 1:10(++)及以上。

4. 抗人免疫球蛋白试验(Coomb's)滴度为 1:400(++)及以上。

第三节　诊　　断

一、疑似病例

有上述布鲁氏菌病相关的流行病学史,同时符合上述布鲁氏菌病的临床表现。

二、临床诊断病例

符合疑似病例,同时有任一实验室初筛试验阳性结果。

三、确诊病例

符合疑似或临床诊断病例,同时有任一实验室确诊试验阳性结果。

四、隐性感染

有布鲁氏菌病相关的流行病学史,同时有任一实验室确诊试验阳性结果,但没有任何布鲁氏菌病相关临床表现。

第四节　诊断中的相关问题

一、人工免疫与自然感染的鉴别

由于实际防治布鲁氏菌病的需要,各国研究者的重视,当前已积累了一定资料。在这些报道中绝大多数是采用血清学方法进行鉴别,其主要依据是:①免疫与感染机体产生的特异性免疫球蛋白的类别及量在不同时间有一定差别;②不同的血清诊断技术在检查特异免疫球蛋白上具有一定的差别。

二、免疫与感染机体产生的抗体类别及量和动态都有明显差别

自然感染机体产生 IgG 抗体滴度高,持续时间长。免疫机体产生 IgG 抗体滴度低,持续时间短。该结果与已有的对布鲁氏菌病的研究及免疫人畜观察到的现象相似。

三、布鲁氏菌感染与其他菌属感染的鉴别

布鲁氏菌与许多菌属中的细菌有共同抗原,如沙门菌、埃希大肠菌、伤寒菌、霍乱弧菌、土拉伦菌、鼠疫、结核杆菌、小肠结肠炎耶氏菌等。这些细菌进入人、畜机体后产生血清抗体,在一定程度上引起血清交叉反应。

1. 犬种布鲁氏菌感染 犬种布鲁氏菌偶然可以引起人的布鲁氏菌病,临床症状比羊种、牛种布鲁氏菌引起的临床症状轻。多数没有临床症状,呈隐性感染。临床症状多种多样,如发热、寒战、全身不适、疲劳、关节疼痛等,病程短,不容易合并并发症。犬种布鲁氏菌感染之所以不能及时诊断,是因为其不会引起机体产生与标准布鲁氏菌抗原有交叉反应的抗体。如果怀疑为犬种布鲁氏菌,或是怀疑布鲁氏菌感染但 SAT 结果为阴性时,应专门要求实验室进行针对犬种布鲁氏菌的血清学检查。

2. 布鲁氏菌再感染和布鲁氏菌病复发、慢性化 布鲁氏菌病患者病愈后又长期生活或工作在与病原菌接触的环境中,由于反复接触病原菌可以再次感染发病。因此,在有流行病学先决条件存在的情况下,患者经过治疗恢复健康或症状缓解持续一定时间后,再次出现布鲁氏菌病特有的临床症状时,应当考虑再感染的可能。

再感染和复发的鉴别比较困难,特别是在与传染源反复接触环境中工作和生活的人,再次出现症状时,很难区分。一般认为区别的指标是再次发病的时间,另一个就是是否存在流行病学先决条件。

再感染和布鲁氏菌病慢性化的鉴别点是,再感染的临床症状比较明显,血清学反应阳性。具有慢性化趋势的布鲁氏菌病患者,疾病的活动性指标减少,临床症状不典型。

第五节　鉴别诊断

一、结核（尤其骨结核、结核性脊柱炎）

有结核中毒症状及相应症状和体征，病变部位有结核病灶，可供鉴别。追溯流行病学史，如既往已知的或可能的结核接触史。对感染组织的镜检与培养，如抗酸染色阳性，或病变组织的结核菌培养阳性可确诊。

值得注意的是，我国布鲁氏菌病和结核病的流行区高度重叠，而且布鲁氏菌病和结核病症状有一定的相似性，因此，在开始利福平治疗时要先排除结核，以免一旦有结核菌存在的情况下，单用利福平诱发结核耐药。

二、化脓性脊柱炎

化脓性脊柱炎较少见，占所有骨髓炎 4%。多发生于青壮年，男多于女，儿童与老人也可发病但甚少。发病部位以腰椎为最多，其次为胸椎，颈椎。病原菌以金葡菌为主，其他如链球菌、白色葡萄球菌、铜绿假单胞菌等也可致病。通过血或病变组织培养进行确诊。

三、风湿性关节炎

慢性布鲁氏菌病和风湿性关节炎均是关节疼痛严重，反复发作、阴天加剧。风湿性关节炎患者多有风湿热的病史，病变多见于大关节，关节腔积液少见，一般不发生关节畸形，常合并心脏损害，血清抗链球菌溶血素"O"滴度增高，布鲁氏菌病特异性实验室检查阴性有助于鉴别。

四、伤寒、副伤寒

伤寒、副伤寒患者以持续高热、表情淡漠、相对脉缓、皮肤玫瑰疹、肝脾肿大为主要表现，而无肌肉、关节疼痛、多汗等布鲁氏菌病表现。实验室检查可见嗜酸性粒细胞减少并消失、血清肥达反应阳性、伤寒杆菌培养阳性，有助于诊断。

五、淋巴瘤

淋巴瘤是起源于淋巴造血系统的恶性肿瘤，主要表现为无痛性淋巴结肿大，肝脾肿大，全身各组织器官均可受累，伴发热、盗汗、消瘦、瘙痒等全身症状。通过骨髓涂片和活检，淋巴结或其他受累组织或器官的病理切片检查（活检）以确诊。

六、风湿热

布鲁氏菌病与风湿热均可出现发热及游走性关节痛,但风湿热可见风湿性结节及红斑,多合并心脏损害,而肝脾肿大、睾丸炎及神经系统损害极为少见。实验室检查抗链球菌溶血素"O"为阳性,布鲁氏菌病特异性检查阴性。

七、败血症

布鲁氏菌病急性期发病机制为菌血症和毒血症所致,故临床表现类似于败血症,容易混淆。但败血症一般外周血白细胞总数升高,中性粒细胞增高明显。血、骨髓细菌培养分离出的相应病原体可供鉴别。

八、脑膜炎

布鲁氏菌病神经系统并发症包括脑膜炎、脑炎、脑膜脑炎、神经根炎、脊髓炎和视神经炎等,其中最常见的表现是脑膜炎,可在急性或慢性期发病,可能是单一部位的表现或是全身性疾病,占神经性布鲁氏菌病病例的17%~74%。需要与其他病原如化脓性细菌、结核杆菌、病毒、真菌、螺旋体、原虫和立克次体等引起的脑膜炎/脑炎相鉴别。通过脑脊液常规、生化检测、病原学检查等进行鉴别。

九、心内膜炎

感染性心内膜炎是病原微生物侵犯心瓣膜心室壁或邻近大血管内膜引起的一系列以炎性表现为特征的感染性疾病。特征性病变损害为心脏瓣膜赘生物形成,瓣膜受损,瓣膜狭窄或关闭不全。布鲁氏菌性心内膜炎,以主动脉瓣受累最常见,它能在主动脉根部形成脓肿。其次包括草绿色链球菌和金黄色葡萄球菌感染为主的革兰阳性球菌性心内膜炎。主要通过流行病学史和血培养进行鉴别诊断。

十、噬血细胞综合征

噬血细胞综合征(HPS)又称噬血细胞性淋巴组织细胞增多症(hemophagocytic lymphohistiocytosis,HLH),而感染相关性噬血细胞综合征(IAHS)是由感染因素引发的噬血细胞综合征。引起IAHS常见的病原包括EB病毒、单纯疱疹病毒、水痘病毒、真菌、细菌等,同时利什曼病、恙虫病、布鲁氏菌病等自然源性疾病引发噬血细胞综合征的报道逐渐增多。目前公认的HLH诊断标准由国际组织细胞协会于2004年修订。噬血细胞综合征的病因诊断主要通过流行病学史和相应的实验室检查、病原学检测进行鉴别诊断。

第九章 治 疗

第一节 治疗对象及治疗原则

布鲁氏菌病是一种常见的世界范围分布的人兽共患传染病,合并症发生率高达30%,如累及骨关节、神经系统等,严重影响患者的生活质量,若治疗不及时,会导致慢性化,甚至危及生命,给个人、家庭和社会带来沉重的经济负担。虽然少数病人可以自愈,但大部分布鲁氏菌病患者如果尽早接受有效的抗菌治疗,可以减少复发和慢性化的发生。布鲁氏菌病的治疗目标是控制病情、防治并发症、防止复发和避免后遗症。

一、治疗对象

治疗对象为布鲁氏菌病确诊病例,而隐性感染病例是否需要治疗目前尚无循证医学证据,可根据感染者意愿,权衡利弊,知情同意后给予治疗。

二、治疗原则

采用早期、联合、足量、足疗程,必要时延长疗程,预防并发症的发生,防止复发和慢性化。

（一）早期治疗

人感染布鲁氏菌的早期,细胞免疫及体液免疫共同作用将人体内的布鲁氏菌清除;若不能彻底清除,布鲁氏菌代谢产物和内毒素等会刺激T淋巴细胞,由淋巴因子导致的变态反应性炎症会催生肉芽肿、纤维组织增生等病变,影响抗菌药物渗透。因此要早期给予抗菌药物治疗,防止慢性化发生。

（二）选择易进入细胞内的杀菌药物

布鲁氏菌在细胞内寄生,治疗药物只有进入细胞才能够发挥最佳治疗效果。布鲁氏菌治疗药物,既要有胞外杀菌作用,又要能够抑制胞内细菌的繁殖。利福平、四环素类、链霉素属于这类药物,被当作布鲁氏菌病治疗的一线用药。常用治疗布鲁氏菌病的抗菌药物见表9-1。

表9-1　临床常见应用的抗生素

	抗菌药物分类	抗菌药物名称
能够进入细胞内的抗生素	四环素类	多西环素
		米诺环素
	氨基糖苷类	庆大霉素
		链霉素
	利福霉素	利福平
		利福喷汀
	磺胺类	复方新诺明
		磺胺嘧啶
其他替代药物包括	氯霉素	
	头孢类抗生素	
	亚胺培南西司他丁	
	替加环素	

（三）联合用药

既往研究显示,单用一种抗生素治疗布鲁氏菌病,复发率高,如单用土霉素、利福平、多西环素、复方新诺明和环丙沙星治疗,复发率达 9%~80% 不等,即便延长疗程,也不能达到满意的治疗效果。因此,单用抗生素治疗布鲁氏菌病的治疗方案已被舍弃,目前各国均推荐抗生素联合应用。

（四）足量和足疗程

抗菌药物要根据患者体重选择合适剂量,疗程要足够。通常情况下,急性无并发症的布鲁氏菌病的疗程至少持续抗菌治疗 6 周。有并发症者和慢性期患者通常需要长疗程治疗,具体疗程要根据患者并发症特点、器官损害严重程度和实验室化验结果来决定。

（五）按照疾病分期采取不同的治疗策略

一般在急性、亚急性期以抗菌治疗为主,采用有效、足量的抗菌药物尽早清除布鲁氏菌。

而对慢性期患者一般采用抗菌治疗、对症支持治疗,以及中西医结合治疗,通过提高机体免疫力,减轻各器官损害,达到缓解症状,提高生活质量的目的。

第二节 治 疗 方 案

一、多西环素联合链霉素

1971年,WHO推荐四环素联合链霉素治疗布鲁氏菌病,自此布鲁氏菌病的治疗失败率开始降低。WHO在1986年发表的人布鲁氏菌病推荐治疗方案中,链霉素(1 000mg/d,2~3周)与强力霉素(多西环素)(200mg/d,分2次,6周)的组合(DS),目前仍然是很多国家和地区的治疗选择方案,很少出现副作用和复发。DS疗法作为WHO治疗布鲁氏菌病的黄金标准,特别适合用于治疗急性布鲁氏菌病患者。如果链霉素过敏或不可获得,庆大霉素(5mg/kg)可作为替代药物,疗程5~14天。

2006年,希腊约阿尼纳建议书指出:传统的一线用药仍是布鲁氏菌病治疗的黄金标准;复方新诺明和喹诺酮类可以作为二线替代药物。

二、多西环素联合利福平

我国2012年发布的《布鲁氏菌病诊疗指南(试行)》指出,多西环素(200mg/d,分2次)联合利福平(15mg/kg,1次/d)作为治疗的一线用药,6周为一个疗程,难治性病例还需加用三代头孢菌素,慢性患者仍需多疗程治疗。

多西环素和链霉素组合被认为是最佳组合,治疗后在12个月的失败率和复发率均低于多西环素联合利福平组合。但多西环素联合利福平组合因为其方便使用、可及性,受到更多选择。

第三节 急性期和慢性期的治疗

根据目前国内外的研究结果和我国药物现有构成现状,我们推荐布鲁氏菌病无合并症治疗方案如下。

一、急性期

1. 急性期无并发症 具体方案和剂量见表9-2。

(1)一线方案:多西环素联合利福平或链霉素,疗程6周。

(2)二线方案:因药物过敏或可及性等原因不能使用一线药物或效果不佳的,可酌情选用以下方案:多西环素合用复方新诺明;利福平合用氟喹诺酮类。

疗程均为 6 周。

2. 难治性病例　可在以上治疗方案基础上,加用氟喹诺酮类或三代头孢菌素类静脉制剂,至少 2 周。

二、慢性期

慢性期急性发作病例治疗多采用四环素类、利福霉素类药物,用法同急性期,部分病例需要 2~3 个疗程。

表9-2　布鲁氏菌病无合并症治疗方案推荐

类别	抗菌治疗方案	
	一线方案	二线方案
急性期无合并症	利福平(6 周)+多西环素(6 周)	多西环素(6 周)+复方新诺明(6 周)
	利福平(6 周)+链霉素(2~3 周)	利福平(6 周)+左氧氟沙星(6 周)
慢性期无合并症	用法同急性期无合并症,可延长 2~3 个疗程	多西环素(6 周)+复方新诺明(6 周)

第四节　并发症治疗

一、骨关节系统

1. 治疗前评估　对合并脊柱炎患者应进行系统性评估,建议包括以下内容:

(1)详细病史询问和系统神经系统检查,如运动和感觉检查等。

(2)采集 2 套常规血培养,并记录基线 CRP 和 ESR 值。

(3)推荐进行核磁检查。

(4)留取布鲁氏菌血进行细菌培养和血清学检测。

(5)有真菌感染危险因素,进行真菌血培养和相关血清学检查。

(6)对于有结核杆菌感染风险时,进行 PPD 和 / 或干扰素释放试验,评估是否存在结核杆菌感染。

(7)请感染内科和骨科专科医生评估病情。

2. 内科抗菌治疗　国外建议选用 2 种抗生素治疗,以多西环素为基础的治疗方案为最优选择。多西环素(100mg 口服,2 次 /d,12 周)联合链霉素(1g,

肌注 1 次 /d,持续 14~21 天)效果最佳;其次为利福平(15mg/kg 或 600~900mg 口服,2 次 /d)联合多西环素(100mg 口服,2 次 /d,12 周)。

我国布鲁氏菌病指南建议,三种抗生素联合使用,多西环素、利福平(或链霉素)、联合三代头孢类抗生素。治疗疗程至少 12 周,必要时延长疗程,达到症状和体征消失,炎症指标表现正常。

建议每 4 周进行随访临床症状、体征、CRP 和 ESR 等炎症指标检查,在治疗效果不佳时和(或)存在椎旁或硬膜外软组织脓肿时行影像学检查。

3. 手术治疗 尚无骨关节并发症的手术指征共识,目前的临床实践经验,符合以下任一指征者可行手术治疗:

(1)经过 4~6 周规范抗布鲁氏菌治疗后神经功能缺损症状不改善。

(2)经过 4~6 周规范抗布鲁氏菌治疗后,脊柱畸形或不稳定仍存在。

(3)局限性脓肿经过内科治疗无效,仍反复发生菌血症;或者腰背痛持续加重。

二、泌尿生殖系统

治疗方案根据疾病分期决定,必要时可加用小剂量糖皮质激素。对于合并脓肿患者必要时外科治疗。

三、呼吸系统

治疗原则根据疾病分期决定,利福平联合多西环素为首选方案,预后较好,病死率小于 1%。脓肿和胸腔积液必要时外科干预。

四、胃肠道系统

内科治疗原则根据疾病分期决定。对于合并脓肿患者必要时外科手术治疗。

五、血液系统

治疗原则根据疾病分期决定,单纯的血细胞减少,给予抗菌治疗即可,出现噬血细胞综合征,根据血红蛋白、血小板减少程度给予支持治疗,不建议激素和免疫抑制剂治疗。

六、神经系统

建议选用能够通过血脑屏障有抗布鲁氏菌活性的抗生素进行治疗,常用多西环素、利福平、头孢曲松和复方新诺明,通常 3 药联合治疗。以头孢曲松为基础的治疗方案效果更佳。治疗疗程根据患者的治疗反应情况而定,如症状、体征和化验检查等,治疗终点建议为脑脊液参数完全恢复正常。

七、心血管系统并发症

布鲁氏菌感染导致心内膜炎虽然发生率低,但致死率高。

建议至少 3 个药物联合治疗。如在多西环素、利福平基础上,加用静脉用左氧氟沙星或头孢三代类抗菌药物,或 4 个药物联合治疗。静脉用药物至少 2 周,然后根据病情变化调整至口服药物维持治疗。

如果因瓣膜赘生物、瓣膜破坏或脱垂、脓肿形成等需要手术治疗时,建议在密切监护条件下,先抗菌治疗,待体温稳定、血培养转阴后再行手术治疗。

布鲁氏菌感染心内膜炎的抗菌治疗疗程至少需要 3 个月,甚至 6 个月,要视临床情况综合分析而定。

八、眼部并发症

抗菌治疗选择依据疾病分期,必要时眼科会诊干预。

九、皮肤并发症

抗菌治疗原则根据疾病分期决定,必要时皮肤科专科治疗。

第五节　特殊人群的治疗

一、孕妇

1. 根据我国 2012 年发布的《布鲁氏菌病诊疗指南(试行)》布鲁氏菌病抗菌治疗推荐方案:

(1) 妊娠 12 周内:利福平 600~900mg/ 次,1 次 /d,6 周 + 三代头孢菌素类,2~3 周;

(2) 妊娠 12 周以上:利福平 600~900mg/ 次,1 次 /d,6 周 + 复方新诺明,2 片 / 次,2 次 /d,6 周。注意分娩前一周避免使用复方新诺明,有导致核黄疸风险。

2. 我国《布鲁氏菌病诊疗专家共识(2017)》关于妊娠治疗建议:采用利福

平(6周)或(4周)+复方新诺明(孕12周后适用,疗程4周),但是复方新诺明不可用于孕12周以前或孕36周以后的患者。

二、儿童

1. 治疗方案及注意事项

(1)治疗药物选择

儿童布鲁氏菌病治疗方案简单,但是用药困难,因为儿童可选择的药品少。

8岁以下患儿推荐的治疗药物主要涉及利福霉素类(利福平)、复方新诺明和/或氨基糖苷类。另外,可能会使用的药物还包括头孢菌素类、新型青霉素类(青霉素本身对布鲁氏菌无效,不能用)、β-内酰胺类、大环内酯类、碳青霉稀类(如亚胺培南)等可用。

喹诺酮类18岁以下儿童为使用禁忌证,因为此类药物可能影响骨骼发育。

四环素族药物8岁以下儿童禁用,因为其会沉积在牙齿上,从而造成牙齿黄染(四环素牙),还会影响骨骼发育。

利福霉素类和氨基糖苷类应慎用,且要密切注意毒副作用。

(2)治疗方案:儿童布鲁氏菌病的抗菌治疗多为单一应用,治疗早期或病情重的,可联合用药,如果必须联合用药的,可考虑用头孢类和新型青霉素合用。新型青霉素与氨基糖苷类,β-内酰胺类与氨基糖苷类联合。头孢类和氨基糖苷类不能合用,因为这样会增加肾毒性,部分病例会发生药物热,奈替米星与头孢哌酮有配伍禁忌。

(3)疗程:儿童用药时间应适当缩短,间隔时间适当延长。可使用3个疗程,第一个疗程用2~3周,第二疗程2周,第3疗程可10天左右。间隔10天左右。治疗效果良好的,也可用两个疗程。

(4)儿童用药剂量计算:可按公斤体重算、按体表面积算、按年龄计算、按成人剂量折算。

《布鲁氏菌病诊疗指南(试行)》推荐儿童治疗用药及方案:

利福平联合复方新诺明。

8岁以上儿童治疗药物选择同成年人。利福平10~20mg/kg/d,1次/d,6周+复方新诺明儿科悬液(6周至5个月)120mg、(6个月至5岁)240 mg、(6~8岁)480mg,2次/d,6周。

我国《布鲁氏菌病诊疗专家共识(2017)》推荐方案:儿童(8 岁以下):复方新诺明悬液(8~40 mg/kg,2 次/d,口服 6 周)+利福平(10~20mg/kg,1 次/d,口服 6 周)或者复方新诺明悬液(8~40mg/kg,2 次/d,口服 6 周)+庆大霉素(5mg/kg,1 次/d,肌内或静脉注射 7~10 天)。

2. 预后　布鲁氏菌病儿童患者发病常为急性过程,治疗效果好,预后良好,极少有转为慢性。

三、老年患者

老年病人治疗方案与普通成年人相同,但也有其自身特点。

1. 氨基糖苷类要慎用,剂量和疗程适当控制,这主要是因为该药的耳毒性和肾毒性造成的,老年患者由于生理的原因对这些毒副反应更加敏感,要加以注意。另外,链霉素、四环素、土霉素、磺胺等,毒副作用在老龄患者身上更易发生,建议最好不用或慎用。

2. 加强免疫调节治疗,有条件的都应采用免疫调节药物,常用胸腺肽转移因子、甘露聚糖肽等。

3. 注意基础疾病(老年病)对疾病进程的影响和治疗的影响,在部分老年布鲁氏菌病患者中本身患有糖尿病、心血管病、高血压病等基础疾病,在治疗时要全面考虑,给予综合治疗,此外,还要注意某些药物对基础病的影响和药物间相互作用。

第六节　疗 效 评 价

布鲁氏菌病患者经规范的系统治疗后大部分都可治愈,只有少数患者会进入慢性期。布鲁氏菌病疗效评估存在较大难度,主要依靠临床医生对症状、体征和化验检查结果的综合判断。为衡量治疗的效果,试行如下判定标准:

一、近期疗效

1. 治愈

(1)体温恢复正常,临床症状、体征消失。

(2)体力和劳动能力恢复。

(3)原有布鲁氏菌培养阳性者应两次(间隔半个月至 1 个月)细菌培养转阴。临床化验检查各脏器功能均正常(布鲁氏菌病血清学反应不一定转为阴性)。

2. 基本治愈

(1)体温恢复正常,其他主要临床症状和体征消失。

(2)体力和劳动能力基本恢复。

(3)原有布鲁氏菌培养阳性者两次细菌培养转阴。

3. 好转 上述三项指标达到两项者,或一、二项指标比治疗前有好转。

4. 无效

(1)治疗前后无显著变化或无变化者。

(2)治疗后有短期症状改善,但停药两周又有复发者。

二、远期疗效

1. 治愈 近期治愈的三个指标维持 1 年以上无复发。

2. 基本治愈 近期治愈的三个指标能维持 1 年以上仅有轻度反复,但不经治疗自行缓解。

3. 好转 仍有轻微症状(如关节疼痛),劳动能力受到一定的影响,但较前有增强。

4. 无效 同近期疗效的无效指标。

虽然布鲁氏菌 IgG 抗体滴度随着病程的延长呈下降趋势,但血清学抗体检查不能区分现症感染还是既往感染。因此,目前的实验室抗体检查方法不能够用于评估疗效。而且有文献报道,即使 IgG 阴性,也可能存在布鲁氏菌感染。部分患者即使 IgG 抗体滴度下降,甚至转阴,但仍有明显的临床表现。也有部分患者临床症状完全消失,但是 IgG 抗体滴度仍保持在高水平。因此,IgG 抗体滴度不能作为评价疗效指标。

第七节 常用抗生素副作用监测

治疗布鲁氏菌的药物四环素类、利福霉素类、氨基糖苷类、磺胺类、头孢菌素类和喹诺酮类等均有一定的副作用,涉及血液系统、肝脏、肾脏等多个系统和器官,服药期间需定期监测副作用,保证患者能安全实现足量、足疗程治疗。常用药物副作用见表 9-3:

表9-3 常用药物副作用

药物	组织分布	用法用量	常见不良反应
利福平	在大部分组织和体液中分布良好,包括脑脊液,当脑膜有炎症时脑脊液内药物浓度增加,在唾液中亦可达到有效治疗浓度,本品可穿过胎盘。	10~20mg/kg,1次/d,口服(早晨空腹顿服)	消化道反应、肝毒性、变态反应、白细胞减少、凝血酶原时间缩短、视力减退
多西环素	广泛分布于体内组织和体液,对组织穿透力强。	100mg,2次/d,口服	消化系统反应、肝毒性、过敏反应、血液系统和中枢神经系统不良反应,还可导致二重感染
链霉素	主要分布细胞外液,并可分布至除脑以外的全身器官组织,本品到达脑脊液、脑组织和支气管分泌液中的量很少,但可到达胆汁、胸水、腹水、结核性脓肿和干酪样组织,并可通过胎盘进入胎儿组织。	1g 肌内注射1次/d	肾功能减退、第八对脑神经损伤、可影响前庭功能、有神经肌肉阻滞作用
头孢曲松	组织体液分布广泛	2g,1次/d,静脉滴注	全身性不良反应,常见为:①胃肠道不适。②血液学改变。③皮肤反应。
左氧氟沙星	体内组织分布广泛,主要以原型药从尿中排出。	见具体种类说明书	用药期间可能出现恶心、呕吐、腹部不适、腹泻、食欲缺乏、腹痛、腹胀等症状;失眠、头晕、头痛等神经系统症状;皮疹、瘙痒、红斑及注射部位发红、发痒或静脉炎等症状。亦可出现一过性肝功能异常,如血氨基转移酶增高、血清总胆红素增加等。
复方新诺明	广泛分布至痰液、中耳液、阴道分泌物等全身组织和体液中。并可穿透血脑屏障达到治疗浓度,也可穿过血胎盘屏障,进入胎儿血循环并可分泌至乳汁中。	2片,2次/d,口服	过敏反应、中性粒细胞减少或缺乏症、血小板减少症及再生障碍性贫血、溶血性贫血及血红蛋白尿、高胆红素血症和新生儿核黄疸、肝功能异常、间质性肾炎、肾小管坏死、甲状腺肿大及功能减退、中枢神经系统毒性

第八节 耐 药 情 况

一、耐药现状及机制

(一) 耐药现状

Mohamed 等应用 E-test 方法检测了 355 株布鲁氏菌的 8 种抗生素(四环素、庆大霉素、多西环素、复方新诺明、链霉素、头孢曲松、环丙沙星、利福平)的耐药情况,结果显示可能存在利福平耐药现象,并提出要进一步强化耐药监测,优化治疗方案。Tanyel E 用微量肉汤稀释法测定了 55 株布鲁氏菌对 8 种抗生素敏感(耐受)情况,表明头孢曲松和链霉素有较高的 MIC 值,指出较高的头孢曲松和链霉素 MIC 值令人担忧,在临床治疗中应密切监测。

1. **羊种布鲁氏菌抗生素敏感性** 在秘鲁,48 株羊种 1 型菌株药敏实验,对多西环素、阿奇霉素、庆大霉素、利福平、环丙沙星和复方新诺明敏感。在土耳其,93 株羊种 3 型菌的药敏试验,所有菌株对恩诺沙星、土霉素和四环素敏感,所有的菌株对氯唑西林、林可霉素和万古霉素耐药,其他药物都有不同程度的耐药菌株存在,其中 93 株羊种 3 型中有 2 株对利福平产生耐药。传染病所布鲁氏菌病课题组用肉汤微量稀释法对 150 株人源羊种布鲁氏菌进行 9 种抗生素(利福平、环丙沙星、左氧氟沙星、多西环素、链霉素、复方新诺明、头孢曲松钠、克拉霉素、阿奇霉素)药物敏感实验,发现 1 株耐利福平,6 株耐复方新诺明。文献证实 *rpoB* 耐药基因突变与利福平耐药明显相关,而耐复方新诺明耐药机制尚未报道。

2. **牛种布鲁氏菌抗生素敏感性** 韩国分析了 1998—2006 年间收集的 85 株牛种布鲁氏菌药物敏感性,发现四环素和米诺霉素对牛种菌最敏感,四种喹诺酮类药物中,活性最高的是环丙沙星,活性最低的是诺氟沙星,庆大霉素敏感性高于链霉素、红霉素、利福平和氯霉素。在埃及,对 355 株布鲁氏菌进行了耐药性分析,所有的菌株对四环素、多西环素、复方新诺明、链霉素和环丙沙星敏感,64% 的菌株对利福平产生耐药,2% 的菌株对头孢曲松产生耐药。

3. **犬种布鲁氏菌抗生素敏感性** 在阿根廷,对犬种布鲁氏菌进行耐药试验发现头孢噻吩、氨苄西林和庆大霉素产生耐药,而多西环素、利福平和复方新诺明敏感。在中国,鲁翠芳等对 40 株犬种菌进行了药敏试验,发现所有菌株对青霉素、苯唑霉素、氨苄西林、磺胺异噁唑、头孢霉素、多粘菌素 B、阿米卡星和多粘菌素耐药。对卡那霉素、链霉素、红霉素、庆大霉素、多西环素、四环素和氯霉素敏感。

(二) 耐药机制

Sylvia V 等进行了布鲁氏菌 *rpoB* 耐药基因的检测,证实了 *rpoB* 耐药基因突变缺失与利福平耐药明显相关。塔拉等开展了 S2 疫苗株的 4 种抗生素的敏感试验以及不同浓度抗菌药物选择压力下的布鲁氏菌突变特征的研究。结果显示利福平与利福布汀筛选出的突变株中均存在 H536Y、S532L、H536R、R539H 氨基酸位点的突变;而且在利福平耐药株中还发现了 Q523L 突变体的存在;从 *rpoB* 基因的突变特征推测 H536Y 突变体可能是导致利福霉素耐药的稳定突变体,而布鲁氏菌对抗喹诺酮类药物的机制具有能量的依赖性,可能与膜孔蛋白的变化关联,通常是降低膜蛋白的通透性。

布鲁氏菌体外药物敏感性试验,发现布鲁氏菌菌种间有差异。临床病例药物治疗分析显示,在抗生素控制不严的地区,出现了抗生素敏感性降低的现象。在抗生素严格控制的地区,多西环素和链霉素联合应用是治疗布鲁氏菌病的一线药物,多西环素和利福平,氧氟沙星和利福平联合应用可以作为二线药物。在抗生素滥用地区,对病人分离的菌株需要做药敏试验,方可确定应用抗生素治疗的种类。目前对布鲁氏菌耐药机制研究主要集中在:喹诺酮类耐药基因 *gyrA*、*gyrB*、*parC*、*parE* 和 *norMI*;利福平和氟喹诺酮类耐药基因 *rpoB*;大环内酯类药物,如阿奇霉素和克拉霉素耐药基因 *erm*,*mef* 和 *23s rRNA* 基因突变;四环素类(四环素,强力霉素和米诺环素)耐药基因包括:*tetM*、*tetO*、*tetX* 和 *16S rRNA* 的突变;头孢菌素耐药基因有 *penA* 和 *penB*,多重可传递耐药系统基因(*mtrR*、*mtrC*、*mtrD* 和 *mtrE*),以及孔蛋白基因 *pilQ*,*gyrA* 和 *parC* 基因可影响头孢菌素药物的敏感性。当敏感型菌株因抗菌药物选择性压力而被大量抑制后,某种稳定突变体的耐药型菌株才能得以迅速繁殖而成为优势菌,获得数量上的优势并导致耐药现象的发生。

二、存在的问题

布鲁氏菌耐药性监测是一个急需解决的问题。特别是目前抗生素的广泛使用,迫切需要了解我国布鲁氏菌菌株的耐药情况、耐药基因携带及耐药机制。其他细菌具有某种耐药基因,或者耐药基因发生了某种程度的变异,是否也会在布鲁氏菌中发生,需要今后进一步的研究。目前,能够具备操作布鲁氏菌的三级生物安全实验室的单位很少,限制了布鲁氏菌药物敏感性相关研究。中国疾病预防控制中心传染病预防控制所已开展临床分离布鲁氏菌菌株的耐药监测,并结合测序技术检测耐药基因,从而阐明耐药菌株的基因突变特征,为减少布鲁氏菌耐药性的发生,优化和合理规范使用抗生素提供实验室数据。

第九节　传统医学治疗方案

一、中医中药治疗

(一) 中医对布鲁氏菌病的认识

中医药是祖国医学的瑰宝,在传染病方面也有着独立的理论体系,在祖国医学中虽然没有布鲁氏菌病的名称,但古医书《黄帝内经》《金匮要略》《伤寒论》《温病条辨》等经典著作中均有类似布鲁氏菌病临床症候的描述。

(二) 布鲁氏菌病中医治疗

1. 中医辨症施治

(1)急性期

1)湿热侵袭

临床表现:发热或呈波状热,午后热甚,恶寒,大汗出而热不退,烦渴,或伴胸脘痞闷、头身关节肿疼、睾丸肿痛,舌红,苔黄或黄腻,脉滑数。

治法:清热透邪,利湿通络

参考方药:生石膏 30g　　知母 9g　　苍术 10g　　厚朴 10g

生薏苡仁 30g　青蒿 10g　黄芩 9g　　忍冬藤 10g

汉防己 10g　　杏仁 9g　　广地龙 6g　六一散 9g

加减:恶寒身痛重者加藿香 10g、佩兰 10g;睾丸肿痛者延胡索 10g。

2)湿浊痹阻

临床表现:发热,汗出,午后热甚,身重肢困,肌肉关节疼痛,肝脾肿大,睾丸肿痛,舌苔白腻或黄腻,脉弦滑或濡。

治法:利湿化浊,宣络通痹

参考方药:独活 10g　　桑寄生 15g　生薏苡仁 30g　汉防己 10g

秦艽 10g　　桑枝 10g　　苍术 10g　　地龙 6g

赤芍 12g　　丹参 20g　　黄芩 9g　　生甘草 6g

加减:热甚者加栀子 10g,知母 9g;关节痛甚者加刺五加 10g、木瓜 10g。

(2)慢性期

1)中阳不足,气虚下陷

主证:病情迁延,面色无华,气短懒言,汗出,肌肉关节困胀,舌质淡,苔白,脉沉细无力。

治法:益气通络

参考方药:黄芪 30g　　党参 15g　　苍术 10g　　茯苓 15g

山药 10g　　当归 10g　　白芍 10g　　威灵仙 10g

鸡血藤 10g　生薏苡仁 30g　白术 10g　　甘草 6g

加减:腰痛加杜仲 10g、川断 10g、骨碎补 10g;肢体关节肿痛加用乌梢蛇 9g、松节 10g、泽泻 15g;盗汗、五心烦热者,加生地 10g;畏寒重者加巴戟天 10g。

2)肝肾两虚,湿浊痹阻证

主证:神疲乏力,关节肌肉疼痛,游走不定,腰部酸困或疼痛,重者关节肿胀,屈伸不利,活动受限,舌质淡暗,苔白,脉沉细或涩。

治法:祛风除湿,滋补肝肾,通经活络。

参考方药:独活 10g　　秦艽 10g　　桑寄生 10g　杜仲 10g

汉防己 10g　生薏苡仁 30g　当归 10g　　生地 10g

赤芍 10g　　木瓜 10g　　鸡血藤 10g　川芎 10g

川牛膝 10g　丹参 20g　　威灵仙 10g　地龙 6g

延胡索 10g　甘草 6g

加减:关节肿胀甚者加苍术 10g;上肢痛甚者加桑枝 10g、桂枝 10g;下肢痛甚者重用川牛膝 15g;腰痛甚者川断 10g、菟丝子 10g。

3)脾肾两虚,血瘀痹阻证

主证:神疲乏力,关节肌肉刺痛,痛有定处,或有关节肿胀,肢体麻木,活动受限,面色晦暗,舌质暗红或有瘀斑(点),苔白,脉沉细或涩。

治法:活血化瘀,通络止痛。

参考方药:桃仁 15g　　红花 15g　　川芎 10g　　秦艽 10g

桂枝 10g　　苍术 10g　　丹参 20g　　赤芍 10g

当归 10g　　川牛膝 10g　鸡血藤 10g　独活 10g

延胡索 10g　地龙 6g　　甘草 6g

加减:腰痛甚者加杜仲 10g、川断 10g。

4)余邪留恋,气阴两伤证

主证:身热已退,或有低热,口渴唇燥,神思倦怠,口渴,纳呆,舌红,少苔,脉虚数。

治法:清泄郁热,气阴双补

参考方药:连翘 10g　　知母 10g　　人参 3g　　沙参 9g　　麦冬 9g

木瓜 10g　　石斛 10g　　芦根 10g　　生甘草 6g

2. 针灸疗法 针灸也是中医常用治疗方法,用针灸治疗布鲁氏菌病虽然不能达到根治的效果,但也可缓解疼痛,而且方便、经济、适用,特别是针对骨关节型慢性布鲁氏菌病患者,效果较好。

(1)布鲁氏菌病针灸治疗常用的穴位

正头痛:百会、风池、列缺,前额痛加上星;

偏头痛:太阳、头维、列缺;

肩关节疼痛:曲池、肩贞、秉风等;

肩项强痛:肩中俞、肩外俞、风池、陶道;

肘关节疼痛:曲池、少海、手三里、合谷、阳池等;

手腕关节疼痛:曲池、合谷、大陵、外关、内关、阳谷、阳池等;

髋关节疼痛:环跳、髀关、风市、阳陵、承扶、委中等;

膝关节疼痛:梁丘、犊鼻、阳陵泉、阴陵泉、委中等;

踝关节痛:太溪、昆仑、丘墟、解溪;

腰背痛:肾俞、命门、委中、承山,八髎、腰俞、飞扬;

脊柱痛:身柱、陶道、肺俞、秉风;

腰骶部疼痛:肾俞、腰俞、委中、承山、大肠俞,八髎等。

睾丸肿大疼痛:气海、关元、阴陵泉、三阴交;

肝脾肿大:肝俞、脾俞、胃俞、胆俞,中脘、章门(浅刺)、足三里;

鼻衄:合谷、照海、太溪、足三里;

颈项强:人中、风府、大椎、陶道、风池;

(2)禁忌证

1)严重出血性疾病不做针刺;

2)孕妇忌针合谷、三阴交及腹部穴位;

3)体弱、贫血、神经高度紧张者不用泻法支持。

3. 中医理疗

(1)中药熏蒸治疗:采用祛风除湿、活血化瘀中药熏蒸治疗,将煎煮好的中药倒入熏蒸剂容器内,调节温度,根据疼痛部位进行全身或局部熏蒸治疗。每日一次,每次30分钟。

(2)中药塌渍治疗:将活血化瘀通络药物有效成分经提取制成一定浓度的液体药剂,应用时用纱布或其他吸水辅料浸取一定量放于疼痛部位,采用中频理疗仪,导入致关节疼痛部位,使药物在电场作用下透过皮肤,被机体吸收,起到消炎止痛、活血通络的作用。

(3)中药热奄包治疗:将活血化瘀通络中药研末用酒、醋调和后取适量,装纱布袋放入蒸锅致热后,热敷关节疼痛部位(注意温度,避免烫伤皮肤),药物透过皮肤,被机体吸收,起到消炎止痛、活血通络的作用。

(4)神经阻滞治疗:根据疼痛部位,选用利多卡因、维生素 B_{12}、维生素 B_6、得宝松、盐水等稀释进行神经阻滞治疗。

二、蒙医蒙药治疗

(一)蒙医对布鲁氏菌病的认识

布鲁氏菌病在蒙医学中属"新痹病"范畴,新痹病即由新痹粘虫引起,以长期发热、多汗、关节疼痛及全身乏力等为症状的黄水性急性传染病,由于诸关节呈游走性疼痛和传染性等特点,有别于一般痹病,故称为新痹病。传染源为痹兽,如羊、山羊、牛及猪,人传染给人的几率小,病粘存在于病畜的尿、乳液、产后阴道分泌物、胎儿、羊水及胎盘等内,农牧民接羔,屠宰工人或农牧民屠宰和处理病畜尸体时均易被传染;此外,饮用未消毒的病畜乳品,如生乳、乳酪、凝乳等,亦可经口感染。因而粘虫是经皮肤或消化道进入人体后降于血行,诱发血、希拉热邪,以热力烧损七素三秒,进而损害脏腑发病,热势扩散与黄水混杂浑浊后,侵犯骨骼关节,肌肉筋腱,出现关节有游走疼痛的特征。本病多发于牧区,发病季节以春秋季为主,多见于青壮年、农牧民、兽医、皮毛工人等。按本病之本质,可分为黑痹和白痹两种类型。

1. 黑痹即血、希拉偏盛之热性黄水性新痹病。表现为起病急骤、畏寒、长期发热(体温在下午或夜间升高)、全身疲乏无力、多汗(汗液具有特殊的臭味)、肋胁刺痛、关节红肿痠痛(常呈游走性,膝、髋、肩等大关节较多见),有的手腿筋腱抽搐僵缩。男性可有睾丸疼痛、女性可有月经不调、两侧腹股沟部疼痛、白带增多、流产等症状。有的发热持续 2~4 次可自然好转,此称波浪热。如多次反复发作,体温高低波动显著,多呈不规则的间歇型热。在发热时,患者神志清醒,大汗后全身疼痛似感减轻,而体温下降后,疼痛又加重。体格检查可见面色发黑而油腻、脉象细数而紧、齿龈常糜烂出血、鼻衄、颈部及腋下淋巴结肿大、肝脾肿大等体征,睾丸疼痛者可及睾丸肿大、触痛,尿赤黄、气味蒸汽均大、浮皮厚、尿渣纷纷聚集。

2. 白痹即巴达干、赫依偏盛所致寒性黄水性病痹,由黑痹病的治疗不及时、不规范等造成慢性化发展而至。部分病人症状不明显、发病过程缓慢,表现为疼痛轻微、病人长期疲倦、乏力、不发热或在下午仅有低热、手心脚底热、腰及关节、肌肉有持续性痠痛或游走性疼痛、出冷汗、消化道、腹胀或便秘、消瘦、伴有心烦易怒、夜寐不安现象。

（二）布鲁氏菌病的蒙医治疗

1. 蒙医辨证施治

（1）黑痹（急性期）

治疗原则：以杀粘、清血、希拉热邪、燥黄水为原则。

常用的蒙药制剂：清热二十五味丸，巴特日七味丸（孕妇禁用），珍宝丸，云香十五味丸（孕妇禁用，婴幼儿、老年、体弱者慎用），风湿二十五味丸，合日呼 -5 汤，扎冲十三味丸（孕妇禁用），萨仁 - 嘎日迪（孕妇禁用，婴幼儿、老年、体弱者慎用），调元大补二十五味汤散等。

（2）白痹（慢性期）

治疗原则：以杀粘、燥黄水、防备巴达干、赫依骚动为原则。

常用的蒙药制剂：五味石榴散，调元大补二十五味汤散，肾阳十一味，那如 -3 味丸（孕妇、婴幼儿、老年、体弱者禁用），云香十五味丸，珍宝丸，合日呼 -5 汤等。反复骨关节疼痛者内服蒙药的基础上外用蒙药药浴治疗。

（3）儿童布鲁氏菌病的治疗

儿童患布鲁氏菌病的几率少，临床急性期为多见，主要以发热、寒战、食欲不振等，部分关节肌肉的疼痛、多汗等表现。常选用蒙药：清热二十五味丸、三臣丸，珍宝丸，合日呼 -5 汤，巴特日七味丸，五味清浊丸等，随病情需要加减（儿童口服药物剂量按年龄及体重计算）。

2. 蒙药药浴治疗方法

（1）蒙药药浴治疗的适应证：黑痹病经过早期治疗后发热症状消失，但有关节肌肉酸痛或关节僵直等症状者，慢性期布鲁氏菌病、布鲁氏菌病骨关节疼痛或关节炎、关节积液等。

（2）蒙药药浴主方：冬青叶 25g、侧柏叶 25g、水柏芝 50g、麻黄 50g、小白蒿（或艾叶）75g。根据具体病情，可以酌情加减，例如：①胸部血盛或头晕、希拉热盛者，白檀香、紫檀香各 15g；②寒赫依而致饮食未消者，寒水石、五灵脂、山奈、荜茇各 15g；③黄水盛者（关节炎），决明子、茼麻子、文冠木各 12.5g；④白脉病者，麝粪 20g。

（3）蒙药药浴治疗的禁忌证：发热病人、高血压、冠心病、肺病、肝病、低血压、体弱多病者及各种急性疾病、结核病、皮肤破溃或外伤等禁忌。

第十章 病程及预后

第一节 病　　程

布鲁氏菌病的病程长短不一,短则几个月,长则几年,甚至时间更长,预后也各不相同。这主要取决于布鲁氏菌侵入机体的门户,感染时细菌的数量以及菌种、菌型、毒力和当时机体的生理状态、免疫应答及诊断治疗是否及时、方法是否恰当等。

布鲁氏菌病在经过 2~3 周的潜伏期后,部分病例急性发病,发病后 3~6 个月内恢复健康;部分发病较为隐匿,要数周或数个月才出现症状和体征,临床表现多样且缺乏特异性;部分患者的病程可长达一年以上,需 1~2 年左右方可治愈,少数病例遗留有关节病变和肌腱挛缩,部分慢性病人,病程可达几年、十几年不愈,有的病人经过一段很长的稳定期之后,还可在某些因素(劳累、气候、免疫状态、情绪变化等)影响下而复发。

第二节 病程的影响因素

影响布鲁氏菌病病程的因素较多,主要包括患者个体因素,患病后是否能够及时诊断及系统规范治疗等。

（一）布鲁氏菌病的个体差异性

布鲁氏菌病患者的个体差异性较大,部分患者感染后,未进行治疗,经过 1~3 个月后可自行康复,少数患者除有疲劳感外,无其他症状,仅在普查时表现为布鲁氏菌血清学试验阳性。而部分患者则可出现慢性化,病情迁延不愈,可能与患者感染的菌种、机体的免疫状态有关。

（二）布鲁氏菌病诊断时间及治疗的规范性

布鲁氏菌病若能及早诊断、及早治疗,对于缩短病程有重要意义。治疗是否规范彻底,影响患者的病程。若不能规范治疗,可能会导致患者慢性化,病程将延长,故临床上布鲁氏菌病的基本原则是合理应用抗生素和足够的疗程,达到治愈、减少复发的目的。

（三）布鲁氏菌病的慢性化

慢性化后布鲁氏菌病的病程会延长,病情反复,迁延不愈。该疾病慢性化和 / 或反复发作,受机体的免疫状态、个人和职业卫生习惯、疫区菌种的变化、气候和劳累程度等因素的影响。由于布鲁氏菌在巨噬细胞内长期繁殖和不断向外释放菌体和代谢产物;局部形成的布鲁氏菌肉芽肿,因炎症细胞浸润和纤维组织增生,使布鲁氏菌处于封闭状态,影响了抗生素的有效治疗和机体对布鲁氏菌的免疫清除。

第三节　慢　性　倾　向

布鲁氏菌病患者的慢性倾向比较突出,一部分急性病人,即使是经过治疗,也有部分变为慢性,这主要是因为布鲁氏菌是一种兼性胞内寄生菌,在宿主巨噬细胞内可长期持久生存和繁殖,这种能力是引起感染慢性化、有时是终身感染的细菌学基础。许多研究表明,胞内繁殖直接关系到布鲁氏菌的致病性。布鲁氏菌病慢性感染进程与布鲁氏菌在宿主细胞内的持续时间和抵抗宿主免疫反应有重要关系。

近些年来的研究进展表明,布鲁氏菌感染机体后可在病灶处形成肉芽肿,由于纤维细胞和其他炎性细胞的浸润及增生使布鲁氏菌处于封闭状态,这些因素妨碍了治疗药物对病原菌的作用,也影响了对病菌的清除,致使病情长期反复不愈。

布鲁氏菌病慢性化可分为三类:①复发;②慢性局部感染;③延迟康复。

复发是指疗程结束后一段时间再次出现典型的症状和体征(可伴或不伴细菌培养阳性)。大部分的复发病例有客观的感染体征,如发热,血清 IgG 抗体滴度持续升高。大部分复发出现在停止治疗后 10 个月内。

慢性局部感染是指由于骨髓炎、深部组织脓肿等感染灶清除失败而导致典型的症状和体征再次出现(伴或不伴细菌培养阳性)。局部感染病例有发热等客观的感染体征,然而在很长一段时期内,症状可以间歇性出现。这种复发病例的局部感染通常以血清 IgG 抗体持续升高为特征。慢性局限性布鲁氏菌病除进行抗生素治疗外,可能需要外科手术清除局部感染病灶。

延迟康复是指有持续的症状,但无发热等客观的感染体征。疗程结束的病例抗体滴度下降,甚至消失。延迟康复的病因不明,一些病例的心理学研究显示,在布鲁氏菌病发病之前,这些患者人格障碍的发生率较高。一些患者在查出布鲁氏菌病的同时,始终担心慢性化的危险,心理状态也一直处于焦虑中,这部分患者重复抗生素治疗对延迟康复病例并无益处。

对于布鲁氏菌病的慢性化,一直以来是医生和患者均密切关注的话题,但目前也无确切的辅助检查可以明确患者是否存在慢性化倾向,临床医生主要根据患者起病时症状出现时间、病程长短、发病时的表现、是否存在慢性骨关节损伤以及其他临床上的证据,来综合判定患者是否存在慢性化的风险。一般的诊疗原则是,在早期诊断后,坚持系统规范治疗,并结合患者病情酌情延长治疗时间,从而减少慢性化的发生。

第四节　预　　后

布鲁氏菌病的预后受多种因素影响,由于布鲁氏菌病的病程长短不一,预后也各有不同,这主要取决于布鲁氏菌侵入机体的门户、感染细菌的数量、菌种、毒力和感染时患者的免疫状态、感染后的治疗是否及时、规范等。尤其重要的是,早期诊断、早期治疗、系统规范彻底治疗,对预后影响很大,对缩短病程十分重要。

急性期患者,尤其是在菌血症期,给予规范治疗,可以治愈;对于慢性期患者,给予包括抗菌药物治疗、对症治疗以及心理支持治疗等综合措施,对控制病情、减少复发、促进康复,十分必要。

少数患者可能遗留后遗症,有的严重影响生活质量,如中枢神经系统损伤的患者,可能留有定位体征,如肢体瘫痪、智力下降、情志改变,外周神经损伤者可引起不同程度的局部感觉及运动障碍,脊髓病变者可以引起相应的脊髓受损改变;运动系统受损者可遗留关节肌肉挛缩和运动受限、强直性脊柱炎;视神经炎患者有的视力不能完全恢复。

布鲁氏菌病的死亡率极低,主要的死亡原因为严重神经系统并发症及心内膜炎,这些严重后遗症多数与未得到及时诊断和系统治疗有关。

第五节　随　　访

一、随访方式

1. 患者定期到医院就诊,医生可以通过询问病史、体格检查和实验室检查等方式,直接了解患者病情、指导治疗。

2. 医生电话随访　方式简便快捷,可以初步了解患者治疗情况,指导患者治疗等。

3. 建立 APP 平台　通过系统后台管理等方式,及时提醒患者和医生,对患者能够更系统、及时的管理。

二、随访内容

1. 患者的临床症状改善情况、体征和心理状态变化。

2. 药物治疗的不良反应　针对患者所用的药物,观察药物的不良反应(详见治疗章节)。

3. 辅助检查

(1)实验室检查:治疗期间,建议半个月查一次血常规,肝功能,肾功能,C-反应蛋白,血沉,争取早期发现药物的血液系统、肝和肾等器官损害;关于布鲁氏菌病抗体,不作为布鲁氏菌病严重程度及治疗停药的依据,可 1~3 个月复查一次。停药后随访:第 1、3、6、12 个月进行复查随访。

(2)脊柱炎等骨关节炎患者的随访可分别在治疗后 3、6、12 个月复查相应椎体或关节的磁共振,指导治疗。

(3)神经型布鲁氏菌病患者如合并脑膜炎患者,推荐在治疗开始后至少每半个月复查腰穿,观察治疗效果,指导下一步治疗;病情稳定之后每 1 个月复查一次腰穿;若治疗效果不理想,可根据病情变化及早进行检查,以便调整用药;脑炎患者,必要时在治疗后 1、3、6、12 个月复查脑部磁共振或 CT。

4. 停药后是否复发:若患者已经停药,要询问患者原来病情、用药选择及用药时间,患者停药时情况,是否还有发热、乏力、多汗、关节痛等相关症状,若患者再次出现布鲁氏菌病的相关症状,针对出现的并发症开展相应检查,如骨关节痛复查 X 线或核磁共振,淋巴结肿大可行 B 超检查,必要时行淋巴结活检,头痛头晕或有意识障碍者行腰穿检查脑脊液等。总之,虽然目前无明确的实验室指标来确定布鲁氏菌病的复发,但可以根据患者的具体情况,顺藤摸瓜寻找线索,来寻找复发的证据。

三、规避不规律随访的方式

随访看似简单,但由于部分患者的依从性不良,对疾病的认识不足,以及医生解释和沟通不充分等诸多因素影响随访。如果随访不规律,可能会对患者的临床结局造成不良影响,如患者一旦症状好转后自行停药,导致治疗疗程不足而慢性化;因不及时随访导致药物副作用不能及时发现,出现药物性肝损害甚至肝衰竭而危及生命。因此,规律随访对预后至关重要。

四、随访其他注意事项

1. 在患者就诊过程中,无论门诊还是病房,都应及时书写病程记录,建议对患者进行正规的布鲁氏菌病病情书告知,并给患者留存一份以供患者详细阅读;住院患者出院时给患者提供一份出院小结,详细记录诊断依据、治疗过程、疗效、存在的问题、出院医嘱、出院注意事项、随访计划以及医生的出诊时间等信息,并附在门诊病志上。即使患者更换医生随访,也能方便医生详细了解既往治疗情况及注意事项。

2. 健康教育　采用通俗易懂的语言、文字、漫画、视频等,利用自媒体、报纸、电台、电视等多种方式,对布鲁氏菌病的临床特点、诊治方法、预防措施等进行科普宣传。科普宣传对布鲁氏菌病高发区尤其重要。

3. 尽量能够固定医生对患者进行治疗和随访,以便更能准确了解患者病情。

4. 在布鲁氏菌病高发地区,可设立布鲁氏菌病咨询电话,以便能够及时解答患者的问题。

第十一章　护　理

第一节　一般及专科护理

一、发热的护理

向布鲁氏菌病患者介绍发热的处理方法和注意事项。每次测量体温前30分钟不进食或饮用热水,测量时用毛巾擦干腋下汗液,物理降温时可用冰袋冷敷前额或体表大血管处,如颈部、腋下、腹股沟等处,也可用30~40℃温水擦浴。严格掌握禁用冷敷的部位,同时避免长时间冷敷同一部位。做好高热护理:①体温上升阶段:寒战时注意保暖;②发热持续阶段:应用退热药物时注意补充水分;③退热阶段:及时更换汗湿衣服,防止受凉。

二、休息和睡眠的护理

1. 休息　布鲁氏菌病病程较长,体内多个脏器均可受累,故应注意休息,可减少机体消耗,减轻受损脏器的负担,防止并发症的发生。待病情稳定后指导患者活动,若病情允许可让患者从事适当的体力活动或功能锻炼,增加血液循环有利于机体功能恢复,同时注意劳逸结合。活动后应密切观察患者的生命体征、精神状态、食欲等。

2. 睡眠护理　患者睡前环境保持安静,禁止室内、走廊及周围环境大声喧哗。医务人员应动作轻快,避免重复操作,尽量减少噪声,给患者提供舒适、安全的治疗环境,使其保持较安定的心情。室内空气流通,灯光熄灭或减暗,促进患者睡眠。

三、布鲁氏菌病患者的饮食护理

由于布鲁氏菌病是一种消耗性疾病,应给予高热量、高蛋白、高维生素的流质或半流质饮食。布鲁氏菌病患者大多数发热,新陈代谢加快,食欲减退,进食少,故饮食的合理搭配很重要。鼓励病人少食多餐,多吃水果,蔬菜,多饮水。慢性期、恢复期患者要加强营养,做好预防工作,管理好传染源,防止再次接触病畜排泄物污染的食物及水源。

四、用药的护理指导

布鲁氏菌病治疗采用多疗程联合用药,可以减少复发及防止耐药菌株的产生。用药前向患者介绍所用药物的作用、疗程、使用方法、时间及联合用药的重要意义,防止患者过度依赖药物或擅自停药。用药前一定告知患者药物的不良反应等,用药期间要检测造血及肝肾功能,多西环素、喹诺酮类易导致光敏性皮炎,严重时剥脱性皮炎,用药期间注意避光,出行时戴遮阳帽、穿长袖衫,发现皮疹及皮肤瘙痒及时停药并就诊处理。头孢菌素与酒精易发生"双硫仑"反应,患者饮酒可增加利福平的肝毒性,用上述药物时禁酒及禁服含酒精药物。

1. 多西环素 静脉输注多西环素前需询问过敏史,对任何一种四环素类药物有过敏史的患者禁用。某些用本品的患者可有光敏现象,所以,建议应用本品期间不要直接暴露于阳光或紫外线下,一旦皮肤有红斑应立即停止该药治疗。为避免光敏反应,输注时需要外套避光袋。由于四环素类能降低血浆凝血酶的活性,进行抗凝治疗的患者应降低抗凝剂的用量。8岁以下儿童禁用。由于抗菌药会妨碍青霉素的抗菌作用,应避免与青霉素合用。部分患者静脉应用多西环素因刺激血管引起局部疼痛较为明显,可注意调节输液速度,局部皮肤热敷等措施减轻疼痛。

2. 喹诺酮类 输注氟喹诺酮类抗生素时应避免过度暴露于阳光,如发生光敏反应或其他过敏症状需停药,输注时需要外用避光袋。大剂量应用或尿pH在7以上时可发生结晶尿,为避免结晶尿的发生,宜多饮水,保持24小时排尿量在1 200ml以上。肾功能减退者,需根据肾功能调整给药剂量。输液速度不宜过快,一般100ml至少60分钟。不宜与其他药物同瓶混合静脉滴注,或在同一静脉输液管内进行静脉滴注。

3. 氨基糖苷类 应用此类药物应注意观察肾毒性、耳毒性等副作用,脱水可使血药浓度增高,易产生毒性反应。因此,应给予患者足够的水分,以减少肾小管损害。配制静脉用药时,每500mg加入氯化钠注射液或5%葡萄糖注射液或其他灭菌稀释液 100~200ml,成人应在 30~60 分钟内缓慢滴注。儿童慎用。氨基糖苷类与 β 内酰胺类（头孢菌素类与青霉素类）混合时可导致相互失活。本品与上述抗生素联合应用时必须分瓶滴注。

4. 三代头孢菌素　β- 内酰胺类药物过敏者慎用。严重胆囊炎患者、严重肾功能不良者慎用。用药期间禁酒及禁服含酒精药物。

5. 利福平　利福平大剂量间歇疗法后偶可出现"流感样症候群",表现为畏寒、寒战、发热、不适、呼吸困难、头晕、嗜睡及肌肉疼痛等,发生频率与剂量大小及间歇时间有明显关系。偶可发生急性溶血或肾功能衰竭,目前认为发生机制为过敏反应。

第二节　心　理　护　理

一、心理评估

由于布鲁氏菌病患者具有病程长、累及组织器官多、病情反复等特点,病人心理压力大,表现为焦虑、抑郁、悲观、恐惧,因此需要评估病人的心理反应和心理状态。

二、有效交流

给患者提供有关疾病、治疗及预后的可靠信息;关心、尊重患者,多与患者交谈,鼓励患者表达自己的感受,指导克服焦躁、悲观情绪,适应患者角色的转变;避免任何不良刺激和伤害患者自尊的言行,尤其在协助患者进食、洗漱和如厕时不要流露出厌烦情绪;正确对待康复训练过程中患者所出现的诸如注意力不集中、缺乏主动性、畏难、悲观及急于求成等心理现象,鼓励患者克服困难,摆脱对照顾者的依赖心理,增强自我照顾能力与自信心;营造和谐的亲情氛围和舒适的休养环境,建立医院、家庭、社区协助支持系统。

三、建立有效的心理应对机制

由于持续高热不适、病情反复,加之某些药物能引起不良反应和机体的强烈反应,患者可产生焦虑等不良情绪。因此,应多关心和巡视患者,向患者解释本病的原因、临床表现及主要治疗方法和预后,使其能主动配合治疗和护理。同时,要多理解、同情患者,认真倾听患者的诉说。教会患者处理高热、疼痛的方法,解除患者的顾虑,帮助患者树立战胜疾病的信心。

四、药物干预

对于过度焦虑的患者,可以按医嘱应用镇静药以缓解其焦虑情绪。

第三节　合并症的护理

一、疼痛的护理

布鲁氏菌病变累及骨关节、肌肉和神经,患者主要表现为骨关节和肌肉疼痛。关节疼痛多发生于大关节如膝、腰、髋等关节,全身长骨如胫骨、肱骨等处常有剧痛,呈锥刺样,两侧臀部及大腿肌肉常呈痉挛性疼痛,患者常辗转呻吟、影响活动。

（一）疼痛评估

评估患者的疼痛部位、性质、程度、发生时间、持续时间。评估关节有无红肿热痛;局部疼痛是否具有游走性的特点;有无关节变形或畸形;评估肌力和感觉。当出现胸部、腰部、下肢剧烈疼痛等神经痛表现时,提示有神经干或神经根受累。若出现肌力减退、感觉障碍,提示布鲁氏菌性脊柱炎压迫神经或脊髓。出现睾丸炎或附睾炎时,提示生殖系统受到侵犯。

（二）休息和体位

急性期患者疼痛明显时应卧床休息,减少活动,注意保暖。帮助患者采取舒适体位,人员采用轴式翻身,保持关节的功能位置。关节肿胀严重时,嘱患者行动缓慢,避免肌肉及关节损伤。卧床休息时,可使用床支架支撑盖被,避免关节受压。缓解期可酌情进行锻炼,如床上抬腿、散步等。

（三）疼痛的护理

局部疼痛可用 5%~10% 硫酸镁热敷,每天 2~3 次。也可用短波透热疗法、水浴疗法等以减轻疼痛。也可放置支架,避免关节和腰部受压,减轻疼痛。协助按摩、肢体被动运动或采用针刺疗法等,以防止关节强直、肌肉萎缩、关节活动障碍。神经痛明显者,遵医嘱使用消炎止痛药或采用 0.25%~0.5% 普鲁卡因 20~40ml 局部封闭。对睾丸胀痛不适者,可用"十"字吊带托法。并发关节腔积液者,行关节腔穿刺,抽出积液。医务人员行各项治疗和护理操作时,应技术熟练,动作轻柔,避免加重患者的痛苦。对慢性期患者,教会其使用放松术,如深呼吸、听音乐、肌肉放松等方法,以缓解疼痛。

二、昏迷的护理

(一) 饮食护理

给予高维生素、高热量饮食,补充足够的水分;遵医嘱鼻饲流质者应定时喂食,保证足够的营养供给;进食时以及进食后 30 分钟内抬高床头,防止食物反流。

(二) 保持呼吸道通畅

平卧,头偏向侧方或侧卧位,开放气道,取下活动性义齿,及时清除口鼻分泌物和吸痰,防止舌根后坠、窒息、误吸和肺部感染。

(三) 病情监测

严密监测并记录生命体征及意识、瞳孔变化;观察有无恶心、呕吐及呕吐物状与量;观察皮肤弹性及有无脱水现象,观察有无消化道出血和脑疝的早期表现。

(四) 预防并发症

预防压疮、尿路感染、口腔感染和肺部感染;谵妄躁动者给与适当约束并告知家属或照顾者,防止患者坠床、自伤或伤人;使用热水袋时温度不宜过高,水温低于 50℃,及时更换部位,防止烫伤;长期卧床者注意被动活动和抬高肢体,预防下肢深静脉血栓形成。准确记录出入液量,预防营养失调和水、电解质平衡紊乱。

三、脊髓炎的护理

(一) 病情监测

评估患者运动和感觉障碍的平面是否上升;观察患者是否存在呼吸费力、吞咽困难和构音障碍,注意有无药物不良反应,如肝功能损害等。

(二) 评估排尿情况

急性脊髓炎的患者早期有脊髓休克,常出现尿潴留,患者无膀胱充盈感,可出现充盈性尿失禁;进入恢复期后感觉障碍平面逐渐下降,膀胱容量开始缩小,尿液充盈到 300~400ml 时即自动排尿,称反射性神经源性膀胱。护士应观察排尿的方式、次数、频率、时间、尿量与颜色,了解排尿是否困难,有无尿路刺激征,检查膀胱是否膨隆,区分是尿潴留还是充盈性尿失禁。

(三) 留置尿管的护理

1. 严格无菌操作,定期更换尿管和无菌接尿袋,每天进行尿道口的清洗、消毒,防止逆行感染。

2. 观察尿的颜色、性质与量,注意有无血尿、脓尿或结晶尿。

3. 每4小时开放尿管1次,以训练膀胱充盈与收缩功能。

4. 鼓励患者充分饮水,2 500~3 000ml/d,促进代谢产物的排泄。

（四）预防压疮

尿失禁者容易导致尿床和骶尾部压疮,应保持床单整洁、干燥,勤换、勤洗床上用品,保护会阴部和臀部皮肤免受尿液刺激,必要时体外接尿或留置导尿管。

（五）安全护理

护理运动障碍的患者重点要防止坠床和跌倒,确保安全。床铺高度适中,应有保护性床栏;呼叫器和经常使用的物品应置于床头患者伸手可及处;运动场所要宽敞、明亮,无障碍物阻挡,建立"无障碍通道";走廊、厕所要装扶手,以方便患者起坐、扶行;地面要保持平整干燥,防湿、防滑;患者最好穿防滑软橡胶底鞋,穿棉布衣服,衣着应宽松,患者在行走时,不要从患者身旁擦过,同时避免突然呼唤患者,以免分散其注意力;上肢肌力下降的患者不要自行打开水或用热水瓶倒水,防止烫伤;行走不稳或步态不稳者,选用三角手杖等合适的辅助具,并有人陪伴,防止受伤。

（六）肢体康复锻炼

急性期患者应卧床休息,将瘫痪肢体保持功能位,防止肢体、关节痉和关节挛缩。帮助患者进行被动和局部肢体按摩,以促进肌力恢复。肌力开始恢复后,鼓励进行日常生活动作训练,尽量利用残存功能代偿,独立完成各种生活活动和做力所能及的家务。指导家庭环境改造,完善必要的设施,创造有利于患者康复与生活的家庭氛围与条件,锻炼时加以防护,避免跌伤等意外。

四、脑膜炎的护理

（一）病情观察

严密监测生命体征、意识状态,瞳孔是否等大等圆,对光反射是否存在,有无抽搐、惊厥先兆,记录24小时出入量。当患者出现意识障碍、烦躁不安、剧烈头痛、喷射性呕吐、血压升高等征象时,提示有颅内压增高。当患者呼吸频率和节律出现异常、瞳孔对光反射迟钝或消失、两侧瞳孔不等大不等圆时,提示有脑疝的可能。此时应及时通知医生,配合抢救。

（二）休息和体位

患者应绝对卧床休息,治疗护理操作要集中进行,尽量减少搬动患者,避免诱发惊厥。剧烈头痛时,要注意避免强光刺激以免诱发惊厥。呕吐时,将患者头偏向一侧,防止误吸。颅内高压的患者需抬高头部。腰椎穿刺后,协助患者去枕平卧 4~6 小时。

（三）呼吸衰竭的护理

及时吸痰,保持呼吸道通畅,给予吸氧,准备好抢救物品和药品,如吸痰器、气管插管或气管切开包、呼吸兴奋药等,做好抢救准备。出现呼吸衰竭时,遵医嘱使用洛贝林等呼吸兴奋药。若患者呼吸停止,应配合医生行气管切开、气管插管,施行机械通气。

（四）安全护理

意识障碍者,应使其头偏向一侧,避免呕吐物吸入,造成吸入性肺炎。昏迷患者应注意有无尿潴留,及时给予导尿,以防患者躁动引起氧耗增加和颅内压增高。

第十二章 预防与控制

布鲁氏菌病的预防控制与消除是一项艰巨、长期的任务，必须贯彻"预防为主，防治结合"的基本方针，依据《中华人民共和国传染病防治法》《中华人民共和国动物防疫法》等法律法规，以及《国家布鲁氏菌病防治计划（2016—2020年）》的要求，突出政府行为，部门协作，科学防治，全社会参与，以达到预防控制和消除布鲁氏菌病的目的。

第一节 防控策略

一、基本原则

贯彻预防为主的方针，坚持依法防治、科学防治，建立和完善"政府领导、部门协作、全社会共同参与"的防控机制，采取因地制宜、分区防控、人畜同步、区域联防、统筹推进的防控策略，逐步控制和净化布鲁氏菌病。

（一）政府主导，部门协作

布鲁氏菌病是一种人兽共患传染病，涉及面广，要控制和消除布鲁氏菌病，必须在各级政府的统一部署和领导下，农牧、卫健、工商、检验检疫、铁路、交通等部门密切协作，把布鲁氏菌病防治工作纳入各级政府工作议事日程和部门工作计划中去，作为目标任务，统一部署，统一规划，分工协作，认真完成各自的工作职责。

（二）预防为主，群防群控

贯彻预防为主的方针，认真落实以控制传染源、及时发现和救治患者为主的综合性防控措施。

（三）从实际出发，制定布鲁氏菌病防控规划

各地根据当地布鲁氏菌病流行的实际情况，按照国家布鲁氏菌病防控规划的要求，本着积极、稳妥、量力而行的原则，因地制宜地制定本地区、本部门布鲁氏菌病防控规划和行之有效的实施方案。

二、防控目标

根据布鲁氏菌病的流行情况、工作基础和防控现状，确立切合当地实际的总体目标和分区域、分阶段的布鲁氏菌病防控目标和可实现的目标任务。

（一）总体目标

根据现阶段我国的国情和布鲁氏菌病流行的现状，在政府的统一领导下，建立防控工作机制，不断推进防控模式，确定防控措施并分阶段实施的工作目标。动物间布鲁氏菌病防控是布鲁氏菌病防控的关键，加强免疫措施、提升布鲁氏菌病监测预警、移动监管和疫情处置能力；人间布鲁氏菌病防控以提升病例发现、报告、规范诊疗和管理患者、宣传教育和干预人群的能力，配合动物疫病控制机构做好疫情信息发布和疫区处理等工作，遏制布鲁氏菌病上升态势，提高治愈率，减少慢性化，保障养殖业生产安全、动物产品质量安全、公共卫生安全和生态安全。

（二）阶段目标

根据实际制定现阶段布鲁氏菌病防控的疫情监测调查、动物免疫、移动监管、疫情处置、病例诊断与治疗、宣传教育和干预、以及经费拨付等分阶段实施计划和目标。

三、防控策略

根据现阶段当地人、畜间布鲁氏菌病流行等实际情况，制定不同病区畜间免疫、检疫、扑杀、疫区净化，人间疫情监测、发现、报告、诊断治疗、病人管理和宣传干预等布鲁氏菌病防控策略。

（一）病区划分

根据国家或地区实际情况，按照当地的地理环境特征、产业结构特征（农、林、牧业区划）、人畜间布鲁氏菌病的流行程度和分布特征（感染和发病情况）等划分为若干区域，以便在不同的区域内实施不同的防控措施，实行分类指导和区域化管理。

在《国家布鲁氏菌病防治计划（2016—2020 年）》中，依据布鲁氏菌病的发生和流行程度，将全国划分为三类区域：

一类地区,人间报告发病率超过 1/10 万或畜间疫情未控制县(区)数占总县(区)数 30% 以上的省份,包括北京、天津、河北、山西、内蒙古、辽宁、吉林、黑龙江、山东、河南、陕西、甘肃、青海、宁夏、新疆和新疆生产建设兵团等 16 个省份。

二类地区,本地有新发人间病例发生,报告发病率低于或等于 1/10 万或畜间疫情未控制县数占总县数 30% 以下的省份,包括上海、江苏、浙江、安徽、福建、江西、湖北、湖南、广东、广西、重庆、四川、贵州、云南、西藏等 15 个省份。

三类地区,无本地新发人间病例和畜间疫情的省份,有海南省。

(二) 防控策略

在《国家布鲁氏菌病防治计划(2016—2020 年)》中,畜间布鲁氏菌病防控在一类地区采取以免疫接种为主的防控策略;二类地区采取以监测净化为主的防控策略;三类地区采取以风险防范为主的防控策略。鼓励和支持各地实施牛羊猪"规模养殖,集中屠宰,冷链流通,冷鲜上市"的健康发展战略。人间布鲁氏菌病防控在一类地区重点开展人间布鲁氏菌病疫情监测、高危人群筛查、病例的发现、报告、诊断治疗和病人管理、健康教育和行为干预工作策略。增强高危职业人群的自我保护意识、提高患者就诊的及时性,会同畜牧部门及时开展暴发疫情的调查处置,防止疫情扩大蔓延。二、三类地区重点开展布鲁氏菌病疫情监测,发现疫情及时处置,并深入调查传播因素,及时实施干预,防止疫情蔓延。

各省(自治区、直辖市)以县(市、区、旗)为单位,根据当地布鲁氏菌病流行率确定未控制区、控制区、稳定控制区和净化区,并进行评估验收。按照国家无疫标准和公布的相关规定的要求,开展布鲁氏菌病"无疫区"和"净化场群"的建设和评估验收,公布相关信息,实行动态管理。根据各省(自治区、直辖市)提出的申请,农业部会同国家卫生健康委组织对有关省份布鲁氏菌病状况进行评估,并根据评估验收结果调整区域类别,及时向社会发布。

第二节 防 控 措 施

一、组织措施

根据国务院相关文件精神,各级政府要把布鲁氏菌病防控工作纳入政府工作的议事日程,将布鲁氏菌病防控计划任务纳入政府考核评价体系,积极开展调研活动,组织研究制定切合本地区实际的布鲁氏菌病阶段性防控规划(或计划),督促落实各部门职责,加强部门协调合作,及时沟通交流信息,强化联动措施,全面推动布鲁氏菌病预防、控制和消灭工作。在当地政府的统一领导下,各级畜牧兽医和卫生健康部门,根据政府制定的布鲁氏菌病防控规划,制定相应的实施方案或实施细则,积极协调有关部门推动布鲁氏菌病防控策略和措施的落实,并结合当地防控工作进展情况,适时组织开展联合督导检查和防控效果评估。

二、保障措施

(一) 技术保障

1. 整合资源,强化科学防控,提高布鲁氏菌病防控水平。各级畜牧兽医和卫生健康部门要加强动物疫病预防控制机构和疾病预防控制机构布鲁氏菌病防治能力建设,依托国家布鲁氏菌病参考实验室和专业实验室,以及各级动物疫病预防控制机构和疾病预防控制机构的技术力量,发挥全国动物疫病控制和疾病控制专家委员会和省级布鲁氏菌病防治专家组的作用,为防治工作提供技术支撑。

2. 科技创新,开展跨部门、跨学科联合攻关,研究布鲁氏菌病控制策略和防控措施,探索行之有效的防控模式。引导和促进科技成果转化,加强敏感、特异、高效的疫苗研发和微量、快速、便捷的检测方法的开发应用。

3. 国家布鲁氏菌病相关机构要加强布鲁氏菌病疫苗质量监管和免疫效果评价,推行诊断试剂标准化,保证检测结果的可靠性和科学性。国家布鲁氏菌病参考实验室和专业实验室要跟踪菌株分布和变异情况,研究并提出相关防控对策建议。

(二) 政策保障

各级政府应根据现阶段布鲁氏菌病防控的中长期规划,制定和出台相应的辅助性政策,明确部门、单位和执业者个人的责任和义务,以确保人、畜间布鲁氏菌病防控策略和措施的顺利实施。

(三) 经费保障

不断完善"政府投入为主、分级负责、多渠道筹资"的经费投入机制。各级畜牧兽医和卫生健康部门要加强与发展改革、财政、民政、人力资源和社会保障等有关部门沟通协调,争取布鲁氏菌病防控工作支持政策,将布鲁氏菌病防控经费纳入本级财政预算。协调落实国家对从事布鲁氏菌病防治人员和兽医防疫人员卫生津贴政策待遇。同时,广泛动员机关单位、企业、个人及社会力量支持和参与,积极争取全社会支持,形成群防群控的局面。

三、技术措施

（一）畜间布鲁氏菌病防控措施

1. 畜间布鲁氏菌病监测与调查

（1）基线调查：各省（自治区、直辖市）畜牧兽医部门，以县（市、区、旗）为单位按照统一的抽样方法和检测方法，对场群和个体样本进行采样检测，组织完成基线调查，了解掌握本行政区域牛羊猪等家畜的养殖方式、数量、不同牛羊猪的场群阳性率、个体阳性率等基本情况，并在此基础上以县（市、区）为单位划分未控制区、控制区、稳定控制区和净化区。

（2）常规监测

1）以县为单位建立免疫和非免疫畜（牛、羊、猪等）档案，开展对免疫牛羊的免疫抗体效价抽样检测，了解布鲁氏菌病疫苗的免疫效果；对全部非免疫的种畜和奶畜每年至少开展 1 次检测。对其他畜每年至少开展 1 次抽检，发现阳性畜的场群应进行逐头检测。

2）对早产、流产等疑似布鲁氏菌病病畜，进行布鲁氏菌病血清学和病原学采样检测，发现阳性畜的应当追溯来源场群并进行逐头检测。

3）奶牛、奶山羊场应及时向乳品生产加工企业出具县级以上动物疫病预防控制机构提供的布鲁氏菌病检测报告或相关动物疫病健康合格证明。

2. 免疫接种　家畜预防接种是提高动物机体的免疫水平，增强抗感染能力，以及控制或消灭畜间布鲁氏菌病的主要措施。各地各级畜牧兽医部门在基线调查的基础上，开展规范化免疫工作。奶畜原则上不免疫，其他畜按照地区类别建立健全免疫档案，实施计划免疫。

一类地区对畜场群采取强制免疫措施。对个体检测阳性率 <2% 或群体检测阳性率 <5% 的区域，可采取非免疫的监测净化措施。可由当地县级以上畜牧兽医主管部门提出申请，经省级畜牧兽医主管部门备案后，以县（市、区、旗）为单位对健康畜不进行免疫，实施检测和扑杀措施。

二类地区原则上不进行免疫。当牛的个体检测阳性率 ≥ 1% 或羊的个体检测阳性率 ≥ 0.5% 的场，养殖场可向当地县级以上畜牧兽医主管部门提出免疫申请，经县级以上畜牧兽医主管部门报省级畜牧兽医主管部门批准后，以场群为单位采取免疫措施。

三类地区原则上禁止免疫。通过监测净化，维持无疫状态，发现阳性个体，全部进行扑杀。发现检测阳性的奶畜的养殖场可向当地县级以上畜牧兽医主管部门提出免疫申请，经县级以上畜牧兽医主管部门报省级畜牧兽医主管部门备案后,以场群为单位采取免疫措施。

3. 检疫监管与移动控制

(1)检疫:检疫是控制传染源的措施之一,也是评价防控效果的重要方法。控制传染源的输出和输入,保护清净地区不受疫情波及,达到防控布鲁氏菌病流行的目的。主要包括疫区检疫、运输检疫、市场检疫和港口检疫等。

1)疫区检疫主要是指疫区内各种家畜的检疫。依据国家《动物布鲁氏菌病诊断技术》(GB/T 18646—2018)的检测方法,检出的感染和潜伏感染的全部病畜,一律进行隔离控制,原则上应全部进行屠宰或作无害化处理。

2)运输检疫主要是指家畜购置和调运过程中的检疫。在生产和经营活动中,必须进行牲畜调运时,应从非疫区(以县为单位)购买和调运牲畜,调运的牲畜必须取得兽医部门的检疫合格证的方可购买和调运,严禁私自交易和调运。

3)市场检疫主要是指牲畜及其产品交易场所的检疫。进入牲畜交易市场的牲畜,应当具有当地畜牧兽医部门出具的检疫合格证明或免疫证明,凭证交易,没有检疫合格证明的畜产品不得在市场上进行交易。

4)港口检疫主要是指控制病畜及其产品的输入和输出的检疫。口岸动植物检验检疫机构应对进出口的牲畜进行布鲁氏菌病检疫,海关凭动植物检验检疫机构签发的检疫证书或放行通知单放行。

(2)监管

1)对饲养、屠宰、加工、经营、仓储、运输等生产流通环节进行监督管理,严格执行牲畜检疫和消毒措施,严禁疫畜及其产品流向市场。

2)加强对牲畜外来输入环节的检疫和管理,严格执行报检、检疫、隔离、消毒等制度,严防外地染疫牲畜及其产品流入,调入的健康易感动物必须出据布鲁氏菌病检测合格报告。

3)开展对奶牛场、种畜场《动物防疫合格证》发放或审验工作,布鲁氏菌病检测合格方可经营。

4)落实动物检疫申报、巡查、驻场等管理制度,推行包片监管责任制,限制高风险地区易感动物向低风险地区流动,严禁布鲁氏菌病免疫区动物向非免疫区调运。

5)对有关人员的登记备案和管理,严格执行上岗体检、健康监护和离岗体检制度,及时开展规章制度和个人布鲁氏菌病防护知识培训。

(3)移动控制:动物卫生监督机构严格按照《中华人民共和国动物防疫法》等相关法规对移动畜及其畜产品实施检疫。严格限制活畜从高风险地区向低风险地区流动。一类地区免疫畜,在免疫45天后可以凭产地检疫证明在一类地区跨省流通。其中,禁止免疫县(市、区、旗)的活畜向非免疫县(市、区、旗)调运,免疫县(市、区、旗)活畜的调运时不得经过非免疫县(市、区、旗)。二类地区免疫场群的活畜禁止转场饲养。布鲁氏菌病无疫区活畜可凭产地检疫证明跨省流通。

4. 诊断和报告　动物疫病预防控制机构按照国家《布鲁氏菌病防治技术规范》的规定开展动物布鲁氏菌病的诊断。从事饲养、屠宰、经营、隔离和运输以及从事布鲁氏菌病防治相关活动的单位和个人发现动物感染布鲁氏菌病或出现早产、流产症状等疑似布鲁氏菌病感染的,应该立即向当地畜牧兽医主管部门、动物卫生监督机构或者动物疫病预防控制机构报告,并采取隔离、消毒等防控措施。

5. 疫区处理　畜牧兽医部门在诊断布鲁氏菌病染疫动物后,划定疫点、疫区和受威胁区的范围,并进行封锁隔离,按照国家《布鲁氏菌病防治技术规范》规定对染疫畜进行扑杀。二类和三类地区,必要时可进行整群扑杀。同时,按照《病害动物和病害动物产品生物安全处理规程》(GB 16548—2006)规定对染疫动物尸体及其流产胎儿、胎衣和排泄物、乳、乳制品等进行无害化处理。

(1)划定疫点、疫区、受威胁区

1)疫点:是指染疫动物所在的地点。一般指染疫动物的同群动物所在的畜场(户)或其他有关屠宰或其他经营单位。

2)疫区:是指以疫点为中心,半径3~5km范围内的区域。疫区划分时要注意考虑当地的饲养环境和天然屏障(如河流、山脉等)。

3)受威胁区:是指疫区外延5~30km范围内的区域。

(2)封锁:发生布鲁氏菌病暴发疫情或流行时(一个乡镇30天内发现10头以上病牛或检出10头以上阳性牛,或50只以上病羊或检出50只以上阳性羊),要对疫区依法实施封锁。在封锁期间,禁止染疫动物和易感动物出入疫区;疫区周围设置警示标志,交通要道建立临时检疫消毒站,对进出人员、车辆进行消毒;停止疫区内易感动物及其产品的交易活动;对易感动物实行圈养或指定地点放牧。

(3)隔离:对受威胁畜群(染疫动物的同群动物)实施隔离(可采取圈养和固定草场放牧等方式隔离)。隔离饲养用草场应远离交通要道、居民点或人畜密集的区域。场地周围最好有自然屏障或设有人工栅栏。

(4)扑杀:对染疫动物和血清学(未接种疫苗或接种疫苗18个月以上动物或注射粗糙型疫苗的动物)或病原学阳性动物全部进行扑杀。

（5）消毒：对染疫动物污染的场所、用具、物品进行彻底清洗和消毒。并指导养殖场户做好相关场所和人员的消毒防护工作。

（6）无害化处理：对病死染疫动物和扑杀的染疫动物尸体，采取焚烧、深埋等无害化处理。

（二）人间布鲁氏菌病防控措施

1. 人间布鲁氏菌病监测

（1）监测点监测各省（直辖市、自治区）的国家级监测点，严格按照《全国布鲁氏菌病监测工作方案》（国卫办疾控函〔2018〕141号）的要求开展监测，各监测县（市、区、旗）疾控中心将监测结果以统计报表和监测报告的形式上报省（直辖市、自治区）疾病预防控制中心，省（直辖市、自治区）疾病预防控制中心对上报材料进行汇总和分析，以统计报表和总结报告形式上报国家疾病预防控制中心。

（2）常规监测各省（直辖市、自治区）可自行制定适合当地实际情况的监测方案进行监测，也可参照《全国布鲁氏菌病监测工作方案》的要求以县（市、区、旗）为单位开展监测。针对牛羊等家畜饲养和从事畜产品生产、加工、销售、运输等高危人群进行抽样调查，内容包括：当地自然地理、高危职业人群的分布和数量、布鲁氏菌病感染和发病情况、诊断和治疗情况、重点职业人群防治知识知晓情况等。各县（市、区、旗）疾病预防控制中心将监测数据进行统计分析，以统计报表和监测报告形式进行逐级上报，最后由省（直辖市、自治区）疾病预防控制中心对全省（直辖市、自治区）上报材料进行汇总分析并以总结报告的形式上报省（直辖市、自治区）卫生健康委员会。

2. 宣传教育与行为干预

（1）通过广播、电视、报刊、宣传册（单）、折页、墙体标语、广告专栏等多种形式，结合新农村新牧区建设和爱国卫生运动，大力开展人间布鲁氏菌病防治知识的宣传教育。宣传的核心内容包括：布鲁氏菌病的危害，布鲁氏菌病是怎么引起的，感染传播的途径，临床表现，早发现、早诊断、早治疗重要性，可防可治，防护措施，以及国家或地区医疗保障政策等，提高患者主动就诊的积极性和意识，及时进行规范化诊疗，减少因延误治疗和不规范治疗而导致的慢性化，从而减少患者痛苦和经济负担。

（2）利用监测调查和"三下乡"活动，深入农村牧区为广大农牧民提供健康咨询服务和入户干预。提高人间布鲁氏菌病防治知识知晓率和自我保护意识，切实改变当前农村牧区人畜共舍、徒手接羔、饮用或食用生乳及未熟肉食、接触污染物不洗手进食和皮毛加工不带口罩等不当行为习惯，有效切断传播途径，减少布鲁氏菌病感染风险。通过患者现身说法、宣传员宣讲等形式,引导其在生产和经营活动中尽可能使用橡胶手套、口罩、防护服、围裙、消毒液等防护用品。

3. 病人的诊断、报告、治疗与管理

(1)诊断各县(市、区、旗)应至少确定一所医疗机构作为布鲁氏菌病的定点治疗机构,严格按照国家《布鲁氏菌病诊断》(WS 269—2019)进行确诊,做好布鲁氏菌病的及时诊断工作。

(2)报告各级各类医疗机构、疾病预防控制机构严格遵守《中华人民共和国传染病防治法》的相关规定,加强人间布鲁氏菌病疫情报告工作,对发现的布鲁氏菌病病例要在24小时内进行网络报告,对违反法律规定出现隐瞒不报、缓报、谎报和漏报现象,将按照《中华人民共和国传染病防治法》的相关规定给予处理。

(3)治疗与管理按照国家《布鲁氏菌病诊疗指南(试行)》早期、足量、足疗程的治疗原则,对确诊的布鲁氏菌病患者进行规范治疗,避免疗程不规范、用药不规范及过度使用抗生素等现象。布鲁氏菌病定点医疗机构,应加强对患者的用药管理,规范用药,规范疗程,提高治愈率。乡镇卫生院、社区卫生服务中心或责成村卫生室负责对居家治疗的患者进行跟踪随访,督促患者按时按量服药治疗,避免中断疗程,直至患者痊愈。

(4)个案调查与档案管理布鲁氏菌病诊断治疗机构和患者所在地的基层医疗卫生机构,对确诊的布鲁氏菌病病例按照统一的《布鲁氏菌病确诊病例个案调查表》进行个案调查,根据患者的现居住地信息、个人身份信息和诊断治疗过程等信息建立管理档案。

4. 人间暴发疫情处理　在政府的统一领导下,县级卫生健康部门配合畜牧兽医部门对暴发疫点进行患者救治和疫区消毒处理,消除传染隐患,防止疫情扩散和蔓延。对于发生病例数多或较大范围的暴发疫情时,可报告市(区、盟)或省(直辖市、自治区)卫生健康部门和畜牧兽医部门联合开展疫区处理。

5. 专业队伍建设与人员培训

(1)完善组织机构,稳定专业队伍。各级疾病预防控制(地方病)中心要加强机构专业队伍建设,设置与布鲁氏菌病防治相关的职能科室,配备从事人间布鲁氏菌病监测、检验及宣教方面的专业人员,保证防控工作的顺利进行。对于从事人间布鲁氏菌病防控工作的人员要积极落实国家和自治区关于从事传染病防治高危险岗位人员工资、保健津贴等福利待遇政策,稳定专业队伍。

(2)加强专业培训,提高队伍整体素质。各级卫生行政部门和疾病预防控制机构要每年组织开展对从事人间布鲁氏菌病流行病学、实验室诊断、临床治疗等专业技术人员培训,培训的主要内容包括:国家《布鲁氏菌病诊断》(WS

269—2019)和国家《布鲁氏菌病诊疗指南(试行)》、布鲁氏菌病流行病学调查方法、布鲁氏菌病细菌学与血清学诊断方法、人间布鲁氏菌病防控策略与措施以及生物安全等,接受培训人员的技能应全部达标。省(直辖市、自治区)卫生行政部门负责对市级专业技术人员的培训;市(区、盟)卫生行政部门负责对县(市、区、旗)级专业技术人员的培训;县(市、区、旗)卫生行政部门负责对乡(镇)及其村从事人间布鲁氏菌病治疗的医生进行相关培训。

6. 专业机构监测检测和服务能力建设　积极改善各级疾病预防控制机构布鲁氏菌病防治工作条件,根据人间布鲁氏菌病调查检测、实验室诊断和生物安全等工作需要,装备或补充必需的仪器设备和个人防护用品等,提高监测、检测和诊断等服务能力。

7. 人员防护　在从事布鲁氏菌病防治、家畜饲养及其畜产品加工等相关职业人群中,广泛开展有关布鲁氏菌病防治的防护知识宣传教育。相关企业单位要建立劳动保护制度,加强职业健康培训,为高危职业人群提供必要的个人卫生防护用品和卫生设施,建立职工健康档案,定期开展上岗前、离岗后体检和健康监护。

(三) 联防联控

1. 建立国家间跨区域的联防联控工作机制

(1)签订国家间动物疫病防控备忘录。与周边国家共同制定战略计划,降低动物疫病跨界移动和扩散的风险,共同采取动物疫病防控措施。

(2)协调相关国家联合开展风险评估,促使进出口动物检疫政策和动物疫病预防控制策略的实施。

(3)定期收集毗邻国家的动物养殖、动物疫病疫情、疫病应急处置计划方案的相关信息,建立重大动物疫病的疫情通报制度,促使毗邻国家适时通报疫情和疫情处置信息,做到早期预警预报和早期反应,有效遏制和消灭动物疫病疫情,防止动物疫病扩散蔓延。

(4)加强实验室检测技术交流,提高动物疫病监测和检测能力。

(5)开展联合培训和应急演练,提高动物疫病防控能力。

2. 建立国内部门间的联防联控合作机制　农业部、卫生健康委等相关部委,根据国内布鲁氏菌病流行情况,及时制定和发布联合行动规划或计划,促使各级政府把布鲁氏菌病防控工作纳入当地经济和社会发展计划,制定和落实本地区布鲁氏菌病防控实施方案。定期召开专题会议,研究、制定和落实防控措施,及时协调解决布鲁氏菌病防控工作中存在的问题。

3. 建立区域内各部门或机构间的联防联控工作机制　区域内各部门或

机构本着"各司其职,各负其责,互通信息,密切配合,协同合作,资源共享"的原则,建立布鲁氏菌病联防联控机制。

(1)建立布鲁氏菌病防控工作磋商机制,共同研究防控策略,提出防控规划和防控目标,落实各项防控措施。建立部门间例会制度,及时协调解决布鲁氏菌病联防联控工作中存在的问题。

(2)建立布鲁氏菌病防控工作和信息通报制度,定期通报疫情信息和工作进展情况。

(3)根据当地养殖特点进行区域化管理,有计划地控制、净化、消灭畜间布鲁氏菌病。

(4)按照分类指导的原则,采取监测、调查、免疫、检疫、扑杀、消毒和无害化处理等综合措施,及时处理人、畜间布鲁氏菌病暴发疫情,发现一起处理一起。

(5)发挥公路、铁路、航空动物卫生监督检查站的作用,完善调入动物和动物产品的风险评估、检疫准入、全面消毒、可追溯管理等制度。

(6)同步开展疫情监测、疫情处置、宣传教育和行为干预等工作,定期开展联合督导检查和指导工作,形成布鲁氏菌病防控工作合力。

4. 建立信息交流共享机制

(1)建立国家间的信息交流共享机制。与周边国家建立布鲁氏菌病防控信息交流共享机制,在疫情状况、防控策略、防控经验、体系建设、保障制度、人才培养、技术研发、专家资源等方面进行信息交流共享,推进更高层次、更广泛领域的合作,提升我国布鲁氏菌病综合防控能力。

(2)建立国内部委间信息交流共享机制。农业、卫生健康、发改委、财政、科技、公安、出入境检验检疫、商务、工商管理、交通等部门互通工作信息,督促各部门行使布鲁氏菌病防控职责,形成齐抓共管的工作局面。

(3)建立国内地区部门间信息交流共享机制。由农业厅牵头,卫生健康、发改委、财政等部门密切配合,各司其职、各负其责、切实落实各项防控措施,并及时通报本部门布鲁氏菌病防控工作进展情况。

(4)建立防控机构与科研机构间的信息交流共享机制。国务院外办、农业、卫生健康、教育、科技等部门应促成国内防控机构与国内外教学科研机构的有关布鲁氏菌病防控新技术、新成果的合作,促进新技术成果的转化,推动我国布鲁氏菌病防控能力的不断提升。

(四) 信息化管理

各级畜牧兽医、卫生健康部门要建立健全布鲁氏菌病防治信息管理平台,适时更新一类、二类和三类地区及布鲁氏菌病无疫区、净化场群信息,发布布鲁氏菌病分区、免疫状况和防控工作进展情况,切实提升信息化服务能力。

(五)监督与考核

各地畜牧兽医、卫生健康部门要根据部门职责分工,按照防控规划或计划要求,认真组织实施,确保各项措施的落实。各省(自治区、直辖市)根据布鲁氏菌病防治工作进展,以县(市、区、旗)为单位组织开展评估验收,并做好相关结果发布。

根据各省(自治区、直辖市)提出的申请,农业部会同国家卫生健康委组织对有关省份进行布鲁氏菌病状况评估,并根据评估结果调整布鲁氏菌病区域类别,及时向社会发布。

对在布鲁氏菌病防控工作中做出贡献的单位和个人,由各级人民政府和有关部门给予表彰。

第三节 控制或消灭传染源

布鲁氏菌病的主要传染源是患病的家畜,在我国主要是羊、牛、猪,鹿、犬等,其他家畜居次要地位。病畜可通过各种途径向外排菌,引起畜间或人间布鲁氏菌病的发生和流行。畜间布鲁氏菌病的预防主要采取以检疫、淘汰疫畜和免疫健畜为主的综合措施,并规范管理牲畜地区间、省间的调运、交易,防止动物间的疫情扩散。主要措施有:

一、家畜检疫

加强家畜检疫措施,有效控制传染源的输出和杜绝传染源的输入,保护洁净地区不受污染,达到有计划地全面防治布鲁氏菌病的目的。对疫区内的所有牲畜、从布鲁氏菌病疫区调运的牲畜、进行交易的牲畜及进出口牲畜,都应进行布鲁氏菌病检疫。及时检出患病动物,采取防控措施,避免和控制畜间布鲁氏菌病的流行。

二、病畜管理

加强病畜管理措施,对检出的本地病畜进行隔离饲养或淘汰,对外地输入的牲畜也必须进行血清学及病原学检测,证实无疫病后方可引进和放牧。做好养殖场和畜舍的环境卫生工作,人畜分居,加强粪水管理,防止病畜的排泄物污染水源。

三、淘汰疫畜或阳性畜

淘汰疫畜或阳性畜,对检出的全部病畜或阳性畜进行扑杀和无害化处理,防止畜间布鲁氏菌病疫情的进一步扩大蔓延,减少人间布鲁氏菌病感染。扑杀的对象主要包括:

1. 老弱病残失去经济价值者。
2. 检出阳性的种公畜、种母畜。
3. 发生布鲁氏菌病性流产的母畜。
4. 细菌学、血清学检测检出阳性的所有动物。

第四节　切断传播途径

切断传播途径是预防和控制布鲁氏菌病流行的一个重要环节;布鲁氏菌可通过各种传播因子,如流产胎儿、乳、肉、皮毛、粪、尿、水、空气、土壤等,以接触传播、消化道传播、呼吸道传播等三种主要传播途径侵入家畜和人体内,引起感染和发病。因此,认真做好对上述各种传播因子的传播途径的防范和消毒,加强个人防护,是预防布鲁氏菌病的重要措施之一。

一、防止经皮肤和黏膜感染

(一)防止由家畜流产物引起感染

病畜流产物含有大量的布鲁氏菌,是非常危险的致病因子。在接羔助产和处理流产胎儿、死羔时,应做好个人防护,除备有工作服、橡皮围裙、帽子、口罩和胶鞋外,还应戴乳胶手套,备有接羔袋和消毒液,严禁赤手抓取流产物。家畜的流产胎儿、胎盘、胎衣等,不要随意丢弃,要进行深埋或焚烧等无害化处理。要教育疫区群众改变食用流产胎羔,以及用死羔(犊)喂各种食肉动物或加工它用等不卫生习惯。流产胎儿落下和被羊水污染的场地,用10%~20%石灰乳或10%~20%漂白粉乳浸透垫草和地面,反复消毒2~3次,如无消毒条件,可将杂草烧毁,被污染的地面泥土集中在一起埋入地下。

(二)皮毛消毒

剪毛、收购、保管、搬运和加工皮毛的人员,工作前应严格做好个人防护,工作后应洗手、洗脸和洗澡,工作场地应及时清扫、消毒,及时处理手上的伤口。要做好皮毛的消毒,来自布鲁氏菌病疫区的皮毛应在收购地点进行消毒、包装,并经表面消毒后外运,加工前应再次进行消毒。

(三) 防止经黏膜感染

黏膜感染主要是指经性器官黏膜、消化道黏膜和呼吸道黏膜引发的感染。实践证明,布鲁氏菌很容易经性器官黏膜感染发病,在同群畜间如种公畜带菌往往能导致整群成年母畜感染。尽管人传人的病例报告较少,但仍应建议布鲁氏菌病急性或慢性感染患者应避免性生活,防止布鲁氏菌病传播。

二、防止经消化道感染

(一) 一般要求

应按预防肠道传染病的一般卫生要求搞好饮食、饮水卫生,不吃不清洁或被布鲁氏菌污染的食物,饭前洗手,不喝生水。

(二) 奶和奶制品的消毒

1. 各种奶类均可带有布鲁氏菌,因此,各种奶及其制品必须经消毒处理后,才能食用。消毒方法主要是采用加热法,有巴氏消毒(68~70℃,并保持此温度30分钟,然后急速冷却到4~5℃)和煮沸消毒等。

2. 多地曾发生因食用生羊奶而引起的布鲁氏菌病暴发疫情和突发公共卫生事件,食用生奶或生奶制品患病风险非常高,鲜奶要经煮沸或巴氏消毒后食用;用鲜奶制作的各种奶制品,如奶皮子、奶豆腐、奶渣子、奶油、黄油等,在制取过程中均应经过煮沸半小时以上,方可安全食用。

(三) 屠宰厂和食品加工企业的管理

卫生监督部门,市场监管部门要强化对屠宰厂和食品加工企业的监督管理,患布鲁氏菌病的动物应采取焚烧或深埋等无害化处理,屠宰厂严禁宰杀病畜销售,畜产品加工企业严禁用病畜的肉、乳等进行加工和销售。

(四) 防止由于饮水传播

要加强对水源的管理,水源地禁止牲畜进入,防止水源被污染。牲畜圈舍、化粪池不能设在河、湖、沟边,应远离水源,布鲁氏菌病家畜用过的贮水池,须经严格消毒后才能让健康畜饮用。管好粪便,家畜的圈舍经常起晒,经常进行消毒和清扫。家畜的粪便要及时运到粪坑,离开水源的地方集中堆放或泥封,经过生物发酵作用杀死布鲁氏菌后,便可用于农田。草原牧区牛、羊的干粪,如做燃料须待干后再使用。

三、防止经呼吸道感染

布鲁氏菌可形成气溶胶悬浮于空气中,随空气尘埃经呼吸道进入体内,因此,防止呼吸道感染对预防布鲁氏菌病非常重要。从事布鲁氏菌菌苗研制、生产和使用人员以及实验室检验人员等,应按生物安全要求,规范操作;如剪毛、加工皮毛的场地以及家畜的圈舍应做好工作现场的消毒,工作时应按规定着装,特别应戴好口罩,防止经呼吸道感染发病;另外,进入医学院校、农大畜牧兽医学院的羊、犬等医学实验动物要经严格的布鲁氏菌及其他病原菌检测合格的安全实验动物方能按规程申报进入,并按生物安全要求做好个人防护。

四、职业人群防护

(一) 职业暴露

在职业环境中接触布鲁氏菌可发生布鲁氏菌感染,包括但不仅限于以下职业环境:实验室、临床和外科环境以及兽医环境;教学环境中使用的实验动物应进行严格的检疫方能进入教学实验室。从事布鲁氏菌病防治科研和生物制品的研究人员,根据布鲁氏菌病风险评估报告在涉及高风险暴露的情况下,建议暴露后进行抗菌预防或在开始进入实验室前 1~2 月进行疫苗接种,另外,在进入布鲁氏菌病实验室工作前要经过严格的生物安全培训,获得上岗证方能进入实验室开展工作,同时应采集实验室工作人员本底血液样本进行检测并留样,建档冻存。

当病人标本被怀疑或未排除布鲁氏菌病时,临床医生应通知实验室人员。实验室人员应至少在二级生物安全实验室进行布鲁氏菌的相关操作,并配置适当的个人防护装备(PPE)用于初级和二级防护,以符合微生物和生物医学实验室(BSL)的生物安全要求,当对传染性较强的布鲁氏菌病原进行操作时应按照操作规程,以尽量减少通过泄漏、飞溅和产生气溶胶的事件发生的风险。

在临床、外科和兽医环境中,也应当按操作规程执行,以最小化溢出、飞溅和气溶胶。根据所进行的操作类型,个人防护装备应提供足够的保护,以最小化直接接触(皮肤和黏膜)和气溶胶暴露。例如适当的 PPE 包括手套、封闭鞋、护眼罩、面罩和呼吸罩(视需要和规程而定)。在不具备生物安全条件的县市级医院或疾控中心的微生物实验室,对于梅里埃等全自动微生物鉴定系统报告的疑似布鲁氏菌,不建议实验人员开展染色及药敏实验等相关操作。

(二) 职业人群防护

饲养、管理、屠宰家畜的人员,畜产品收购、保管、运输及加工人员,畜牧兽医人员,以及其他临时或长期接触家畜、畜产品的人员是受布鲁氏菌病威胁的重点人群,或称职业人群。对这些人群应加强布鲁氏菌病防控知识和职业技能培训,在工作中要按规定使用各种防护装备,工作结束后按要求进行消毒,使用的防护装备也需要按要求进行消毒。

五、到疫区旅游警示

布鲁氏菌病在世界许多地方流行,中国的大部分省区均存在感染布鲁氏菌病的风险。世界上布鲁氏菌病流行风险较高的区域包括:墨西哥、南美洲和中美洲、东欧、亚洲、非洲、加勒比、中东和地中海盆地(葡萄牙、西班牙、法国南部、意大利、希腊、土耳其和北非);国内的内蒙古、新疆、宁夏、黑龙江、山东、山西等省区布鲁氏菌病发病率较高。前往这些地区旅游时应小心防范,避免接触家畜,避免食用生的畜产品,生肉或未煮熟的肉、未经消毒的乳制品可导致布鲁氏菌的感染。

另外,狩猎野生动物时有感染布鲁氏菌病的风险。某些野生动物(如野猪、麋鹿、驼鹿、野牛、鹿、驯鹿)可以携带布鲁氏菌并作为传染源。食肉动物在吃了受感染的动物后,也可能易患布鲁氏菌病。

第五节　保护易感人群

疫苗接种是传染病预防控制中提高机体的免疫水平、抗病能力,从而达到保护易感家畜和易感人群免受感染、防止疫情扩大蔓延的重要手段。在防治布鲁氏菌病中预防接种分为人、畜预防接种。

一、家畜免疫

在全国范围内,种畜禁止免疫,实施监测净化;奶畜原则上不免疫,实施检测和扑杀为主的措施。一类地区采取以免疫接种为主的防控策略。二类地区采取以监测净化为主的防控策略。三类地区采取以风险防范为主的防控策略。

免疫家畜既可保护牲畜不受布鲁氏菌感染,也间接地保护了人群。我国免疫家畜最常用的畜用苗是猪2号苗(S2菌苗)。此苗用于免疫羊群(绵、山羊),免疫方法是口服饮水(口腔灌服)免疫。此苗免疫期后2年,保护力约在70%~80%之间。在我国的牛群的免疫常用牛种布鲁氏菌19号菌株活菌苗(皮下注射)和猪种布鲁氏菌2号菌株活菌苗(S2菌苗),免疫效果均很好。猪群中基本上不免疫。还有羊5号苗(M5菌苗)、Rev-1苗,我国只在个别地区用于羊的免疫。

(一) 免疫接种对象

牛、羊、猪等家畜。各地可根据当地疫情流行情况,确定重点免疫对象。

（二）免疫接种的范围和疫苗

疫区内易感动物全部用猪 2 号布鲁氏菌苗（S2 菌苗）、羊 5 号布鲁氏菌苗（M5 菌苗）、牛 19 号布鲁氏菌苗（S19 菌苗）或粗糙型 M111 菌苗免疫；控制区、稳定控制区内易感动物可用粗糙型 M111 菌苗免疫。免疫接种后由动物防疫监督机构发放免疫证明和免疫标志。

（三）免疫接种时间

牛、羊首次免疫接种 S2、M5 或 S19 菌苗后，间隔 1~2 年再接种 1 次。免疫接种后用血清学方法进行效果监测，无抗体的要重新免疫。

二、人群预防接种

目前，全球只有少数国家用布鲁氏菌苗给人群进行预防接种。我国历史上曾经使用过人疫苗，但由于目前使用的菌苗免疫后抗体持续时间较短，保护力有限，且连续使用可能产生一定的不良反应，因此，不提倡大范围使用。只在有布鲁氏菌病暴发或流行时，对严重受威胁人群；或在紧急状态时，如生物恐怖袭击等，可使用菌苗进行预防接种。当发生重大或特别重大的布鲁氏菌病突发公共卫生事件时，可由当地卫生行政部门提出申请，经批准后在周围一定范围的人群中进行预防接种，接种者不进行预防性服药。

第十三章 疫情报告与处置

发生布鲁氏菌病疫情时,必须采取有效措施,处理疫情,目的在于查清布鲁氏菌病发生的原因、范围、传染源种类、人畜间流行强度,彻底控制人畜间流行,积极治疗病例。发生布鲁氏菌病疫情的现场处置,运用描述流行病学和分析流行病学方法,判定流行或暴发是否存在,可能的原因是什么。应用布鲁氏菌病实验室检测技术和临床医学方法,及时核实疫情、制定确诊病例的规范治疗方案、佐证临床诊断和流行病学调查结论。

第一节 疫 情 报 告

布鲁氏菌病具有传染性,流行性,波及面大,不但损害健康,而且对社会稳定和经济发展亦可产生巨大影响。疫情报告按《中华人民共和国传染病防治法》中规定管理的乙类传染病的要求和程序向有关疾病预防控制专业机构报告。疫情报告是预防和控制布鲁氏菌病流行的重要信息,疫情报告的及时、正确、完整,关系到预防控制措施的采取和疫情的控制。疫情报告是相关决策机构掌握传染病发生、发展信息的重要渠道,也是及时采取处理,控制措施的重要前提。传染病报告按照疫情属地化管理原则,传染病报告工作实现现代化,达到疫情报告实时、快速、正确,及时掌握突发疫情,降低现场工作人员的工作强度,减少人为造成的错误,充分利用原始数据,准确方便地进行数据统计,提高疾病防治水平。

一、病例报告

(一) 责任报告单位及责任报告人

各级各类医疗机构、疾病预防控制中心为责任报告单位,其执行职务的人员和乡村医生、个体开业医生为责任报告人,必须按照《中华人民共和国传染病防治法》的规定进行病例报告,履行法律规定的义务。

（二）报告方式、时限和程序

发现病例后,具备网络直报条件的责任报告单位应当于 24 小时内,填写传染病报告卡并通过中国疾病预防控制信息系统中的传染病报告信息管理系统进行网络报告;不具备网络直报条件的责任报告单位及时向属地乡镇卫生院、社区卫生服务中心或区级疾病预防控制机构报告,并于 24 小时内寄送出传染病报告卡至代报单位。

（三）个案流行病学调查

报告单位所属辖区的县（区）级疾病预防控制机构,在接到病例报告后,要在 24 小时内完成报告卡审核,对临床诊断病例和确诊病例进行个案流行病学调查,填写《布鲁氏菌病个案调查表》。

二、可能构成突发公共卫生事件的相关信息报告

（一）报告范围

可能构成突发公共卫生事件相关信息的报告范围,包含如下三类情况:

1. 暴发　在布鲁氏菌病持续流行的县（区）,3 周内,同一自然村屯、社区、饲养场、牲畜集散地、屠宰加工厂等场所发生 3 例及以上急性期布鲁氏菌病病例。

2. 新发　既往 5 年内无本地布鲁氏菌病病例报告的县（区）,出现 1 例及以上本地急性期布鲁氏菌病病例。

3. 当地卫生健康行政部门认为其他可能造成公共卫生威胁,或按照《国家突发公共卫生事件应急预案》的判定标准,达到一般及以上级别的布鲁氏菌病疫情相关事件。

（二）报告方式、时限和程序

收到突发公共卫生事件相关信息报告的责任报告单位和责任报告人,应当在收到报告后 2 小时以内以电话或传真的方式向属地卫生健康行政部门指定的专业机构报告,具备网络直报条件的责任报告单位应当同时通过中国疾病预防控制信息系统中的突发公共卫生事件管理信息系统进行网络直报;不具备网络直报条件的责任报告单位,应当采用最快的通信方式将《突发公共卫生事件相关信息报告卡》报送属地卫生健康行政部门指定的专业机构,接到《突发公共卫生事件相关信息报告卡》的专业机构,应当对信息进行审核,确定真实性,2 小时内进行网络直报,同时以电话或传真等方式报告同级卫生健康行政部门。

接到突发公共卫生事件相关信息报告的卫生健康行政部门应当尽快组织有关专家进行现场调查,如确认实际发生突发公共卫生事件,应当根据不同级别,及时组织采取相应措施,并在 2 小时内向本级人民政府报告,同时向上级卫生健康行政部门报告。如尚未达到突发公共卫生事件标准的,由专业防治机构密切跟踪事态发展,随时报告事态变化情况。

第二节 疫 情 处 置

一、暴发疫情处置

(一) 组织措施

发生布鲁氏菌病疫情后,为了协调、统一步调,应在当地县级政府的统一领导下,根据工作需要,可成立临时指挥机构或领导小组,县级卫生健康部门配合畜牧兽医部门,对暴发疫点开展人畜间暴发疫点疫区消毒处理,消除传染隐患,防止疫情扩散和蔓延。对于发生病例数多或较大范围的暴发疫情时,可报告市(盟)或省(直辖市、自治区)卫生健康部门和畜牧兽医部门联合开展疫情处理。制订具体计划,并组织有关部门和人员实施。畜牧兽医、卫生等部门,应积极参加处置工作,做好流行病学调查、病例诊疗、病畜的淘汰、隔离以及畜群免疫等工作。上级业务主管部门应及时了解,掌握工作进展情况,进行技术指导。做好群众宣传,认识危害,掌握防治方法。

(二) 处置程序

1. 确诊病例防控人员进入现场后,应对布鲁氏菌病疫情情况进行全面调查了解,收集有关疫情的发生时间、地区、人群和畜群分布等方面的资料,特别是首例病人(病畜)出现的时间、地点及原因等方面的资料。收集病例的流行病学接触史、临床表现和实验室检查结果,根据《布鲁氏菌病诊断》(WS 269—2019)做出核实诊断。

2. 核实疫情通过确认病例数量、发病时间、涉及范围等核实疫情性质。属于暴发疫情要划定疫区范围,查清疫情发生的原因、传染源种类、人畜间流行强度。根据上述情况初步提出对布鲁氏菌病疫情现场处理的办法和措施。

3. 现场流行病学调查开展现场流行病学调查,以便分析、判断,找出此次疫情原因,确认疫情性质、范围、流行强度,总结共同特征及规律,做到"早发现、早诊断、早报告、早隔离、早治疗"(简称"五早")。布鲁氏菌病的早隔离指对受威胁畜群(病畜的同群畜)实施隔离,提出相对应的疫情性质处置方案,为最终控制布鲁氏菌病疫情提供依据。

4. 现场处理和控制措施

(1)控制与清除传染源:发现疑似疫情,对疫点实施检疫措施,畜主应限制动物流动;对疑似患病动物应立即隔离。由动物疫控部门专业人员到现场调查核实,按照原农业部《布鲁氏菌病防治技术规范》要求进行现场处理。

(2)切断传播途径、清除传播因子:实施各类布鲁氏菌病检疫,对疫区内牲畜定期检疫、输出、输入牲畜检疫、市场检疫、运输检疫、屠宰加工检疫,阳性畜予以淘汰;对各类食品监督,尤其对奶、肉、内脏等检测阳性的食品,一律销毁;对牲畜流产物、被污染的奶、肉、皮毛等,一律予以消毒处理;对传染源栖息之地或厩舍予以严格消毒;对操作布鲁氏菌实验室及生产菌苗车间等予以随时或定期消毒。

(3)保护易感人群:

1)宣传教育,采取多形式宣传方式,宣传布鲁氏菌病临床表现、危害、病因及基本防治知识,教育群众养成良好卫生、生活习惯,积极配合疾控人员为控制布鲁氏菌病所采取的各项措施,发现人间布鲁氏菌病要早报告、早处理、早治疗。科学饲养各类家畜,人、畜分居,做好个人防护,防止布鲁氏菌感染,发现病畜早隔离、早清除、早消毒。

2)干预措施对高危人群发放手套、工作服、口罩等防护用具和消毒液。

3)疫区内定期对人群进行布鲁氏菌病检查,及时发现感染者。

(4)病例管理:各期布鲁氏菌病患者布鲁氏菌病病例要给予及时规范的治疗,防止慢性化造成的损害,病例无须隔离。

(5)疫情终止:距离最后 1 例病例发病日期 3 周后没有流行病学关联的新发病例出现,即为疫情终止。

(6)加强疫区布鲁氏菌病监测,做到有疫情能够及时发现。

(三) 处置规范

1. 布鲁氏菌病暴发疫情现场处理物资准备按常见传染病疫情现场处理所需共同物资和交通工具,以及当地医疗部门准备所需病房、病床等;进行诊断所需各类试剂及器材;调查时所需表格、登记册、病例卡及宣传资料。

2. 现场调查组织各类人员座谈、讨论,听取各方面反映、意见、建议等。

(1)对首发病例调查:发病时间、地点、性别、年龄、职业、表现、发病原因、与牲畜及其产品接触关系、检测布鲁氏菌病抗体。

(2)对疫区人群调查:年龄、性别、职业、民族特点、饲养家畜的情况(畜种、数量、饲养方式、配种方式等)。对重点的人、畜进行抽样取样送检,检测布鲁氏菌病抗体。

（3）对疫区的有关单位调查：屠宰场、奶粉厂、肉类加工厂、鲜奶供应、皮毛收购、加工等单位的生产、管理、卫生、职工的健康等情况，检测布鲁氏菌病抗体。

（4）疫区自然特征：牧区、半农半牧区，农区、乡镇、山区、平原、水草状况、野生动物情况等。

（5）查阅当地有关布鲁氏菌病流行资料。

（6）综合分析：对上述所获得的资料和调查结果进行综合分析，找出引起疫情的传染源和传播因素，确定本次疫情所波及的范围，提出针对性的预防措施，并总结经验教训，防止再次发生。综合各方面调查情况，提出本次布鲁氏菌病发生的原因、传染源种类、疫情范围等。

3. 病例确认按照《布鲁氏菌病诊断》（WS 269—2019）核实诊断。

4. 病例搜索根据流行病学调查情况，由疾病预防控制专业人员划定疫点。病例搜索的范围为疫点内首发病例发病前三周至调查之日内接触过可疑病畜或畜产品的人群。对搜索到的可疑病例应及时采样，进行布鲁氏菌病血清学检测，血清学检测阳性者应开展病原学检测。收集病例发病情况、畜群分布和来源，养殖、屠宰及交易场所情况，特别是首例病例出现的时间、地点及可能的传染源等资料，描述病例三间分布特征，开展流行病学分析，确定疫情发生可能的传染源、传播方式，疫情波及的范围，追溯致病畜群或畜产品的来源，提出处理指导意见。

5. 疫畜处置要求

（1）扑杀：对患病动物全部扑杀。

（2）免疫：布鲁氏菌病检验阴性牲畜立即免疫。

（3）隔离：对受威胁的畜群（病畜的同群畜）实施隔离，可采用圈养和固定草场放牧两种方式隔离，隔离饲养用草场，不要靠近交通要道、居民点或人畜密集的地区。场地周围最好有自然屏障或人工栅栏。

（4）无害化处理：患病动物及其流产胎儿、胎衣、排泄物、乳、乳制品等按照《畜禽病害肉尸及其产品无害化处理规程》（GB 16548—1996）进行无害化处理。

（5）消毒：疫点消毒处置，与农业农村、交通运输、市场监督管理等部门开展联防联控工作，农业农村部门做好病畜处理及现场消毒工作。发现疫情后，对疫点实施检疫措施，畜主应限制动物流动。动物疫病控制机构对疑似病畜应立即隔离，阳性病畜全部扑杀，对病死畜和扑杀的病畜采取焚烧或深埋等无害化处理。对牲畜流产物、被污染的皮毛、病畜舍、运输工具等,一律予以严格消毒处理。

6. 健康教育向病人、病人家属及有暴露可能的人群宣传人畜布鲁氏菌病的表现、危害、病因及基本防制知识;教育群众养成良好卫生、生活习惯,做到人畜分居,不喝生奶,不吃生肉,科学饲养各类家畜;介绍宣传手套、工作服、口罩等防护用具和消毒药品的使用方法及个人防护方式,教育群众做好个人防护,防止布鲁氏菌感染。

7. 病例管理布鲁氏菌病病例无须隔离,要给予及时规范的抗生素治疗,避免慢性化造成的损害。确诊为布鲁氏菌病患者的,对急性期和亚急性期病例开展病例管理,制定病例管理方案由县区疾控中心为其建立档案,并将病例信息以病例管理卡片形式反馈至村督导员并对其布鲁氏菌病病例管理工作情况进行督导检查,对于确诊时已经慢性化(发病时间超过 6 个月)的病例,可不纳入病例管理范围。基层医务人员要督导病例及时规范服药,提高患者按时服药的依从性,提高治愈率,评价病例管理措施对病例早发现、规范治疗的效果。

8. 总结、报告通过对布鲁氏菌病疫情现场处理、调查、确认病例、核实疫情、控制措施的实施等一系列活动,疫情得以控制后,必须进行总结与报告。

(1)总结:对本次布鲁氏菌病疫情现场处理总结形式是多种多样的,可采取座谈、专访、讨论等,但总结中应包括以下内容。

1)此次现场处理程序和措施。

2)各部门参与及协作情况。

3)引发此次流行的原因、形式、传染源种类及流行特征和规律等。

4)在处理本次布鲁氏菌病流行中有无创意性的办法和措施。

5)此次疫区处理的经验、教训和存在问题。

(2)信息反馈及报告

1)信息反馈:在本次处理布鲁氏菌病疫情并得以控制后,疾控人员向当地领导及疾控单位反馈处理情况及资料,并提出咨询性意见、建议和评价,现场反馈初步调查报告,为今后控制和预防布鲁氏菌病提供参考。

2)汇报及报告:对本次布鲁氏菌病疫情现场处理结束 1 周内,有责任向当地卫生行政部门和上级疾病预防控制机构汇报并上交工作总结,汇报此次处理工作日程、程序、疫情性质、程度、采取控制措施及效果等。通报当地动物疫病控制机构,连同疾病检测结果反馈事发单位和当事人。

3)书面报告可包括如下内容:①现场处理程序,对事件的发生和处理情况进行总结;②各部门参与及协作情况;③获得的调查资料和数据初步分析结果;④引发此次流行的原因、影响因素、传染源、疫情特征等;⑤调查和处理中取得的经验和教训,发现的问题;⑥意见和建议,为今后的布鲁氏菌病控制和预防提供参考。

二、新发疫情处置

对新发病例(既往 5 年内无本地布鲁氏菌病病例报告的县(区),出现 1 例及以上本地急性期布鲁氏菌病病例)的调查,首先是确诊,再调查传染源和传播途径,分析传染因子及环境因素,确定可能波及的范围,并主动搜索采集相关的样本。新发病例由临床机构治疗,疾控机构进行预防干预,防止疫情扩大。检测样本发现病例,整理资料,分析和掌握新发疫情。

(一) 处置程序

1. 调查流行病学接触史。

2. 填写《布鲁氏菌病个案调查表》。

3. 询问并检查体征、书写病历。

4. 布鲁氏菌病特异性实验室检查。

5. 调查新发疫情区域、个案病例家庭生活、畜牧生产、当地饮食等相关因素。并了解人兽共患病防治措施情况,以及存在问题。

(二) 分析与小结

1. 根据症状、体征和实验检查结果,确定是否是布鲁氏菌病患者,确定发病日期、临床类型,并按《中华人民共和国传染病防治法》进行疫情报告。

2. 分析可能的传染源、传播途径、传播因子。

3. 确定传染源、传播范围和传播因素。

4. 提出新发疫情处置方案,控制疫情。

第十四章 监　测

布鲁氏菌病监测是分析和掌握布鲁氏菌病在人、畜间的流行趋势，评价布鲁氏菌病防治效果的一项重要方法。通过全面收集和分析资料，形成布鲁氏菌病监测年度总结报告，为制定和完善布鲁氏菌病的防治措施，降低发病率和病死率，以期达到预防、控制和消除布鲁氏菌病的目的，保障人民生命财产安全、食品安全和畜牧业健康发展。我国 1980 年开始在个别省区开展了布鲁氏菌病监测，1989 年原卫生部、农业部在全国 14 个省份设立了 15 个国家级布鲁氏菌病监测点，我国的人间布鲁氏菌病监测工作走上了有系统、有步骤的轨道。2018 年国家原卫生计生委办公厅下发《关于印发全国布鲁氏菌病监测工作方案的通知》，为适应新形势下基层工作的实际情况，对布鲁氏菌病监测方案重新进行了修订，以便于实际操作达到监测目的。

第一节 概　述

一、监测概念

布鲁氏菌病监测，也称布鲁氏菌病流行病学监测，是指长期、连续和系统地收集布鲁氏菌病的动态分布及其影响因素的资料，经过分析将信息及时上报和反馈，以便及时采取干预措施并评价其效果。

布鲁氏菌病的动态分析不仅包括布鲁氏菌病的时间动态分布，也包括从健康到发病的动态分布和地域分布。其影响因素包括影响布鲁氏菌病发生的自然因素和社会因素。布鲁氏菌病监测只是手段，其最终目的是预防和控制布鲁氏菌病流行。

二、监测目的

1. 及时发现和报告人间布鲁氏菌病病例,促进病例的规范化治疗和管理;

2. 了解人间布鲁氏菌病的流行病学特征及其变化趋势,为制订有效的防控措施,评价防控效果提供依据;

3. 了解人间布鲁氏菌病的感染来源和暴露危险因素,促进疫情得到科学、合理的处置,为提供有效的防护措施提供依据;

4. 了解我国不同地区人间布鲁氏菌病病例的布鲁氏菌的种、型和菌株的基因型分布及遗传变异特征。

三、方法与技术

1. 被动监测 下级单位常规上报监测数据和资料,而上级单位被动接受,称为被动监测。常规法定管理传染病报告属于被动监测范畴。

2. 主动监测 根据特殊需要,上级单位亲自调查收集或者要求下级单位严格按照规定收集资料,称为主动监测。

3. 常规报告 指国家和地方的常规报告系统主要由基层卫生人员开展工作,如我国的法定传染病报告系统。

4. 哨点监测 根据某些疾病的流行特点,由监测哨点对高危人群进行定点、定时、定量的监测,这种监测系统为哨点监测。

5. 实际病例 即确诊的病例。疾病与健康往往没有一个严格的界限,按照某个临床诊断标准确定病例,必然会发生一定比例的漏诊和误诊。

6. 监测病例 在大规模的疾病监测中,要确定一个统一的、可操作性强的临床诊断标准来观察疾病的动态分布,这样确定的病例称为监测病例。

7. 静态人群 静态人群是指在研究过程中无人口迁出和迁入的人群。

8. 动态人群 如果有频繁迁出、迁入,则称为动态人群。计算疾病频率指标时,静态人群采用平均人口数作分母,动态人群采用人时数作分母。

四、监测组织、监测点的选择和布局

我国人畜间布鲁氏菌病监测机构,由各级卫生和畜牧行政部门、各级疾病(疫病)预防控制机构和医疗机构组成。在原卫生部、农业部的领导和部署下,我国1989年在部分省区建立了国家级监测点,开始了系统的布鲁氏菌病监测工作。各省区也应根据当地的布鲁氏菌病疫情,选择若干个有代表性(不同疫情、不同地理条件、不同生产经营特点)的县(旗、区)为监测点,组织有疾病预防控制机构、医疗和畜牧兽医人员参加的布鲁氏菌病监测组织,进行布鲁氏菌病监测。2016 年,原卫生计生委根据全国布鲁氏菌病疫情形势,在近年来有疫情暴发和流行的地区设立监测点,监测点要保持相对稳定,至少连续监测 3~5年之后,各省份可根据疫情等情况对辖区内的监测点进行调整。

第二节 内容和方法

布鲁氏菌病监测分为三个步骤,即资料收集、资料分析和信息反馈与利用,并根据监测结果,进一步制定和修订防治工作计划和措施。

一、监测病例定义

(一)诊断原则

参照《布鲁氏菌病诊断》(WS 269—2019)、诊断依据为畜间相关流行病学接触史、临床表现、相关实验室检查。

(二)病例分类

可分为疑似病例、临床诊断病例、确诊病例及隐性感染。

(三)病程分期

参见第五章第二节临床分期。

二、常规监测

(一)人间病例报告

1. 责任报告单位及责任报告人、报告方式、时限和程序:参照"第十三章疫情报告与处置"。

2. 个案流行病学调查:报告单位所属辖区的县级疾病预防控制机构,在接到病例报告后,要在 24 小时内完成报告卡审核,对临床诊断病例和确诊病例及时进行个案流行病学调查,填写《布鲁氏菌病个案调查表》(附表 1)。

(二)可能构成突发公共卫生事件的相关信息报告

参照"第十三章第一节疫情报告"。

三、监测点工作

各监测点除按上述工作要求开展人间疫情监测工作外,应加强主动监测,定期开展重点职业人群的主动搜索,定期进行流行病学调查和临床检查,对有可疑布鲁氏菌病症状、体征或与牲畜及畜产品接触密切的人员进行血清学或病原学检查。

（一）监测点的设立与分布

一类地区每个省区至少设立 4 个监测点,可根据各省的实际的情况设省、市监测点;二类地区每个省区设立 2 个监测点;净化区设立 1 个监测点。

（二）监测内容和方法

1. 一般情况调查

（1）人口资料:监测点内人口资料,按年龄、性别分别统计。

（2）地形、交通、面积、气候等资料。

（3）居民生活条件、卫生习惯及状况,对布鲁氏菌病防治知识了解程度,职业人群对布鲁氏菌病的个人防护情况等。

（4）畜牧业概况:家畜种类、饲养量、饲养方式、经营方式配种方式、产羔期、流产物处理方式,畜舍设备及卫生状况,常见疾病,饮用水源与居民用水源的关系,水源污染情况。

2. 回顾性调查

（1）病史追溯:最早发现布鲁氏菌病的时间、地点、流行或暴发次数、范围、危害程度以及引起布鲁氏菌病流行的社会因素和自然因素。

（2）人间疫情:历年血清学检查阳性数、阳性率(感染率),发病数、发病率,患病人数和患病率;隐性感染数、隐性感染率;漏检漏报人数及漏报率;病原分离数及鉴定结果。

（3）畜间疫情:历年羊、牛、猪、鹿血清学检查阳性数、阳性率、流产率、病原分离及随种的种类、毒力鉴定结果和宿主动物种类等。

（4）家畜布鲁氏菌病防治情况

免疫:开始免疫年份,历年免疫数及免疫率;免疫方法和途径;使用菌苗种类、用量;免疫后血清学阳转率等。

病畜处理:近 3 年检出各类病畜数、隔离数、捕杀数。

（5）病人治疗:采取治疗的方法和方式,治疗人数、疗效。

（三）现场监测

1. 重点职业人群监测

（1）监测对象:重点监测对象为与牲畜及畜产品有接触的职业人群,年龄范围为 15~70 岁。监测数量要求一类地区每个监测点每年不少于 400 人,二类地区每个监测点每年不少于 200 人,三类地区每个监测点每年不少于 100 人。

（2）监测场所:监测点根据当地实际情况,选择职业人群集中的乡(镇)及屠宰场、牲畜交易市场和畜产品加工厂等工作场所,作为固定监测乡(镇)和固定监测场所,开展连续监测。选择固定监测乡(镇)养殖户集中的若干个村和若干个固定监测场所,对所有符合条件的兽医、饲养员、放牧员、接羔员、育羔员和牲畜交易、屠宰、皮毛、乳肉加工人员等职业人群开展监测。固定监测乡(镇)或者固定监测场所的数量根据调查样本量确定。

(3)监测时间:全年开展监测工作,重点在流行季节(3~8月)。

(4)监测内容:对所有监测对象开展布鲁氏菌血清学检查。血检样品做虎红平板凝集试验和试管凝集试验。血清学检查结果阳性者应当由临床医生进一步明确诊断,及时治疗。对所有开展血清学检查的人员登记于《重点职业人群布鲁氏菌病调查表》(附表2),并记录血清学检查和布鲁氏菌病诊断情况。

各监测点将实验室检测结果填写于《布鲁氏菌病血清学检测登记表》(附表3)。在每年监测工作结束后,每个监测点应当填写《重点职业人群布鲁氏菌病监测结果统计表》(附表4)。

2. 畜间疫情收集 监测点疾病预防控制机构要主动与畜牧部门联系,了解畜间布鲁氏菌病疫情动态和防制情况,如牛、羊存栏数和出栏数,牛、羊布鲁氏菌病血检个体阳性率和群阳性率,以及畜间检疫和免疫情况等。

有条件可以联合开展畜间带菌率专项监测:根据畜间疫情资料,采集项目地区牛羊养殖场疑似布鲁氏菌病病畜的生物学标本进行畜间带菌率调查。标本可采集静脉全血、肉、肝脏、脾脏、胎盘、睾丸附睾、流产胎儿等,在确保生物安全的条件下采集相关标本,每个项目县不低于30份。可填写《可疑动物布鲁氏菌病调查表》(见附表5)。

(四)病原学监测

1. 病原学监测 疾病预防控制机构对急性期患者采全血做细菌分离培养;医疗机构对急性期患者采全血或其他体液标本做细菌分离培养。标本采集、保存及运送按照中国疾控中心指定的布鲁氏菌病实验室检测工作方案执行,并填写《布鲁氏菌病病原检测标本送检表》(附表6)。

监测点病原学监测数量应当不少于急性期患者的20%,如病例数不足50人,应当全部进行细菌分离培养。一类地区每省份每年至少将20株(不足20株的则全部上送)、二类地区和三类地区每省份每年至少将10株(不足10株的则全部上送)菌株标本,送到中国疾控中心传染病预防控制所进行复核,并填写《布鲁氏菌菌株登记表》(附表7)。

2. 突发公共卫生事件病原学监测 对暴发疫情、新发疫情及其他突发公共卫生事件涉及的病例及对可疑的传播因子均开展病原学检测。当地疾病预防控制机构在现场调查时,采集急性期病例全血开展细菌分离培养,并填写《布鲁氏菌病病例病原检测标本送检表》。在本省份完成细菌分离及鉴定后,将分离菌株送至中国疾控中心传染病预防控制所进行复核,并填写《布鲁氏菌菌株登记表》(附表 7)。

3. 标本(菌株)运送 收集单位向上级单位运送标本(菌株),应当按照《中华人民共和国传染病防治法》《病原微生物实验室生物安全管理条例》《可感染人类的高致病性病原微生物菌(毒)种或样本运输管理规定》和《人间传染的病原微生物菌(毒)种保藏机构管理办法》相关要求进行。

第三节 数据收集、分析与反馈

一、数据收集

(一) 收集的报告数据主要有

1. 布鲁氏菌病疫情法定报告信息各级各类医疗机构、疾病预防控制机构、卫生检疫机构执行职务的医务人员按照《中华人民共和国传染病防治法》和《传染病疫情报告管理规范》的相关规定,对布鲁氏菌病病例进行报告。

2. 布鲁氏菌病病例个案信息、布鲁氏菌病流行病学个案调查表。

3. 一般情况调查资料。

4. 本底调查资料。

5. 布鲁氏菌病实验室监测信息、血清学和病原学监测结果。

6. 暴发调查、有代表性的聚集性病例调查总结报告。

(二) 布鲁氏菌病病例报告信息

通过中国疾病预防控制信息系统中的传染病报告信息管理系统进行网络直报。各省级疾病预防控制中心收集本省监测点上述报表和辖区内其他县(区)的相关监测数据,以及本省份本年度完成的《布鲁氏菌病个案调查表》和《布鲁氏菌菌株登记表》,并撰写省级布鲁氏菌病监测总结,于次年 1 月底前上报中国疾控中心。次年 1 月 15 日前,各监测点完成上年度布鲁氏菌病监测总结,并填写《重点职业人群布鲁氏菌病调查表》《重点职业人群布鲁氏菌病监测结果统计表》(数据采集截止日期为当年 12 月 31 日),上报省级疾病预防控制中心。上述资料均上报电子版发送至中国疾控中心指定的邮箱或者电子信息系统,如涉及患者姓名,均以编码代替。

二、数据分析

1. 发病情况根据发病数、死亡数、发病率、死亡率和病死率分析各地的发病、死亡趋势等。

2. 病例分布情况从时间、地区、人群分布分析布鲁氏菌病的发病特点等。

3. 重点人群感染状况,血清学阳性率,重点人群布鲁氏菌病防治知晓率等。

4. 菌株分离数和分离率,不同地区的优势菌株血清型以及溯源情况等。

5. 流行因素分析综合监测结果及当地收集到的人间、畜间等相关信息对布鲁氏菌病的流行因素进行综合分析。

6. 疾病预防控制机构可以根据高发季节和地区,适时进行定期与不定期,对辖区布鲁氏菌病监测数据进行分析,统计分析内容包括发病情况、病例分布情况、重点人群感染状况和病原学监测结果。可结合畜间监测结果及流行因素进行风险评估,提出对策建议。

三、信息交流和反馈

1. 各级疾控中心应由专人负责监测工作,定期将有关监测报告、统计分析和年度总结以 E-mail、传真或信函的形式报上级疾控部门和同级卫生行政部门。"布鲁氏菌病监测报告"应包括当前人间和畜间布鲁氏菌病疫情动态和发展趋势,以及引起疫情变动的原因分析,评价当前采取的布鲁氏菌病防治措施效果和疫情预测。上级疾控部门接到报告后,应及时对分析结果进行反馈。

各监测点应定期将监测结果向邻近的地区及相关部门(如畜牧兽医部门)进行通报。

2. 各级疾病预防控制机构应当将定期分析结果报告当地卫生健康行政部门,并反馈基层疾病预防控制机构和医疗机构,通报同级动物疫病控制中心。卫生健康行政部门向同级畜牧兽医、食品药品监管等相关部门通报。

3. 县级疾病预防控制机构完成病例个案调查后,发现输入、扩散、暴发等情况,需要协调有关部门共同调查处理时,应当及时将调查结果通过卫生健康行政部门向畜牧兽医、食品药品监管、工商等相关部门通报,协调相关部门按照工作职责开展动物疫情或可能受污染的动物产品的调查处置。

第四节 质 量 控 制

一、培训

各级卫生健康行政部门组织对辖区内医疗卫生机构的专业技术人员开展布鲁氏菌病监测工作培训。

二、实验室质量控制

中国疾控中心鼠疫布鲁氏菌病预防控制基地每年负责对各省级和监测点实验室开展血清学检测质量考核;中国疾控中心传染病预防控制所每年负责对各省级和监测点实验室开展病原检测质量考核,并定期通报质量考核结果。中国疾控中心传染病预防控制所每年负责对省级实验室进行病原鉴定及分型质量控制。省级实验室每年负责对地市级、县区级实验室开展血清学检测质量考核,并定期通报质量控制结果。

三、督导

中国疾控中心每年抽取部分省份,对布鲁氏菌病监测工作开展督导,将督导情况反馈给省级卫生健康行政部门并报送国家卫生健康委。省级疾控中心组织对辖区内的布鲁氏菌病监测工作开展督导检查,及时发现问题,提出解决方案,并将督导情况报告省级卫生健康行政部门及中国疾控中心。

四、考核评价

中国疾控中心制定监测工作考评方案,每年对监测点监测工作进行综合考评,并将评估结果及时通报给各省级卫生健康行政部门。各省级疾病预防控制中心参照国家考评方案,每年组织对所辖监测点监测工作进行质量评估,并将评估结果通报给地市级、县区级卫生健康行政部门。

第五节 职责与分工

一、各级卫生健康行政部门

各级卫生健康行政部门负责组织领导本辖区的布鲁氏菌病监测工作,保障监测工作所需人员和经费。

二、中国疾控中心

1. 负责全国布鲁氏菌病监测工作技术指导,制定监测相关技术文件。

2. 负责监测的技术培训,开展布鲁氏菌病监测督导、考核、评估。

3. 负责全国监测数据的收集、整理,定期对监测数据进行分析、反馈。

4. 负责各省份和监测点实验室的质量控制工作和布鲁氏菌病菌株的复核。

三、省级疾控中心(承担布鲁氏菌病防控任务的地方病防治机构)

1. 负责本省份布鲁氏菌病监测工作的具体组织实施和管理。

2. 负责本省份监测的技术培训和指导,开展布鲁氏菌病监测督导、考核、评估。

3. 负责本省份监测数据的收集、整理,定期对监测数据进行分析、反馈和上报。

4. 负责本省份实验室的质量控制工作。

5. 负责将本省份布鲁氏菌病菌株送中国疾控中心进行复核。

四、地市级疾控中心(承担布鲁氏菌病防控任务的地方病防治机构)

1. 负责本辖区内布鲁氏菌病监测工作的具体组织实施和管理。

2. 负责本辖区监测工作的技术培训和指导,开展布鲁氏菌病监测督导、考核、评估。

3. 负责本辖区监测数据的收集、整理,定期对监测数据进行分析、反馈和上报。

4. 负责本辖区实验室的质量控制工作。

5. 负责收集本辖区的布鲁氏菌病菌株,送省级疾控中心保存、复核和分型。

五、县(区)级疾控中心

1. 按照方案要求负责本辖区监测工作的具体组织实施。

2. 负责本辖区布鲁氏菌病临床诊断病例和确诊病例的个案调查。

3. 完成高危人群血清学检测。收集病人病原学标本和辖区医疗卫生机构分离的布鲁氏菌病菌株,送省级或者地市级疾控中心保存、复核和分型。

4. 掌握当地的畜间布鲁氏菌病疫情,了解当地的家畜的检疫、免疫和阳性畜情况。

5. 对监测县的监测资料进行收集、汇总和分析,监测总结及时上报。

六、医疗机构

1. 按照监测方案要求及时发现、诊断和报告病例。

2. 协助疾控中心做好布鲁氏菌病病例流行病学调查工作和标本采集。

3. 培养出布鲁氏菌要及时通知本辖区疾控中心。

附表

表1 布鲁氏菌病个案调查表

表2 重点职业人群布鲁氏菌病调查表

表3 布鲁氏菌病血清学检测登记表

表4 重点职业人群布鲁氏菌病监测结果统计表

表5 可疑动物布鲁氏菌病调查表

表6 布鲁氏菌病病原检测标本送检表

表7 布鲁氏菌菌株登记表

表1 布鲁氏菌病个案调查表

国标码□□□□□□病例编码□□□□□

第一部分 患者基本信息(此部分1~11可以直接从大疫情系统读取)

1. 患者姓名:(患儿家长姓名:)

2. 有效证件号:□□□□□□□□□□□□□□□□□□

3. 性别:(1)男;(2)女

4. 出生日期:＿＿＿年＿＿＿月＿＿＿日(如出生日期不详,实足年龄:年龄单位:□岁□月□天)

5. 工作单位(学校):＿＿＿＿＿＿＿＿＿＿联系电话:＿＿＿＿＿＿＿＿＿

6. 患者属于:(1)本县(区);(2)本市其他县(区);(3)本省其他地(市);(4)外省;(5)港澳台;(6)外籍

7. 职业:(1) 幼托儿童;(2) 散居儿童;(3) 学生;(4) 教师;(5) 保育保姆;(6) 饮食从业人员;(7) 商业服务;(8) 医务人员;(9) 工人;(10) 民工;(11) 农民;(12) 牧民;(13) 渔(船)民;(14) 干部职员;(15) 离退人员;(16) 家务待业;(17) 其他(请注明):____;(18) 不详

8. 现地址:____省(自治区、直辖市)____市(地区)县____(市、区)____镇(乡)____村(街道)____号(门牌号)

9. 发病日期:____年____月____日

10. 诊断日期:____年____月____日

11. 报告日期:____年____月____日

12. 病程分期:(1) 急性期;(2) 亚急性期;(3) 慢性期

13. 从事感染布鲁氏菌病的高风险职业:(1) 饲养员;(2) 放牧;(3) 屠宰工;(4) 皮毛加工工人;(5) 乳肉加工销售人员;(6) 畜产品收购、贩运人员;(7) 兽医;(8) 实验室人员;(9) 其他(请注明):____;(10) 不详

第二部分 暴露史调查

1. 你是否有牲畜及其制品接触史:□是 □否 □不清楚(如选"否"或"不清楚"跳至题目2)
(1) 接触牲畜种类(可多选):□牛 □羊 □猪 □狗 □鹿 □其他(请注明):____
主要接触方式有(可多选):□饲养 □放牧 □屠宰 □产品(肉、奶、皮毛等)加工
□贩运 □交易 □兽医 □实验室 □接种疫苗,型号为:____□其他(请概要描述):____
(2) 可能感染地点:
□在家里 □工作场所(如屠宰厂、养殖厂、皮毛加工厂等)(请注明工作场所具体名称和地址):_____
□其他(请注明):____

2. 您是否食用过未煮熟的牛羊肉、奶,或食用过生奶及奶制品?
□是(深入追问食物来源):_____
(1) 具体食用了什么:____
(2) 牌子、生产厂家、生产批次等:_____
(3) 食用时间及购买时间等:□否 □不清楚

3. 你是否到过布鲁氏菌病流行区? □是 □否 □不清楚

第三部分 实验室检查结果

1. 虎红平板凝集试验

2. 试管凝集试验

3. Coomb's

4. 细菌分离培养

调查小结:

调查单位:_____ 调查人员:_____ 调查日期:____年____月____日

表 2 重点职业人群布鲁氏菌病调查表

___省（自治区、直辖市）___ 地（市）___ 县（区）___ 镇（乡）___

姓名	性别	现住址	电话	职业/年限	布鲁氏菌病既往史		临床症状			虎红平板		试管凝集		细菌培养		诊断		
					有	无	有	无		阳性	阴性	阳性	阴性	阳性	阴性	新患者	老患者	隐性
						如有，是否治愈			如有，发病日期									

注：* 临床症状：如具备布鲁氏菌病主要临床表现（如发热、乏力、多汗、肌肉关节痛等症状）任何一项则填写"有"，否则填写"无"。

* 新发患者：指本次职业人群布鲁氏菌病筛查发现的新病例，包括既往感染已经痊愈但是重复感染者。

* 老患者：指本次筛查中发现的既往诊断为布鲁氏菌病但尚未治愈、长期迁延不愈的患者。

填表时间：___年___月___日

表 3 布鲁氏菌病血清学检测登记表

___省（自治区、直辖市）___地（市）___县（区）

样品编号	姓名	性别	年龄	联系电话	接触史	发病日期	确诊日期	采样单位	血清学检查结果					备注
									虎红平板	胶体金	ELISA		试管凝集	
											IgM	IgG		

注：接触史一栏直接填写序号：1 家畜；2 畜产品；3 布鲁氏菌培养物；4 生活在疫区；6 布鲁氏菌疫苗。

填表时间：___年___月___日

表 4 重点职业人群布鲁氏菌病监测结果统计表

省（自治区、直辖市）____ 地（市）____ 县（区）____

乡(镇、场)	血检人数	性别		职业							试管凝集检查		细菌分离培养		发现病例数			备注
		男	女	放牧	饲养	兽医	皮毛乳肉加工	屠宰	交易	其他	阳性	阳性率%	阳性	阳性率%	新患	老患	隐性	

注：* 新发患者：指本次职业人群布鲁氏菌病筛查发现的新病例，包括既往感染已经痊愈但是重复感染者。

　　老患者：指本次筛查中发现的既往诊断为布鲁氏菌病但尚未治愈，长期正迁延不愈的患者。

* 老患者：指本次筛查中发现的既往诊断为布鲁氏菌病但尚未治愈，长期正迁延不愈的患者。

填表时间：____年____月____日

表 5 可疑动物布鲁氏菌病调查表

___省(自治区、直辖市)___ 市(州)___ 县(市、区)

编号	动物种类	具体来源	是否染疫	培养物	培养结果	相关从业人员是否筛检	筛检结果	备注

填表时间:___年___月___日

表6 布鲁氏菌病病原检测标本送检表

送检单位：_____ 省（自治区、直辖市）_____ 地（市）_____ 县（区）

样本编号	姓名	性别	年龄	联系电话	接触史	发病日期	采集日期	送检日期	样本名称（血、关节液、脑脊液等）	采样单位	备注

注：接触史一栏直接填写序号：1 家畜；2 畜产品；3 布鲁氏菌培养物；4 生活在疫区；5 布鲁氏菌疫苗。

填表时间：_____年_____月_____日

表 7 布鲁氏菌菌株登记表

____省(自治区、直辖市)疾控中心

序号	菌株种型	姓名	性别	年龄	家庭地址	发病日期	采样日期	分离日期	备注

填表时间:____年____月____日

第十五章 健康教育和干预

布鲁氏菌病属于人兽共患病,其防治需要多部门配合,健康教育和干预是人间布鲁氏菌病防控的主要措施之一。根据知信行理论,当人们了解布鲁氏菌病有关的健康知识,建立起积极防治布鲁氏菌病的正确信念,才能主动地形成有益于健康的行为,改变危害健康的行为,从而有效保护易感人群,延缓和控制布鲁氏菌病暴发流行,最大限度地减少布鲁氏菌病对个人、家庭和社会的影响与危害。

第一节 健 康 教 育

一、落实责任,制订计划

《中华人民共和国传染病防治法》明确规定:"国家开展预防传染病的健康教育;新闻媒体应当无偿开展传染病防治和公共卫生教育的公益宣传。各级各类学校应当对学生进行健康知识和传染病预防知识的教育"(第十条)。"各级人民政府组织开展群众性卫生活动,进行预防传染病的健康教育,倡导文明健康的生活方式,提高公众对传染病的防治意识和应对能力"(第十三条)。布鲁氏菌病是传染病防治法规定的乙类传染病,其健康教育应当引起政府及相关部门的高度重视,将其列入布鲁氏菌病防治总体计划中,确定目标责任制,并给予相应的投入支持(经费、人力、物力、政策等)。卫生行政部门和疾病预防控制机构负责对乡村卫生人员和传播者进行培训,建立信息传播体系和网络。

二、健康教育对象

(一) 职业人群

从事牛羊等家畜养殖,乳、肉、皮等畜产品贩运、屠宰、加工,牲畜交易和兽医为布鲁氏菌病的职业人群,是感染布鲁氏菌病的高危人群,应大力宣传布鲁氏菌病基本知识,重点宣传科学饲养和个人防护的必要性,让其充分了解所从事工作存在的危险性,掌握如何防治布鲁氏菌病。

(二) 普通大众

人群对布鲁氏菌普遍易感,随着与家畜及其产品接触机会的增加,近年来家庭妇女、学生、儿童及城市居民感染布鲁氏菌病的比例有所上升,生活在疫区无明确接触史的人群患病时有发生,因此普通大众应做为健康教育的对象,加强布鲁氏菌病的传播途径和防控知识的科普宣传教育,督促其改变生活习惯,减少布鲁氏菌传播。

(三) 医务人员

对布鲁氏菌病患者的治疗和健康教育干预,离不开广大医务人员的参与,因此对医务人员的健康教育也是布鲁氏菌病健康教育工作的重要组成部分。应加强对医务人员的培训或宣传,使其掌握布鲁氏菌病临床表现、治疗方案、治疗标准及防控措施,能及时诊断布鲁氏菌病病例,对患者进行健康教育,确保其落实布鲁氏菌病防控措施。

(四) 布鲁氏菌病患者

对布鲁氏菌病患者进行布鲁氏菌病的传播途径、不规范治疗的危害等方面的宣传教育,可以减少再感染的风险,让其了解布鲁氏菌病可防可治,树立其治愈的信心。

(五) 领导及相关人员

相关部门决策者、宗教领袖、牲畜养殖场、屠宰场、交易场、畜产品加工企业的领导、村干部等在布鲁氏菌病防治策略制定和政策落实中举足轻重。通过宣传教育,了解布鲁氏菌病危害、防控策略及措施、法律法规等,让其对布鲁氏菌病防治工作引起重视,有利于协调、组织相关防治政策措施的落实和相关工作的开展。

三、健康教育核心信息

(一) 面向职业人群 / 普通大众的核心信息

1. 布鲁氏菌病是一种人兽共患传染病。

2. 从事牛羊等家畜养殖,乳、肉、皮等畜产品贩运、屠宰、加工,牲畜交易和兽医为布鲁氏菌病的职业人群。

3. 人患布鲁氏菌病与性别、年龄无关,与接触病畜机会多少有关。

4. 布鲁氏菌可以通过体表皮肤黏膜、呼吸道、消化道侵入机体。

5. 从事屠宰、挤奶、接羔、皮毛加工等活动时应加强个人防护,如戴手套、口罩等。

6. 定期对饲养、屠宰、加工等被污染环境及污染物品进行消毒。

7. 不喝生奶、不吃未煮熟的肉能有效预防布鲁氏菌病。

8. 禁止将羊羔放入人居住的屋内饲养。

9. 禁止儿童与羊羔玩耍。

10. 人患布鲁氏菌病后常见的临床表现有:发热、乏力、多汗、关节疼痛等症状。

11. 布鲁氏菌侵入机体后,几乎所有的器官和组织都可被侵犯。

12. 怀疑患了布鲁氏菌病应尽快到当地正规医疗机构进行诊治。

13. 只要治疗及时,措施得力,一般预后良好,如果不及时规范治疗,患者易由急性转为慢性,反复发作,迁延数年甚至终身不愈。

14. 由于目前人用的疫苗保护力有限,连续使用可产生一定的不良反应,因此,不提倡大范围使用疫苗。

15. 购买牲畜要检疫,饲养牲畜要免疫。

(二) 面向医务人员的核心信息

1. 布鲁氏菌病是由布鲁氏菌属的细菌引起的人兽共患的传染变态反应性疾病。

2. 布鲁氏菌病是《中华人民共和国传染病防治法》规定上报的乙类传染病。

3. 布鲁氏菌病的传染源是感染布鲁氏菌的动物。

4. 布鲁氏菌病人与人之间存在通过母婴、性传播、血液和医源性传播的可能性。

5. 人可以经皮肤黏膜直接接触、经消化道和经呼吸道三种途径感染布鲁氏菌。

6. 从事牛羊等家畜养殖,乳、肉、皮等畜产品贩运、屠宰、加工,牲畜交易和兽医为布鲁氏菌病的职业人群,生活在疫区的人群也可以患布鲁氏菌病。

7. 布鲁氏菌病临床表现为发热、乏力、多汗、关节疼痛等主要症状,布鲁氏菌可侵犯各个组织器官,表现为不同的临床表现,如侵犯神经系统,表现为神经痛、脑膜炎、脊髓炎等;侵犯泌尿生殖系统可表现为睾丸炎、卵巢炎、子宫内膜炎等。

8. 布鲁氏菌病的诊断可根据流行学接触史、临床表现和体征及实验室检查进行综合判断。

9. 布鲁氏菌病的治疗要遵循早期用药,彻底治疗的原则。

10. 布鲁氏菌病急性期首选抗生素治疗,WHO 推荐利福平联合多西环素治疗。

11. 对患者及家属进行健康教育,如果及时、规范治疗,布鲁氏菌病是可以治愈的,增强患者治愈的信心。

12. 防治布鲁氏菌病从控制传染源、切断传播途径和保护易感者(做好个人防护)三方面入手。

(三) 面向患者的核心信息

1. 布鲁氏菌病是一种人兽共患传染病,患病的家畜是主要传染源。

2. 人与人之间是否传播布鲁氏菌病,一直有争议,近年有报道人与人之间存在通过母婴、性传播、血液传播的可能性,但日常照料患者一般不会传染。

3. 布鲁氏菌病的临床表现为发热、乏力、多汗、关节疼痛等主要症状,布鲁氏菌可侵犯各个组织器官,有不同的临床表现。

4. 怀疑患布鲁氏菌病应及时到正规医疗机构进行确诊和治疗。

5. 如果治疗及时,布鲁氏菌病是可以治愈的。

6. 布鲁氏菌病治疗必须足量足疗程规范治疗,否则容易转为慢性,反复发作长期不愈。

7. 从事牛羊等家畜养殖,乳、肉、皮等畜产品贩运、屠宰、加工,牲畜交易等工作容易患病。

8. 人可以经皮肤黏膜直接接触、经消化道和经呼吸道三种途径感染布鲁氏菌。

9. 布鲁氏菌病是可以复发和再感染的,患病后应避免接触牲畜及其畜产品,如果必须接触,从事相关工作应做好个人防护。

10. 养成良好的卫生习惯,对被污染的环境和物品及时进行消毒处理。

(四) 面向领导及关键人物的核心信息

1. 布鲁氏菌病是一种人兽共患传染病,患病的家畜是主要传染源。

2. 布鲁氏菌病是《中华人民共和国传染病防治法》规定的乙类传染病,是《中华人民共和国动物防疫法》规定的二类动物疫病。

3. 布鲁氏菌病是再度肆虐的传染病。

4. 全国及当地的疫情及其影响因素。

5. 布鲁氏菌病的流行特点。

6. 布鲁氏菌病疫情受气候等自然因素及经济体制、防控措施等社会因素的影响。

7. 布鲁氏菌病不仅影响人的身体健康,而且影响畜牧业的发展,造成一定的经济损失。

8. 布鲁氏菌病的防控必须由卫生、农业、工商等多部门联防联控。

9. 全国布鲁氏菌病防治计划中的部门职责及防控目标。

10. 当前布鲁氏菌病防控策略及措施。

四、健康教育形式

健康教育形式可以灵活多样,针对不同的目标人群采取不同的健康教育形式。布鲁氏菌病健康教育信息可以通过语言教育、书面教育、新媒体教育等形式进行传播。

(一) 语言教育

语言教育是使用率最高的健康教育形式之一,面对面宣讲、随访调查、演讲、专题讲座、医嘱、同伴教育等均是语言教育的常见方法,还可以结合当地特点,采取受教育对象易于接收的形式,如地方戏、小品等形式。语言能广泛实行、灵活运用,且反馈及时。语言教育要求传播者对布鲁氏菌病健康知识有一定了解,同时在谈话、礼貌等方面掌握一定的技巧。

(二) 书面教育

通过宣传画、宣传单、手册、板报、标语等形式进行健康知识传播,具有形象感强、易传播、内容丰富等特点。

(三) 新媒体教育

通过公益广告、视频、微电影、手机短信、微信等方式在网络电视、手机等介质进行健康教育,具有内容生动形象、传播信息快捷,能连续不断地发出信息,且具有定时和周期性播放的特点,可以突破时空障碍。

书面教育和新媒体教育拥有广大的受众,具备其他任何传播方式都不能达到的影响面,但有其局限性,主要表现为反馈不及时,很难因人而异,很难有的放矢地确定传播内容、方式和步骤,只能向全社会整体人群进行传播,其对象只是被动地接受教育。

五、健康教育效果评价

根据控制论学说和健康教育工作的过程特点,健康教育评价分为形成评价、过程评价、效应评价、结局评价和总结评价五个方面。对布鲁氏菌病健康教育工作而言,主要为效应评价,了解公众、职业人群、医务人员、患者相关知识知晓情况和重点人群(职业人群、患者)相关行为形成情况。通常的做法是对健康教育对象开展问卷调查了解,常用的评价指标有健康知识知晓率、合格率、信念持有率、健康行为形成率、健康行为正确率等。

健康知识知晓率 = 被调查者答对总题数 / 被调查者应答题总数 ×100%

健康知识合格率 = 健康知识达到合格者人数 / 受调查者总人数 ×100%

信念持有率＝持有某种信念的人数／受调查者总人数 ×100%

健康行为形成率＝养成健康行为的人数／被调查者总人数 ×100%

健康行为形成（正确）率＝被调查者答对总题数／被调查者应答题总数 ×100%

对每一类人群进行问卷调查时，调查表设计内容应有所侧重，如对公众调查评价时，可对布鲁氏菌病的传播途径、哪些是布鲁氏菌病患病重点职业人群等进行重点调查和评价；对职业人群调查评价时，除上述公众调查评价重点内容外，还应包含个人防护知识与行为、布鲁氏菌病的临床表现和治疗等相关内容；对患者调查评价时，除上述公众和职业人群调查评价重点内容外，还应包括是否遵医嘱全程规范治疗、对布鲁氏菌病复发再感染的认识等。

第二节　健　康　干　预

布鲁氏菌病健康干预就是在目标人群的行为活动中，通过干预措施的实施而改变其具有引起布鲁氏菌病传播危险的行为，达到促进目标人群改变危险行为，采取安全行为，降低或预防目标人群感染布鲁氏菌病的危险。

一、健康干预对象

从事牛羊等家畜养殖，乳、肉、皮等畜产品贩运、屠宰、加工，牲畜交易和实验室技术人员等布鲁氏菌病患病的高危人群以及生活在疫区的人群。

二、健康干预步骤

健康干预应以健康教育诊断为基础，有计划、有步骤地制订并组织实施防控健康干预。疫区或职业场所的健康干预分为五个步骤：

（一）动员

项目工作人员应在疫区或目标职业场所开展宣传与动员，说明开展布鲁氏菌健康干预的重要性，争取当地政府、场所经营负责人的支持，并建立合作网络和工作机制。

（二）开展本底调查

对职业场所本底调查应包括：职业场所的性质与规模、牲畜采购环节是否检疫、牲畜饲养环境（是否圈养和人畜分居）、病畜和污染物处理场所和工作流程、劳动保护制度与防护用品配备、工作人员对布鲁氏菌病的知识掌握和个人防护情况、个人卫生知识和行为习惯养成情况（如饭前或接触牲畜及其制品后及时洗手、皮毛加工场所禁止吸烟或进食、不喝生奶和吃生肉及病死畜肉、加工储藏动物肉或内脏的工具或容器要生熟区分等)。对疫区的本底调查还应包括：当地牛羊等家畜养殖、加工、交易等场所的分布；疫区公众布鲁氏菌相关知识和技能掌握情况等。

(三) 确定主要干预问题

在上述本底调查基础上，分析并确定该疫区或职业场所存在的主要问题。

(四) 制订干预计划并组织实施

根据疫区或职业场所具体情况确定改善目标人群健康相关行为的干预策略、设计干预方案，并组织实施。

(五) 效果评价

对干预工作进行效果评价，监测和评估工作进展，调整干预方案，评价干预效果。

三、健康干预计划和干预实施

(一) 健康干预计划

明确疫区或职业场所本底情况和主要干预问题后，要制订切实可行的健康干预计划并组织实施。干预计划和实施时要明确计划目标和具体指标，确定干预策略框架、项目活动内容、方法和日程，制订监测与评价方案。健康干预计划的具体目标必须回答"3 个 W、2 个 H"，即：对谁(who)、实现什么变化(what)、在多长限期内实现这种变化(when)、变化程度(how much)、如何测量该变化(how to measure it)。

(二) 干预实施内容

布鲁氏菌病健康干预和内容一般包括以下 10 个方面：

1. 购买牲畜时检疫和饲养牲畜免疫。

2. 饲养牲畜要圈养，人、畜分居。

3. 对病畜及时扑杀、无害化处理，牲畜流产物、胎盘、流产羔(犊)等要无害化处理，然后深埋。

4. 被污染的奶、肉、皮毛等，一律予以消毒处理。

5. 牲畜栖息地或圈舍、生活环境定期严格消毒处理。

6. 从事牛羊接生、屠宰、清理圈舍和加工皮毛等工作时，要做好个人防护、戴口罩、手套，穿工作服、靴子等，工作后应对场所和防护品进行消毒处理。

7. 养成良好的卫生习惯，如饭前或接触牲畜及其制品后及时洗手，畜牧养殖和皮毛加工场所禁止吸烟或进食等。

8. 不喝生奶,不吃生肉及病死畜肉。

9. 加工、储藏动物肉或内脏的工具或容器生熟不分。

10. 实验室技术人员需在生物安全二级以上的实验室进行布鲁氏菌相关操作。

对照 10 个方面的问题,疫区可选择其中较为突出的问题制订和组织实施干预计划,职业场所则应针对存在的问题,逐条进行干预、整改和落实。

四、健康教育干预策略

布鲁氏菌病健康干预的最终目标是通过语言、文字、声像等材料宣传和具体的示范指导,帮助高危人群掌握并采纳健康的行为方式,提高自我防护能力。常用的布鲁氏菌病健康教育干预策略包括信息交流、技能发展、社会行动。

(一) 信息交流

向疫区公众或职业场所高危人群提供布鲁氏菌病防控的相关信息,帮助各类人群树立健康观念。针对不同的目标人群采取不同的健康教育形式。对个体高危人群还可以通过同伴教育方式使其对从事布鲁氏菌病的高危行为及其危害有充分的认识,自觉改变不正确的行为方式,指导其在从事高危行为时进行个人防护,可发放行为干预包,包内必备宣传品,选备帽子、口罩、胶手套、消毒药等防护及消毒用品,可通过同伴或家庭成员监督其改变高危行为或从事高危行为时进行个人防护。

(二) 技能发展

技能发展的重点目标人群是职业人群,卫生行政部门及疾病预防控制机构要指导职业场所经营单位建立布鲁氏菌病防控的健康教育制度和个人防护等制度,明确专兼职人员承担布鲁氏菌病健康教育工作,充分利用单位广播、微信、手机短信、宣传栏、培训讲座等方式定期开展健康教育活动,为职工提供必要的个人防护用品,并监督职工遵守防控制度,落实防护措施。对从事牛羊等家畜养殖,乳、肉、皮等畜产品贩运、屠宰、加工,牲畜交易和兽医等重点高危职业人群,应关注防护服的正确穿戴、牲畜栖息地或圈舍及生活环境消毒处理方法、病死牲畜和污染物处理方法等技能的培训和发展。

(三) 社会行动

布鲁氏菌病健康教育干预中,社会行动策略主要应用于疫区。通过社会行动,形成声势,引发关注,营造社会氛围。如:通过报纸、杂志刊登竞赛题,通过电视直播竞赛等,广泛发动社会大众关注和参与;卫生行政部门也可以组织开展咨询和义诊活动,既能对部分群众的健康问题和相关行为进行有针对性的指导,又能吸引群众关注;也可以通过社区 / 村开展一系列宣传活动。

五、健康干预效果评价

疫区或职业场所健康干预评价包括过程评价、效应评价、结局评价、成本－效益分析。

(一)过程评价

评价方法可采取查阅资料、目标人群调查和现场观察三类。评价指标常用的有:项目活动执行率、干预活动覆盖率、目标人群满意度等。

项目活动执行率＝某时段已执行项目活动数／某时段应执行项目活动数×100%

干预活动覆盖率＝参与某种干预活动的人数／目标人群总人数×100%

目标人群满意度＝被调查目标人群选择满意选项人数／被调查目标人群数×100%

(二)效应评价

常用的评价指标有健康知识知晓率、合格率、信念持有率、健康行为形成率、健康行为正确率、行为改变率等。

健康知识知晓率＝被调查者答对总题数／被调查者应答题总数×100%

健康知识合格率＝健康知识达到合格者人数／受调查者总人数×100%

信念持有率＝持有某种信念的人数／受调查者总人数×100%

健康行为形成率＝养成健康行为的人数／被调查者总人数×100%

健康行为形成(正确)率＝被调查者答对总题数／被调查者应答题总数×100%

行为改变率＝在一定时期内改变某特定行为的人数／观察期开始时有该行为的人数×100%

(三)结局评价

对疫区或职业场所布鲁氏菌病健康干预结局效果评价的指标,主要是布鲁氏菌病的发病率。

发病率＝某一时期内新感染布鲁氏菌病病例数／该地区人口数(该单位工作人员数)×100%

(四)成本—效益评价

近年来,各级政府对公共卫生投入逐年增加,对具体某项公共卫生工作的成本—效益分析评价日益引起关注。对疫区的布鲁氏菌病健康干预来说,成本—效益评价也是健康干预效果评价的重要组成部分。成本—效益分析的基本思想是通过比较项目的总成本和总效益(以货币值表示)来确定投入一定(单位)成本的产出。

附　录

附录一

布鲁氏菌病现场消毒和实验室消毒及应急处置方法

一、常用消毒方法

（一）喷雾消毒法

一般适用于台（桌）面、地面、墙面和易于喷洒可及物品等的表面消毒。

（二）浸泡消毒法

一般适用于防护服、器具、器件等的消毒。常用的消毒剂有：0.2%新洁尔灭、0.2%~0.5%过氧乙酸、1∶100的"84"消毒液、2%~3%的火碱等。

（三）紫外线灯消毒法

用紫外线灯对空气和物体表面进行消毒。在室内安装紫外线灯消毒时，灯管以不超过地面2m为宜，灯管周围1.5~2m处为消毒有效范围。被消毒物表面与灯管相距以不超过1m为宜。紫外线灯的功率，按每0.5~1m^{2}房舍面积计算，不得低于4W/m^2。

（四）熏蒸消毒法

甲醛和高锰酸钾按2∶1混合，即每立方米40%甲醛（福尔马林）水溶液30ml，加入高锰酸钾15g发生反应，产生气体，经过一定时间的熏蒸而起到杀灭布鲁氏菌的目的。

（五）火焰消毒法

实验室器件、器具及废弃物品可以直接焚烧或用火焰枪消毒。

二、现场消毒

(一) 场地消毒

地面、圈舍消毒按照《布鲁氏菌病防治技术规范》有关规定进行。

(二) 设施设备及运输工具消毒

按照《布鲁氏菌病防治技术规范》有关规定分别对金属设施、设备及运输工具做好相应的消毒工作。

(三) 人员防护用品消毒

按照有关规定对布鲁氏菌污染的衣物或接触疫苗的人员所穿工作服、帽、污染的手套、靴子等进行消毒。按照《布鲁氏菌病防治技术规范》或 GB/T 26366 的有关要求做好耐热、耐湿纺织品的消毒;按照 GB/T 26366、GB/T 26371、GB 18281.2—2000 等有关要求做好不耐热制品的消毒。

(四) 废弃物及污染物消毒

1. 病畜的粪尿:按照《布鲁氏菌病防治技术规范》或 GB 28233—2011 有关规定做好粪尿的消毒工作,无害化处理符合 GB 7959、GB 18596 的有关要求。

2. 病畜污染的饲料、垫料和垃圾:按照《布鲁氏菌病防治技术规范》有关规定做好无害化处理工作,排放标准符合 GB 18596 的有关要求。

(五) 污染水体消毒

参照 DB31 T 432—2017 有关要求对污水进行消毒,排放标准符合 GB 18596 的有关要求。

三、实验室消毒及实验室安全事故现场处置

(一) 布病实验室日常消毒

1. 布病实验室应建立日常消毒制度,定期进行消毒处理,并设专人负责监督检查消毒情况。

2. 实验室内常备有 75% 酒精、消毒槽(池)、消毒缸、喷雾器,并备有足量的 0.2% 新洁尔灭溶液等。

3. 实验室使用前后应开启紫外线消毒装置进行空气消毒,照射时间不低于 30 分钟。

4. 进行细菌试验操作时,用 0.2% 新洁尔灭溶液浸湿毛巾铺在工作台面上,工作结束后,用 0.2% 新洁尔灭溶液擦拭台面,将毛巾和废弃物一起浸泡在盛有 0.2% 新洁尔灭溶液消毒缸内 12 小时以上,然后再进行高压消毒。

5. 不能用消毒液消毒的仪器设备用 75% 的酒精棉擦拭 3 次以上。

(二) 实验室清场消毒

1. 将实验区内的污染材料按照《废弃物处理规定》进行集中高压处理。

2. 用新鲜配制的含 0.2% 新洁尔灭溶液擦拭工作台面、生物安全柜内壁及台面。

(三) 实验室安全事故现场处置

工作人员发生意外事故时,如针刺损伤、玻璃碎片扎伤,菌种滴溅及体表或口鼻眼内,或污染实验台面等均视为安全事故,应立即进行紧急医学处置。根据生物安全危害度和暴露程度,现场初步评估职业暴露危害程度和选择处理方式。对污染区域进行有效的控制,最大限度地清除和控制污染物对周围环境的污染和扩散;进行暴露人员的医学观察等原则和步骤进行处理。

1. 制定实验室应急处置预案,以便在遇有突发事件时,对实验室安全事故进行处置。

2. 建立意外事故登记表,详细记录事故发生的时间、地点及经过,暴露方式,损伤的具体部位、程度等,接触物种类(菌液、菌种)的情况,处理方法及处理经过等。

3. 记录对暴露现场和周围环境防控污染的方法,实施形式,人员、范围,评估防控处理的效果;总结和评估试验操作等过程存在的失误和整改措施。

4. 一般性的小型事故可在紧急医学处置后,要立即向实验室负责人和实验室生物安全领导小组报告事故情况和处理方法,及时发现处理中的疏漏之处,使处理结果尽量完善妥当。

5. 发生重大事故时,在进行紧急医学处置的同时,要立即向实验室负责人和实验室生物安全领导小组报告情况,立即对现场进行紧急处理,对职业暴露的危害性和对暴露人员的伤害程度进行评估,并同时进行医学观察。

6. 实验室意外事故处置方法

⑴化学污染:立即用流动清水冲洗被污染部位,立即到急诊室就诊,根据造成污染的化学物质的不同性质用药。在发生事件后的 12 小时内向实验室负责人汇报。

⑵针刺伤,玻璃碎片扎伤:被污染的针头、玻璃碎片或其他锐器刺伤后,应立即用力捏住受伤部位,向离心方向挤出伤口的血液,不可来回挤压,同时用流动水冲洗伤口。用 75% 酒精消毒伤口,并用防水敷料覆盖,意外受伤后必须在 12 小时内向实验室负责人汇报。

⑶皮肤、黏膜和角膜被污染:皮肤若意外接触到菌液或其他化学物质时,应立即用肥皂和流动水冲洗。黏膜和角膜若意外进入菌液或其他化学物质时,应立即用大量清水或生理盐水冲洗。并及时到急诊室就诊,请专科医生诊治。在 12 小时内向实验室负责人汇报。

附录二

布鲁氏菌病典型及疑难病例案例分析

一、布鲁氏菌病合并脊椎炎,伴椎旁广泛脓肿(辽宁省沈阳市第六人民医院提供)

（一）病历摘要

1. 基本病情介绍

患者,女,54 岁,农民。主诉"乏力、关节痛 9 月余,腰痛 7 月余"。

患者入院前 9 个月前无明显诱因出现乏力,伴有关节痛,以左膝关节为主,自行贴止痛膏药后有所缓解。入院前 7 个月,患者仍明显乏力,出现腰部酸痛,进行性加重,至当地医院就诊,检查提示 L4~L5 椎间盘膨出,按"腰椎间盘突出"对症治疗后,症状有所减轻,之后出现间断发热、畏冷,具体体温未测,自服"扑热息痛"后热退,但仍有腰痛反复发作、弯腰及行走活动受限。因怀疑布病,于当地医院化验布病抗体阳性,诊断为"布鲁氏菌病",肌注"链霉素"、口服"土霉素"（具体剂量不详）治疗 20 余天,疗效不明显,至丹东市传染病院住院治疗 9 天,予口服"多西环素(100mg/次,2 次 /d)、利福平(900mg/次,1 次 /d)"治疗,未再发热,腰痛症状略有减轻,出院后口服"多西环素、利福平",服药不规律,未停药。患者仍有腰痛、伴有左髋关节疼痛伴活动受限,为进一步治疗至沈阳市第六人民医院就诊。患者自发病以来,无抽搐及意识障碍,无头晕及头痛,无咳嗽及咳痰,无胸痛及咯血,无腹痛及腹泻,无尿频、尿急、尿痛,精神、饮食、睡眠欠佳,体重无明显改变。

既往无慢性病史、无肝炎及结核传染病史。有输血史,无药物过敏史。

2. 流行病学史

患者养羊 10 余年。

3. 体格检查

体温(T)36.4 ℃, 心率(P)96 次 /min,脉搏(R)18 次 /min,血压(BP)110/84mmHg。神志清楚,周身皮肤黏膜无皮疹、无瘀点瘀斑,浅表淋巴结未触及肿大。心肺听诊未闻及明显异常,腹软,无压痛,无反跳痛,左下腹可扪及一包块,大约 2cm×5cm 包块,无触痛,质软,肝脾肋下未触及,Murphy 征阴性,肝肾区无叩痛,移动性浊音阴性,双下肢无水肿。腰椎 2~4 棘突压痛及叩痛阳性,腰椎及左髋关节活动受限,左下肢屈曲约 20° 不能伸直,左侧髂窝饱满、有压痛。

4. 实验室及影像学检查

(1)血白细胞(WBC)8.8×10⁹/L、中性粒细胞比值(NEUT%)57%;红细胞(RBC)5.16×10¹²/L、血小板(PLT)181×10⁹/L、血红蛋白(Hb)163g/L,C 反应蛋白(CRP)28.7mg/L。

(2)布病虎红平板凝集试验:阳性,试管凝集试验:1:200 阳性。

(3)血培养未见细菌生长。结核抗体阴性,T 淋巴细胞 IFN-γ 释放试验阴性。

(4)胸片示双下肺纹理增强。

(5)腰椎及髋关节 MRI 提示符合 L2~L4 椎体炎改变、累及椎旁、侵及椎管,腰椎退行性病变,间盘膨出,双髋关节未见确切异常。

(6)腹部超声:右侧腰大肌区相当于 3~4 腰椎水平向下延伸可见 2.2cm×6.3cm 囊性回声,左侧腰大肌区相当于 4~5 腰椎水平向下延伸至髂窝可见 10.5cm×4.1cm 囊性回声,左大腿内侧近胯关节处可见 6.7cm×3.9cm 囊性回声。

(7)全腹增强 CT:脾大、肝囊肿、双肾未见明确病变,L2~L4 椎体炎并椎旁广泛脓肿(左侧流注至腹股沟)可能性大,增强 CT 提示 T12 椎旁见多发囊性密度灶,壁稍厚,相互融合,内可见分隔,左侧较大,病灶向下腹部流注至左侧腹股沟处,形态与血管分布不相关,除外血肿。考虑肿块原因与布鲁氏菌感染相关、脓肿可能性大。

5. 治疗

①多西环素 200mg/ 次,1 次 /d,静脉滴注;②利福平 900mg/d,1 次 /d,口服;③头孢唑肟 200mg/ 次,2 次 /d,静脉滴注。

6. 转归

经治疗后患者症状有一定好转,在住院第 10 天患者再次出现发热,体温最高达 39.0℃,伴畏冷寒战。继续按原方案规律抗菌治疗,经外科及影像科会诊,并在外科行左侧髂窝内穿刺置管,证实为脓肿,建议进一步手术治疗。患者转至胸科医院骨科治疗,全麻下行腰椎病损切除术 + 腰椎植骨术 + 椎弓根钉内固定术。术后病理检查镜下见病变区组织细胞增生,增殖性结节和肉芽肿形成,其内单核细胞、淋巴细胞、中性粒细胞、嗜酸性细胞浸润,可见成片类上皮细胞组成的结节性病灶。术后患者左下肢可完全伸直,无发热,好转后出院,继续规律服用抗菌药物。经随访,治疗 6 个月患者未再发热,临床症状均消失,疼痛明显缓解,日常活动能力完全恢复,复查 CT 表现脓肿消失、病灶边缘轮廓较清晰,破坏骨质有修复现象。

（二）病例点评

本例患者为脊椎炎症合并椎旁脓肿以及腹腔巨大脓肿，脓肿范围大，脓液沿着腰大肌一直到腹股沟，形成较大脓肿，引起患者明显腰痛及肢体活动受限、腹部隐痛。通过该病的流行病特点、布病抗体及受损脊椎的影像学改变即可对其做出初步诊断。虽然布病并发脊椎损伤的患者越来越多，但出现椎旁广泛脓肿并流入腹腔形成脓肿者非常罕见。布病引起的脊柱炎需与结核性脊柱炎相鉴别，可从两者的流行病学史、病变好发部位、影像学特点、实验室特异性检查及病理学方面予以鉴别。

本病例经内科治疗疗效欠佳，且一旦脓肿破溃将会引发腹腔严重感染，通过手术清除病灶，结合抗感染治疗，预后较好。目前认为，布病性脊椎炎的手术指征：①维持正规药物治 2 个疗程，临床症状仍无明显缓解；②脓肿较大难以自行吸收；③椎管受侵犯致炎性肉芽肿或脓肿形成；④经保守治疗未能缓解腰背部的疼痛，或已有椎间盘损害导致顽固性腰痛；⑤椎体破坏灶直径较大（≥ 1cm）或累及关节突或出现病理性骨折从而导致脊柱的稳定性下降；⑥重要组织（如脊髓、马尾、神经根）受压；⑦伴其他种类细菌混合感染。

无论患者手术与否，抗菌药物联合应用必须贯穿整个治疗过程，遵循"联合、足量、足疗程"原则。该患者腰痛时间较长，出现脊椎炎至少七个月，感染布鲁氏菌时间可能更长，但患者一直未按照布病治疗，到我院就诊时已经发现腹部包块，经超声及 CT 证实为巨大脓肿，若患者能早期发现布鲁氏菌感染，炎症可能会得到控制，不必手术。本病例提醒大家要对布病性脊椎炎伴发脓肿引起高度的重视，以便更好地达到早期发现、早期诊断、早期合理、对症治疗。

二、布鲁氏菌脑膜炎（山东大学附属济南市传染病医院提供）

（一）病例摘要

1. 基本病情介绍

患者寻某，男，22 岁，山东济宁人。主诉"布鲁氏菌病" 2 年余，反复发热、抽搐 5 月余。

患者 2 年前于当地疾控中心确诊为"布鲁氏菌病"（具体不详），曾口服多西环素、利福平药物治疗 1 个疗程，自行停药。5 个月前患者无明显诱因出现发热，最高体温 40℃，伴有头痛，偶有呕吐，呕吐呈喷射性，呕吐物为胃内容物。同时伴有精神异常，呆滞。当地医院按"布鲁氏菌病"收住院治疗，于入院第二天出现抽搐，考虑"癫痫"，给予抗癫痫治疗。于北京某医院行脑核磁及脑电图检查均正常。8 天前患者再次出现发热、头痛、精神异常，当地医院按"脑膜炎并肉芽肿"给予"乙酰谷酰胺、清开灵、利福平、头孢曲松"等药物治疗 5 天,症状稍缓解,为进一步治疗至我院就诊。

患者自发病来,食欲及进食量正常,大小便未见明显异常,睡眠尚可。

既往体健,否认其他重大病史。

2. 流行病学史

家中养羊数年。否认伤寒、结核等传染病病史及密切接触史。

3. 体格检查

T 36.3℃,P 86 次 /min,R 23 次 /min,BP 91/55mmHg。一般状况欠佳,神清,语言欠流利,扶入病房,自动体位,查体合作。心、肺、腹部等查体未见异常,脊柱无压痛及叩击痛,双膝关节、双踝关节无压痛,四肢肌力、肌张力正常,行走不稳,双下肢无浮肿。生理反射存在,病理反射未引出。

4. 实验室及影像学检查

(1)血常规:WBC 6.78×10^9/L,PLT 159.00×10^9/L。

(2)肝功能:丙氨酸氨基转移酶(ALT)、门冬氨酸氨基转移酶(AST)均在正常范围、总胆红素(TBiL)26.8mol/L,直接胆红素(DBiL)16.3μmol/L。

(3)布病虎红平板凝集试验(RBT):阳性;试管凝集试验(SAT):阳性(1∶200)。

(4)结核菌素试验阴性。

(5)痰涂片未见抗酸杆菌,痰培养无细菌生长。

(6)CRP:0.26mg/L。

(7)脑脊液:淡黄、清晰、无凝块,潘氏试验阳性(++),白细胞计数 0.34×10^9/L。

(8)胸部 CT:双肺下叶小结节,考虑炎性结节。

(9)颅脑 MRI 双侧额叶、颞叶及脑干部脑膜异常改变,符合脑膜炎表现。

5. 诊断

布鲁氏菌病;

脑膜炎;

肺炎。

6. 治疗经过

患者入院后给予四联抗菌治疗:利福平 900mg/ 次,口服,1 次 / 日。盐酸多西环素 100mg/ 次,静脉输注,2 次 /d。硫酸阿米卡星 15mg/kg/d,静脉输注,1 次 /d。注射用头孢曲松钠(罗氏芬)2g/ 次,静脉输注,1 次 /d。

入院第三天患者出现失语,但可以书写交流。查体合作,颈软,生理反射存在,克氏征、布氏征、巴氏征等病理反射均阴性。追问病史既往曾出现类似情况。7小时后患者突然出现神志丧失,口吐白沫、双眼上翻、四肢强直,立即给予地西泮10mg静脉输注(缓慢),20%甘露醇200ml脱水降颅压,吸氧、心电监测。约5分钟后患者未再口吐白沫,但躁动不安,再次给予地西泮10mg静推,咪达唑仑维持镇静,患者渐平静。随后患者出现发热,体温高达39℃,3小时后神志转清,可交流,仍失语。考虑到患者应用利福平、多西环素、头孢曲松三联抗菌治疗8天,加用阿米卡星3天,患者病情仍继续加重,头孢曲松效果可能较差,改为美罗培南。患者病情渐好转,体温下降至正常,语言功能恢复。

患者入院第5天脑脊液培养10天,结果示:可疑布鲁氏菌生长(济宁医学院附属医院)。美罗培南应用2周行腰穿检查,脑脊液呈淡黄色,微浑,无凝块,细胞计数0.152×10⁹/L、单核细胞80%、多核细胞20%,潘氏试验阳性,脑脊液蛋白定量400mg/L,氯化物108mmol/L,葡萄糖小于2.3mmol/L,脑脊液涂片未检出细菌,墨汁染色为阴性,细菌培养(10天)无细菌生长。美罗培南改为头孢噻肟继续四联抗菌治疗,患者未再出现发热和神志改变,行走不稳较前改善。

继续治疗2周后再次行腰穿检查:脑脊液呈淡黄色,微浑,无凝块,细胞计数0.09×10⁹/L、单核细胞94%、多核细胞6%,潘氏试验阳性,脑脊液蛋白定量405mg/L,氯化物111mmol/L,葡萄糖小于2.3mmol/L,脑脊液涂片未检出细菌,墨汁染色为阴性,细菌培养(10天)无细菌生长。

建议患者出院,继续利福平、盐酸多西环素、头孢克肟继续抗菌治疗,定期复查。

7. 转归

患者出院后一周再次出现头痛、头晕,入住北京地坛医院,多次腰穿脑脊液培养未见细菌生长。继续给予利福平、盐酸多西环素、复方新诺明、头孢曲松抗菌治疗1个月出院。目前无特殊不适,继续四联抗菌治疗。

(二)病例点评

患者既往确诊为布病,经治疗后好转,本次以反复发热、头痛伴精神异常为主要症状,考虑为神经型布病伴脑膜炎可能性大。根据化验结果,排除真菌感染、丙肝、艾滋病、梅毒、B病毒感染、巨细胞病毒感染、伤寒、副伤寒。患者布鲁氏菌凝集试验阳性,布鲁氏菌病诊断明确。脑脊液内培养出布鲁氏菌,表明布鲁氏菌可以通过血脑屏障,并在脑脊液内存活、繁殖。

对于布病脑膜炎的治疗需要联合治疗,且选用能通过血脑屏障的抗菌药物,需根据脑脊液检查结果决定抗菌治疗疗程,通常来说,治疗应持续至脑脊液参数恢复正常。

三、布鲁氏菌病伴噬血细胞综合征(首都医科大学附属北京友谊医院提供)

(一) 病历摘要

1. 基本病情介绍

患者赵某,男,45岁,厨师,经常徒手处理生羊肉。主诉:间断发热半年余,再发2周。

患者半年余前无明显诱因出现发热,Tmax 41℃,伴畏寒、寒战,伴大汗,未规律诊治。2周前无明显诱因再次发热,症状同前,同时合并肝脾肿大,血常规显示白细胞、红细胞和血小板三系减少,门诊以"发热待查"收入院。发病以来神志清楚,精神、饮食一般,睡眠尚可,二便未见明显异常,体重减轻不详。

既往史:2型糖尿病10年,胰岛素降糖治疗,血糖控制一般。

2. 体格检查:

T 36.5℃,P 80次/min,R18次/min,BP120/80mmHg。神志清楚,面容正常。皮下未见瘀点、瘀斑及皮下出血。肝掌阴性,蜘蛛痣阴性,全身浅表淋巴结未及肿大。心、肺查体未见异常,腹部触诊腹软,无压痛、反跳痛及肌紧张,肝肋下2公分,脾肋下2公分,肝区叩痛阴性,移动性浊音阴性,双下肢无浮肿。

3. 辅助检查:

(1)布鲁氏菌虎红平板凝集试验(RBT):阳性。

(2)血常规:WBC 1.78×10^9/L;PLT7 $\times 10^9$/L;HB111g/L;RBC3.61 $\times 10^{12}$/L。

(3)血清铁蛋白:1 000ng/ml。

(4)sIL-2R(sCD25)≥ 2 400U/ml。

(5)血培养(双瓶):布鲁氏菌阳性。

(6)骨髓穿刺:噬血细胞综合征(HPS)。

(7)腹部彩超:肝大、脾大、腹水。

(8)腹部增强CT:肝大,肝周包裹性积液;脾大。

4. 诊断

布鲁氏菌病;

噬血细胞综合征;

脾大。

5. 治疗

治疗原则:早期、联合、足量、足疗程抗菌治疗,升白细胞、升血小板等对症治疗。

治疗方案:抗菌治疗:多西环素(100mg/次,2次/d, 口服)、利福平胶囊

(600mg/ 次,1 次 /d, 口服)、头孢曲松 (200mg/ 次,1 次 /d, 静脉滴注), 治疗 4 天后体温恢复正常, 外周血白细胞、血小板逐渐恢复, 抗菌治疗 12 天后出院。

出院后治疗方案:继续口服药物治疗:多西环素片 (100mg/ 次,2 次 /d, 口服), 利福平胶囊 (600mg/ 次,1 次 /d, 口服)。

6. 随访

患者于出院两周后随诊, 复查骨穿提示明显恢复, 血常规 WBC 2.12×10^9/L; PLT 84×10^9/L; HB 116g/L; RBC 3.88×10^{12}/L; 明显好转。

(二) 病例分析

1. 疾病诊断分析

该患者有明确的流行病学接触史 (进食羊肉), 结合其发热表现虎红平板凝集实验 (RBPT) 及血培养结果, 布病诊断明确。

患者全血细胞减少, 骨髓穿刺提示噬血细胞综合征, 血清铁蛋白 1 000ng/ml; sIL-2R (sCD25) ≥ 2 400U/ml, 根据 2004 年 HPS 诊断标准, 符合 HPS 的临床诊断标准 (需要 8 项中的 5 项达到阳性标准):①发热;②脾大;③血细胞减少 (三系中至少有两系减少),HGB<90g/L (年龄 <4 周婴儿为 <100g/L)、PLT<100×10^9/L、中性粒细胞 <1.0×10^9/L;④血清铁蛋白 ≥ 500ng/ml;⑤ sIL-2R (sCD25) ≥ 2 400U/ml;⑥骨髓、脾或淋巴结内噬血细胞增多。(除此之外, 还包括①高甘油三酯血症和 (或) 低纤维蛋白原血症, 空腹甘油三酯 ≥ 3.0mmol/L、②纤维蛋白原 (Fib) ≤ 1.5g/L;③自然杀伤细胞活性减低或缺如)。

经抗菌治疗后, 患者临床症状明显缓解, 骨穿及外周血常规指标均较前明显好转, 考虑由布病并发血液系统损害, 积极治疗原发病后, 并发症随之好转。

2. 常规鉴别鉴别诊断思路

(1) 伤寒:持续性高热 (40~41℃) 为时 1~2 周以上, 并出现特殊中毒面容, 相对缓脉, 皮肤玫瑰疹, 肝脾肿大, 周围血象白细胞总数低下, 嗜酸性粒细胞消失, 肥达试验阳性, 可临床诊断为伤寒。

(2) 结核病:本病长期低热、多汗, 血常规中白细胞减少、淋巴细胞增多、血沉快、中度贫血等与布病相似, 但结核病还有咳嗽、咳痰、咳血性痰情况。确诊痰查结核菌和胸片 X 线鉴别。

(三) 病例点评

该患者有明确的流行病学接触史、布鲁氏菌血清学化验及典型的临床表现, 同时伴全血细胞减少, 除外其他疾病后, 布病诊断明确, 同时并发噬血细胞综合征, 经积极治疗布病后, 症状及异常指标均明显好转, 因此可确定患者为布病并发血液系统损害, 在抗菌治疗的同时, 注意给予对症治疗, 预后良好。

四、布鲁氏菌感染性心内膜炎（首都医科大学附属北京地坛医院提供）

（一）病历摘要

1. 病情介绍

患者江某，男，25 岁，无明确牛羊接触史，常吃烤羊肉和涮羊肉。主诉"反复发热 8 月余，心前区不适 1 月余"。

患者 8 月余前无明显诱因出现发热，Tmax 39.3℃，伴畏寒、寒战，伴大汗，咳嗽、无痰，无心悸、胸闷、呼吸困难。就诊于当地诊所，予阿莫西林、头孢类药物（具体剂量不详）抗感染及对症退热治疗（具体药物及剂量不详），体温降至正常。后再次发热，伴左侧腰腿过电样疼痛，就诊于当地医院，腰椎 CT 未见异常，超声心动图可见主动脉瓣赘生物，诊断为"感染性心内膜炎"，予头孢曲松、头孢哌酮舒巴坦（具体剂量不详）等抗感染 6 周行主动脉瓣膜置换术，术后长期口服华法令3mg/ 次，1 次 /d、地高辛 0.25mg/ 次，1 次 /d 及利尿剂等治疗。术后 2 周再次出现发热，Tmax 38.8℃，口服退热药物，2 周后体温恢复正常，未再发热。1 月余前无明显诱因出现心前区不适，伴心前区疼痛，可放射至左肩、后背及牙，疼痛持续约 2 小时，再次就诊于该医院，予硝酸甘油舌下含服，疼痛改善不明显，超声心动图提示主动脉机械瓣周漏，建议行手术修复治疗，患者表示拒绝，10 天前于北京安贞医院就诊，超声心动图提示主动脉瓣人工机械瓣置换术后、感染性心内膜炎、主动脉瓣环赘生物形成并巨大瓣周漏、左心扩大、二尖瓣反流（重度）、肺动脉高压（重度）。血培养提示羊种布鲁氏菌。诊断为"感染性心内膜炎、布鲁氏菌病、主动脉瓣置换术后瓣周漏"，予头孢噻肟舒巴坦抗感染治疗，转入我院治疗后再行手术。

发病以来，患者饮食、睡眠可，尿便便未见明显异常，体重无明显减轻。

2. 体格检查

T 36.6℃，P 100 次 /min，R 20 次 /min，BP 126/59mmHg。神志清楚，贫血面容。双肺呼吸音清，未闻及明显干湿性啰音。心律齐，主动脉瓣第二听诊区可闻及Ⅲ /6 级舒张期杂音，腹软，无压痛、反跳痛及肌紧张，双下肢无水肿。

3. 辅助检查：

（1）虎红平板凝集试验（RBT）：阳性。

（2）血培养（双瓶）：阴性（4 次）。

（3）CRP：31.8mg/L。

（4）降钙素原（PCT）：<0.05ng/ml。

（5）血清心肌肌钙蛋白（cTnI）：0.432ng/ml。

（6）心电图：左心室高电压、ST-T 异常改变。

(7)超声心动图：主动脉瓣机械瓣置换术后，伴瓣周漏。

(8)血尿常规、肝胆胰脾超声、胸片等检查未见异常。

4. 诊断

布鲁氏菌病；

感染性心内膜炎。

5. 治疗

治疗原则：早期、联合、足量、足疗程抗菌治疗。

治疗方案：多西环素（100mg/次，2次/d，口服）、利福平胶囊（600mg/次，1次/d，口服）、头孢曲松（2g/次，1次/d，静脉滴注）联合治疗49天，其间加甲磺酸左氧氟沙星氯化钠注射液（每500mg/次，1次/d）静脉滴注40天。治疗期间因转氨酶升高（ALT 233.6U/L，AST 396.6U/L），停用利福平。经治疗后体温正常，症状缓解，病情平稳，转入北京安贞医院行手术治疗。

（二）病例分析

1. 疾病诊断分析

患者虽无明确牛羊接触史，但生活在新疆，常吃烤羊肉和涮羊肉，临床表现为长期反复发热，超声心动图提示主动脉瓣赘生物，符合感染性心内膜炎表现，血培养提示布鲁氏菌，诊断为布鲁氏菌病、感染性心内膜炎。

2. 常规鉴别诊断思路

(1)风湿性心脏病：风湿性心脏病是甲组乙型溶血性链球菌感染引起的变态反应所致的心脏表现。心脏部位的病理变化主要发生在心脏瓣膜部位。二尖瓣为最常见受累部位。此外还表现发热和游走性关节痛，化验示血沉明显增快，抗链球菌溶血素"O"升高，抗风湿治疗疗效明显。

(2)伤寒：持续性高热（40~41℃）往往持续1~2周以上，并出现特殊中毒面容，相对缓脉，皮肤玫瑰疹，肝脾肿大，周围血象白细胞总数低下，嗜酸性粒细胞下降甚至消失，肥达试验阳性，可临床诊断为伤寒，血培养、便培养或骨髓培养阳性可确诊。

2. 疾病治疗过程分析

患者8月前首次发病，辅助检查明确提示感染性心内膜炎，但无病原学结果，予以头孢曲松、头孢哌酮舒巴坦治疗6周，虽体温降至正常，但疗程不够，布鲁氏菌未能彻底清除，换瓣膜后1个月复发，且病情加重。

布鲁氏菌感染性心内膜炎需联合抗菌药物，在多西环素、利福平口服基础上联合三代头孢类抗菌药物，必要时加用左氧氟沙星。抗感染治疗至少2周，待病情平稳后，再行手术治疗，以防止赘生物脱落引起致命性并发症。之后给予巩固治疗，具体疗程尚未确定，文献报道平均疗程为3个月，长的达6个月。

（三）病例点评

本例患者布鲁氏菌感染性心内膜炎诊断明确,给予多西环素、利福平、三代头孢及喹诺酮类四种抗菌药物联合治疗,治疗效果明确。

五、布鲁氏菌睾丸炎(新疆维吾尔自治区第六人民医院提供)

（一）病历摘要

1. 基本病情介绍

患者,男,56 岁,汉族,农民,新疆人。主诉“乏力、背部疼痛,右侧睾丸肿痛 20 天”。

患者于 20 天前无诱因出现乏力、背部疼痛,疼痛以胀痛为主,伴右侧睾丸肿痛,肿胀大小如鸡蛋,质地坚硬,局部皮色皮温正常,当地医院以“附睾炎”收住院,输液治疗(具体药物名称不详)13 天,治疗后略有好转出院,后至新疆医科大学附属医院诊疗,未予明确诊断。来我院门诊检测布病虎红平板凝集试验(RBT):阳性,试管凝集试验(SAT):1∶200(++),以“1. 布鲁氏菌病,2. 睾丸炎(右侧)”收住我科。发病以来,神志清,精神尚可,无胸痛、胸闷、气短,无咳嗽、咳痰、咯血等不适,饮食差,睡眠尚可,大小便正常,近期体重无明显变化。

2. 流行病学史

患者农民,饲养羊,有与家畜密切接触史,如多次接羔,宰杀牛羊等。否认饮生牛奶及肉类食品史。

3. 体格检查

T 36.6℃,P 72 次 /min,R 19 次 /min,BP 110/68mmHg。全身皮肤黏膜无黄染,浅表淋巴结未触及肿大,心、肺、腹部查体未见异常,脊柱四肢外形正常,双下肢无浮肿,右侧睾丸肿胀,大小如鸡蛋,局部皮肤颜色、温度正常,质地坚硬,触痛明显,神经系统查体无异常。

4. 实验室及影像学检查

(1)布病虎红平板凝集试验(RBT):阳性,试管凝集试验(SAT):1∶200(++)。

(2)血沉:34.00mm/h。

(3)白细胞介素 -6 :15.27pg/ml。

(4)B 超:右侧睾丸大小约 48mm×35mm×20mm,形态饱满,包膜光滑,实质回声分布不均匀,其内探及多个不规则片状低回声区,界欠清,移动探头可见变形,考虑与布病相关。左侧睾丸大小形态正常,包膜光滑,实质回声分布均匀,内未见明显异常回声。双侧附睾大小形态正常,包膜光滑,实质回声分布均匀,内未见明显异常回声。双侧鞘膜腔未见明显无回声区。双侧精索静脉未见明显扩张。

5. 诊断

布鲁氏菌病；

睾丸炎（右侧）。

6. 治疗

（1）抗菌治疗：①利福平注射液 600mg/d，1 次 /d；②多西环素胶囊 100mg/ 次，2 次 /d；③左氧氟沙星注射液 600mg/ 次，1 次 /d，静点。共计 10 天。

（2）抗炎治疗：地塞米松注射液 10mg/ 次，1 次 / 日，静点，连用三天，之后改为 5mg/ 次，1 次 /d，静点，连用三天。

（3）中医辨证治疗：给予清热解毒利湿消肿治疗。

（4）局部对症治疗：用 50% 硫酸镁溶液湿热敷局部。

7. 转归

经治疗 5 天后乏力减轻，背部疼痛消失，右侧睾丸肿胀减轻，疼痛减轻。治疗一周后乏力消失，背部疼痛消失，右侧睾丸肿胀消失，疼痛明显减轻。治疗 10 天后右侧睾丸疼痛基本消失，查体右侧睾丸无肿胀无局部触痛。

出院后继续抗菌治疗：利福平胶囊（600mg/ 次，1 次 /d，口服）、多西环素（100mg/ 次，2 次 /d，口服）。疗程共 6 个月，复查 B 超：双侧睾丸恢复正常。

（二）病例点评

布鲁氏菌可侵犯泌尿生殖系统，布病睾丸炎也是常见并发症之一。在男性患者中，因睾丸炎或附睾炎引起睾丸疼痛或小腹痛。睾丸炎在急性期和慢性期均可见到，表现多种多样，多数为单侧肿痛，睾丸肿大可大如鸡蛋，重者如鸭蛋，质地较硬，压之有弹性，触痛明显。睾丸肿胀因睾丸血管周围细胞炎性浸润，形成渗出所致引起。

在治疗上及早抑制炎症对预后至关重要，根据 2012 年《布鲁氏菌病诊疗指南》，布病合并睾丸炎除抗菌治疗外，可短期加用小剂量糖皮质激素治疗，糖皮质激素具有抗炎作用，在炎症初期，能提高血管的紧张性，减轻充血，降低毛细血管的通透性，同时抑制白细胞浸润和吞噬反应，减少各种炎症因子释放，从而减轻渗出、水肿，缓解肿痛症状。

六、儿童布鲁氏菌病并发肝损害、脾大（内蒙古自治区呼伦贝尔市人民医院提供）

（一）病历摘要

1. 病情介绍

患儿，男，1 岁 3 个月，家中饲养羊，有羊羔接触史。主诉"间断发热伴乏力、食欲减退 20 天"。

患儿家属代述:患儿于 20 天前无诱因出现发热,测体温最高达 39℃,发热无明显规律,当地医院诊断为"上呼吸道感染",给予退热、抗炎治疗(具体药名及剂量不详),治疗 5 天后患儿症状未见好转,仍有间断性发热,伴有乏力、食欲减退、哭闹。患儿于两天前就诊于市疾控中心,查虎红平板凝集试验阳性,试管凝集试验 1∶200(++++),诊断为"布鲁氏菌病",为系统治疗就诊于我院,门诊以"布鲁氏菌病"收入院治疗。患儿发病以来无咳嗽、咳痰,无恶心、呕吐,无腹痛、腹泻,无抽搐、意识障碍,体重下降约 1kg。

既往史:否认肝炎、结核病病史。

流行病学史:患儿居住于内蒙古,是布病疫区,有接触羊羔史,其父亲患布病。

2. 体格查体

T 39.0℃,P 120 次 /min,R 20 次 /min。一般状况尚可,发育正常,神清,抱入病房,自动体位,查体合作。全身皮肤黏膜无黄染、出血点。全身浅表淋巴结未触及肿大。咽部无充血,双侧扁桃体无肿大。胸廓对称,双肺呼吸音清。心前区无隆起,心界不大,心率 120 次 /min,律齐。腹软,无压痛、反跳痛及肌紧张,肝脾肋下可触及边缘,肠鸣音正常,脊柱四肢无畸形、压痛。

3. 辅助检查

(1)血细胞分析 WBC 9.95×10⁹/L,LYMPH 70.4%,MONO 6.2%,HGB 110g/L,PLT 129×10⁹/L。

(2)肝功 ALT 233.1U/L,AST 96.1U/L,谷氨酰转肽酶(GGT)34.9U/L,CRP 22.2mg/L。

(3)虎红平板凝集试验阳性,试管凝集试验:1∶1 600(++)。

(4)血培养:可疑布鲁氏菌生长(标本送至中国 CDC 传染病所鉴定为羊种 3 型)。

(5)腹部彩超:肝脾大。

4. 诊断

布鲁氏菌病;

肝损害;

脾大。

5. 治疗

治疗原则:早期、联合、足量、足疗程抗菌治疗。

治疗方案:根据患儿体重(10.5kg)确定给药剂量。

第一疗程:①头孢哌酮舒巴坦钠 400mg/ 次,2 次 /d 静滴;②氨曲南

300mg/次,2次/d,静滴;③注射用复方甘草酸苷30mg,1次/d,静滴。疗程2周,复查肝功正常。出院后给予①利福平胶囊150mg/次,1次/d,晨起空腹口服(1小时后可进餐);②头孢克洛50mg/次,3次/d,口服。疗程2周。

第二疗程:①头孢哌酮舒巴坦钠(剂量同前);②利福平胶囊(剂量同前),疗程2周。出院后给予①头孢克洛(剂量同前);②利福平胶囊(剂量同前),共计2周。

第三疗程:①头孢克洛(剂量同前);②利福平胶囊(剂量同前),共计4周。总治疗疗程为12周。

6. 转归

入院治疗1周后,患儿发热症状明显改善,间断性低热,最高37.8℃,乏力、食欲减退症状基本缓解,复查肝功ALT 46.8U/L,AST 42.8U/L,TP 63.5g/L,ALB 38.0g/L,异常指标较前下降。

治疗至第10天,患儿热退。

治疗2周后,复查布病血清学滴度同前,肝功正常,血培养转阴。

治疗4周后,患儿无不适症状,复查试管凝集试验1:200(++),滴度较前明显下降,复查彩超肝脾正常大小。

治疗8周、12周,试管凝集试验1:100(++)。

随访半年,患儿病情稳定,无不适症状,复查虎红平板凝集试验、试管凝集试验阴性。

(二)病例分析

1. 病例特点分析

本例布病患者为儿童,在诊断标准上和成人一致。患儿有明确流行病学接触史,具有发热、乏力、食欲减退等典型的布病临床特征,血清学阳性,并且血液细菌培养出布鲁氏菌,布病诊断明确;同时伴有转氨酶升高、肝脾大,考虑为布病并发肝损害、脾大,给予联合抗菌、保肝治疗后,患儿症状明显缓解至消失,异常指标较前改善至恢复正常,治疗有效。

2. 病例点评

儿童布病的治疗药物选择需要注意的是,儿童用药存在许多不利因素,如四环素类药物对牙齿有损害,8岁以下儿童禁用,喹诺酮类药物对软骨存在潜在性损害等,18岁以下不建议使用,因此,对布鲁氏菌患儿来说,可供选择的药物有限。该患儿在治疗上采用头孢菌素及新型β-内酰胺类抗生素进行治疗,联合利福平,治疗有效。

七、布鲁氏菌病治疗过程并发溶血(山东省潍坊市益都中心医院提供)

(一) 病例摘要

1. 基本病情介绍

患者男性,52 岁,回族。主诉"发热、头痛、头晕 3 天,呕吐 1 天"。

患者于入院 3 天前无明显诱因出现发热,初始体温 37.5℃,后迅速升至 38.0℃,呈不规则热型,同时出现头晕、头痛,呈持续性胀痛,前额及双侧颞部著,无搏动性,伴纳差、乏力,无心慌、晕厥,无咳嗽、咳痰,去当地卫生室就诊,考虑"感冒",给予"输液"治疗(具体用药方案不详),效差。2 天前体温升至 42℃,给予退热等处理,体温仍波动在 38.0℃以上。1 天前患者出现恶心、呕吐,共呕吐 3 次,呕吐物为胃内容物,量约 100ml/ 次,腹泻,每日 3~4 次,黄色稀便,无腹痛。来我院就诊,查血常规示 WBC 4.27×10^9/L,N 89%,RBC 4.82×10^{12}/L,HGB 143g/L,PLT 137×10^9/L;尿常规检查显示尿蛋白(PRO)++,尿潜血(BLD)阴性;CRP 11.89mg/L;胸部正位片示双肺纹理多,脑电图正常,为进一步系统诊疗,门诊以"发热原因待查"收入院。患者自发病以来,精神不振,食欲差,睡眠差,大便稀,3~4 次 /d,小便色黄,量正常,体重较前无明显变化。

2. 既往史

40 年前因外伤致"左肱骨骨折",行"手法复位 + 外固定术",愈合可。有"慢性腹泻"病史 7 年,自诉多为稀水样便,3~4 次 /d,口服多种药物治疗(具体药物不详),效果欠佳。有"羊油""牛油"接触史。饮酒史 40 年,平均每日白酒 250g。

3. 入院时体格检查

T 39.7℃,P 106 次 /min,20 次 /min,BP 115/79mmHg。神志清,精神不振,急性热病容,表情痛苦,全身皮肤黏膜无黄染,巩膜无黄染。双肺呼吸音粗,未闻及明显干湿性啰音,无胸膜摩擦音。心率 106 次 /min,各瓣膜听诊区未闻及病理性杂音。腹部平坦,对称,腹肌柔软,全腹无压痛、反跳痛,肝脾肋下未触及,肠鸣音 6 次 /mim。双下肢无水肿,右足第二、三、四趾发育缺陷。膝腱反射及跟腱反射正常存在,双侧 Babinski 氏征阴性。

4. 实验室检查

(1) 血常规示 WBC 4.1×10^9/L,N 89%,RBC 4.12×10^{12}/L,HGB 143g/L,PLT 137×10^9/L。

(2) 尿常规示 PRO+,BLD 阴性。大便常规:外观黄色略稀大便。

(3) 生化:ALT 32U/L,AST 38U/L,TBiL 13.7μmol/L,DBiL 7.2μmol/L,IBiL 6.5μmol/L,TP 70.8g/L,ALB 40.0g/L,ALP 68U/L,γ-GT 51U/L,LDH 289U/L,BUN 5.7mmol/L,

肌酐 74.2μmol/L,钾 3.5mmol/L,钠 142mmol/L,氯 98mmol/L。

(4)凝血常规正常。

(5)内毒素:0.04EU/ml;降钙素原:0.025ng/ml;血沉:15.0mm/1h。

(6)流行性出血热 IgM 抗体:阴性。

(7)结核 IgG 抗体:阴性。

(8)甲功五项:无异常。

(9)肥达外斐试验:阴性。

(10)风湿免疫 15 项:无异常。

(11)布鲁氏菌虎红平板试验及试管凝集试验:均阳性。

(12)血培养:可疑布鲁氏菌生长。

5. 诊断

布鲁氏菌病(急性期)

6. 治疗

给予患者利福平(600mg/ 次,1 次 /d),早 6:00 空腹顿服;多西环素 (100mg/ 次,2 次 /d)静脉点滴;左氧氟沙星 500mg/ 次,1 次 /d,静脉点滴。

入院第 3 天 10:30 患者输注多西环素 100mg 组液体 200ml 时,出现酱油色尿一次,量约 600ml,呕吐 1 次,呕吐物为胃内容物,大便 1 次,黄色略稀,暂无发热、畏寒、寒战及胸闷、胸痛等不适。当时查体:T 36.8℃,P 80 次 /min,R 20 次 /min,BP 110/70mmHg,神志清,精神可,尚无贫血貌,双肺呼吸音清,无干、湿性啰音,心率 80 次 /min,律齐,无杂音。腹部平坦,肝脾肋下未触及,腹水征阴性,双下肢无水肿。当日早晨 8:00 血常规 WBC 3.77×10^9/L,HGB 128g/L,PLT 81×10^9/L;尿常规:潜血阴性,蛋白阴性;肝功能转氨酶和胆红素均在正常范围。

患者发生酱油色尿后立即急查血常规 WBC 3.31×10^9/L,RBC 3.97×10^{12}/L,红细胞压积 38.5%,HGB 118g/L,PLT 72×10^9/L,网织红细胞 3.2%;尿常规示潜血 4+;血涂片示:大量红细胞碎片。血生化示 TBiL 59.7μmol/L,DBiL 13.5μmol/L,IBiL 46.2μmol/L,TP 71.6g/L,ALB 38.0g/L,ALT 33U/L,AST 39U/L,ALP 83U/L,γ-GT 49U/L,LDH 386U/L,BUN 4.7mmol/L,肌酐 64.2μmol/L,钾 4.9mmol/L,氯 96mmol/L,钠 140mmol/L。考虑急性溶血反应,立即停用输注药物,并查找溶血原因,经查阅文献及药物说明书,多西环素、病原体本身均可引起红细胞破损而溶血,将多西环素换成头孢哌酮舒巴坦钠 3g/ 次,2 次 /d,同时给予甲泼尼龙 240mg 治疗,补液,碱化尿液,密切监测生命体征及血、尿常规、生化等指标变化。

7. 转归

经上述治疗后,当日 16:10 患者第二次小便,量约 450ml,仍呈酱油色,但外观颜色略淡,复查尿潜血 4+;21:46 第三次小便,颜色明显变淡,再次复查尿潜血 2+;血常规示 WBC 3.38×10^9/L,RBC 3.17×10^{12}/L,红细胞压积 46.5%,网织红细胞 2.6%,血红蛋白 105g/L,血小板 70×10^9/L。

入院第 4 天(出现溶血第 2 天)1:20、4:50 分别小便一次,尿色逐渐变淡,7:00 尿色基本恢复正常,复查尿潜血 +-;血常规示 WBC 3.78×10^9/L,RBC 3.47×10^{12}/L,红细胞压积 40.5%,血红蛋白 108g/L,血小板 73×10^9/L,网织红细胞 2.0%;血生化 TBiL 50.3μmol/L,DBiL 16.3μmol/L,IBiL 34.0μmol/L,ALT 29U/L,AST 36U/L,ALP 80U/L,γ-GT 51U/L,LDH 395U/L,BUN 5.6mmol/L,肌酐 75.4μmol/L,钾 4.2mmol/L,氯 92mmol/L,钠 142mmol/L。体温正常,头痛、头晕、恶心、呕吐等症状逐渐缓解,尿色淡黄。

入院第 7 天(出现溶血第 5 天)复查血常规 WBC 4.31×10^9/L,HGB 110g/L,RBC 4.13×10^{12}/L,PLT 83×10^9/L;尿潜血阴性;血生化 TBiL 36.3μmol/L,DBiL 12.0μmol/L,IBiL 24.3μmol/L,ALT 36U/L,AST 32U/L,LDH 302U/L,BUN 5.2mmol/L,肌酐 77.9μmol/L,钾 3.9mmol/L,氯 94mmol/L,钠 140mmol/L。

入院第 10 天(出现溶血第 8 天)复查 WBC 3.98×10^9/L,HGB 115g/L,RBC 4.2×10^{12}/L,PCV 41.6%,PLT 92×10^9/L,网织红细胞(Rtc)1.2%;尿潜血阴性;血生化 TBiL 31.3μmol/L,DBiL 11.4μmol/L,IBiL 19.9μmol/L,ALT 30U/L,AST 28U/L,LDH 256U/L。

患者病情稳定,无自觉症状,各项指标逐渐恢复,趋于正常,于入院第 11 天出院,出院后继续口服利福平、左氧氟沙星、头孢克肟胶囊联合抗感染治疗,定期随访,患者无症状,复查血常规、CRP、肝功能、ESR 等均正常。总疗程 3 个月。

（二）病例点评

本患者在输注多西环素过程中突然出现酱油色尿,急查血常规示网织红细胞升高,胆红素升高,间接胆红素为主,乳酸脱氢酶升高,血涂片示红细胞碎片,考虑急性溶血反应,多西环素导致溶血可能性大,立即给予积极处理,遂停用可疑药物多西环素,同时也不排除布病原体直接导致红细胞破坏,经过恰当的治疗及密切病情监测,患者溶血症状逐渐消失。同时患者入院后多次查血常规提示白细胞、血小板下降,分析与布病本身相关,但利福平、多西环素等药物亦可引起白细胞、血小板的下降,需动态观察。本病例警示我们在临床工作中应高度警惕各种药物的不良反应,及疾病的少见并发症,密切观察病情变化,充分告知患者,做好医患沟通,当出现不良反应时医务人员应立即采取相应治疗措施,积极处理。

附录三

布鲁氏菌病诊断
（WS 269—2019）

1　范围

本标准规定了人间布鲁氏菌病的诊断依据、诊断原则、诊断和鉴别诊断。

本标准适用于全国各级各类医疗卫生机构及其医务人员对布鲁氏菌病的诊断。

2　规范性引用文件

下列文件对于本文件的应用是必不可少的。凡是注日期的引用文件,仅注日期的版本适用于本文件。凡是不注日期的引用文件,其最新版本(包括所有的修改单)适用于本文件。

可感染人类的高致病性病原微生物菌(毒)种或样本运输管理规定　卫生部令第 45 号　2005 年

人间传染的病原微生物名录　卫生部(卫科教发〔2006〕15 号)

危险品航空安全运输技术细则　国际民航组织(Doc 9284 号文件)

3　缩略语

下列缩略语适用于本文件。

CFT：补体结合试验（complement fixation test）

DNA：脱氧核糖核酸（deoxyribonucleic acid）

dNTPs：脱氧核苷三磷酸（deoxy-ribonucleoside triphosphate）

ELISA：酶联免疫吸附试验（enzyme linked immunosorbent assay）

GICA：胶体金免疫层析试验（gold immunochromatography assay）

PBS：磷酸盐缓冲液（phosphate buffer saline）

PCR：聚合酶链式反应（polymerase chain reaction）

RBT：虎红平板凝集试验（rose bengal plate agglutination test）

RTD：常规试验稀释度（routine test dilution）

SAT：试管凝集试验（serum agglutination test）

4　诊断依据

4.1　流行病学史

发病前患者与疑似布鲁氏菌感染的家畜、畜产品有密切接触史,或生食过牛、羊乳及肉制品,或生活在布鲁氏菌病疫区;或从事布鲁氏菌培养、检测或布鲁氏菌疫苗生产、使用等工作。其他流行病学参见附录 A。

4.2　临床表现

4.2.1　出现持续数日乃至数周发热(包括低热),多汗,乏力,肌肉和关节疼痛等。

4.2.2　部分患者淋巴结、肝、脾和睾丸肿大,少数患者可出现各种各样的皮疹和黄疸;急慢性期患者可以表现为骨关节系统损害。具体临床表现参见附录 B。

4.3　实验室检查(实验方法见附录 C、附录 D)

4.3.1　实验室初筛

4.3.1.1　虎红平板凝集试验(RBT)结果为阳性。

4.3.1.2　胶体金免疫层析试验(GICA)结果为阳性。

4.3.1.3　酶联免疫吸附试验(ELISA)结果为阳性。

4.3.1.4　布鲁氏菌培养物涂片革兰氏染色检出疑似布鲁氏菌。

4.3.2　实验室确诊

4.3.2.1　从患者血液、骨髓、其他体液及排泄物等任一种病理材料培养物中分离到布鲁氏菌。

4.3.2.2　试管凝集试验(SAT)滴度为 1∶100(++)及以上,或者患者病程持续一年以上且仍有临床症状者滴度为 1∶50(++)及以上。

4.3.2.3　补体结合试验(CFT)滴度为 1∶10(++)及以上。

4.3.2.4　抗人免疫球蛋白试验(Coomb's)滴度为 1∶400(++)及以上。

5　诊断原则

布鲁氏菌病的发生、发展和转归比较复杂,其临床表现多种多样,很难以某一种症状来确定诊断。对布鲁氏菌病的诊断,应结合患者流行病学接触史、临床表现和实验室检查等情况综合判断。

6　诊断

6.1　疑似病例

符合 4.1,并同时符合 4.2。

6.2　临床诊断病例

符合疑似病例并同时符合 4.3.1 中任一项。

6.3　确诊病例

符合疑似或临床诊断病例并同时符合 4.3.2 中任一项。

6.4　隐性感染

符合 4.1,并同时符合 4.3.2 中任一项,且不符合 4.2。

7　鉴别诊断

主要应与风湿热、伤寒、副伤寒、结核病、风湿性关节炎、脊柱炎、脑膜炎、睾丸炎等疾病鉴别诊断,具体参见附录 E。

附录 A
(资料性附录)
布鲁氏菌病流行病学

A.1　布鲁氏菌病

布鲁氏菌病是由布鲁氏菌属的细菌侵入机体,引起的人兽共患的传染 - 变态反应性疾病。

A.2　贮存宿主及传染源

布鲁氏菌的贮存宿主很多,已知有 60 多种动物(家畜、家禽、野生动物、驯化动物)可以作为布鲁氏菌贮存宿主。布鲁氏菌病往往先在家畜或野生动物中传播,随后波及人类,是人畜共患的传染病。疫畜是布鲁氏菌病的主要传染源,我国大部分地区以羊作为主要传染源,有些地方牛是传染源,南方个别省份的猪可作为传染源。鹿和犬等经济动物也可成为传染源。

A.3　传播途径及传播因子

病原体可以通过体表皮肤黏膜、消化道、呼吸道侵入机体。人的感染途径与职业、饮食、生活习惯有关。

含有布鲁氏菌的各种污染物及食物均可成为传播媒介,主要有病畜流产物、病畜的乳、肉、内脏,被布鲁氏菌污染的皮毛、水、土壤、尘埃等。

A.4　易感人群

人类对布鲁氏菌普遍易感。人群布鲁氏菌病感染率与传染源和传播媒介密切接触的机会、程度有关。布鲁氏菌病患者可以重复感染布鲁氏菌。

A.5 分布

A.5.1 职业

有明显的职业性,凡与病畜、染菌畜产品接触多者发病率高。农民、牧民、兽医、皮毛和乳、肉加工人员及相关实验室人员感染率比一般人高。

A.5.2 性别

人对布鲁氏菌易感,无性别差异,主要取决于接触机会多少。

A.5.3 年龄

各年龄组均可感染发病。由于青壮年是主要劳动力,接触病畜频繁,因而感染率比其他年龄组高。

A.5.4 季节

一年四季各月均可发病。羊种布鲁氏菌流行区有明显的季节性高峰。我国北方农牧区人群发病高峰在 4~5 月,夏季剪羊毛和乳肉食品增多,也可出现一个小的发病高峰。牛种、猪种布鲁氏菌的布鲁氏菌病季节性不明显。

A.5.5 地区

布鲁氏菌病感染率在农牧区高于城镇,农牧区人与家畜接触频繁,感染机会多,城市病人则多集中在一些皮毛乳肉加工企业。

A.6 不同疫区的流行特点

A.6.1 羊种布鲁氏菌疫区

羊种布鲁氏菌疫区的主要传染源是病羊。羊种布鲁氏菌 1、2、3 生物型对人、畜均有较强的侵袭力和致病力,易引起人、畜间布鲁氏菌病暴发流行,疫情重。大多出现典型的临床症状和体征。

A.6.2 牛种布鲁氏菌疫区

牛种布鲁氏菌疫区的主要传染源是病牛。牛种布鲁氏菌生物型较多,毒力不一。就总体而言,牛种布鲁氏菌毒力较弱,但有较强的侵袭力,即使是弱毒株,也可使牛发生暴发性流产或不孕,严重影响畜牧业发展。但对人致病较轻,感染率高而发病率低,呈散发性。临床症状和体征多不典型,病程短,后遗症较少。

A.6.3 猪种布鲁氏菌疫区

猪种布鲁氏菌疫区主要传染源是病猪。通常由猪种 1 型和猪种 3 型布鲁氏菌致病,毒力介于羊种布鲁氏菌和牛种布鲁氏菌之间。同一生物型菌株,既有强毒株,也有弱毒株。猪种布鲁氏菌对猪致病力强,对羊、牛致病力较弱。对人致病力比牛种布鲁氏菌强,除少数病例病情较重外,大多数无急性期临床表现。

A.6.4　犬种布鲁氏菌疫区

犬种布鲁氏菌疫区主要传染源是病犬。犬种布鲁氏菌除了侵袭犬,引起犬流产外,也可使猫、牛、猪、兔、鹿、鼠等动物感染,产生抗犬种布鲁氏菌抗体。人也可被感染,鲜有发病。

A.6.5　混合型布鲁氏菌疫区

2种或2种以上布鲁氏菌同时在一个疫区存在,这与羊、牛同在一个牧场放牧或圈舍邻近有关。由于彼此接触密切,不同菌种可以发生转移,从羊种布鲁氏菌转移到牛多见,也有羊种布鲁氏菌转移到猪;猪种、牛种布鲁氏菌也可转移到羊。混合型疫区流行特点取决于当地存在的主要菌种。

附录B
(资料性附录)
布鲁氏菌病临床表现

B.1　主要症状

B.1.1　发热

是布鲁氏菌病常见的临床表现,典型病例表现为波状热,常伴有寒战等症状,可见于各期患者。部分病例可表现为低热和不规则热型,且多发生在午后或夜间。

布鲁氏菌病患者在高热时神志清醒,痛苦较小,但体温下降时自觉症状加重,这种高热与病况相矛盾的现象为布鲁氏菌病所特有。

B.1.2　多汗

是布鲁氏菌病常见的临床表现,急性期病例出汗尤重,体温下降时加重,可湿透衣裤、被褥,使患者感到紧张和烦躁。

B.1.3　肌肉和关节疼痛

是布鲁氏菌病常见的临床表现,为全身肌肉和多发性、游走性大关节疼痛。一些病例还可有脊柱(腰椎为主)骨关节受累,表现为疼痛、畸形和功能障碍等。

B.1.4　乏力

几乎全部病例都有乏力疲劳的表现。

B.1.5 其他

少数病例可有头痛、心、肾及神经系统受累的表现。

B.2 主要体征

B.2.1 肝、脾及淋巴结肿大

多见于急性期病例,肝、脾肿大的患者恢复较慢。

B.2.2 其他

男性病例可伴有睾丸炎,女性病例可见卵巢炎。急性期患者可以出现各种各样的皮疹,一些患者可以出现黄疸,慢性期患者表现为骨关节系统的损害。

B.3 临床分期

B.3.1 急性期

具有上述临床表现,病程在 3 个月以内,出现确诊的血清学阳性反应。

B.3.2 亚急性期

具有上述临床表现,病程在 3~6 个月,出现确诊的血清学阳性反应。

B.3.3 慢性期

病程超过 6 个月仍未痊愈,有布鲁氏菌病的症状和体征,并出现确诊的血清学阳性反应。

B.4 潜伏期

布鲁氏菌病的潜伏期一般为 1~3 周。

附录 C

(规范性附录)

布鲁氏菌病特异性实验室检查技术

C.1 虎红平板凝集试验(RBT)

C.1.1 器材与试剂

C.1.1.1 器材:清洁玻片、微量加样器、木签、计时器。

C.1.1.2 试剂:虎红平板凝集抗原、已知的阴性和阳性血清、待检血清。

C.1.2 操作方法

在玻片上加 30μl 待检血清,然后加入虎红平板凝集抗原 30μl,摇匀或用木签充分混匀,在 5 分钟内观察结果。

每批次实验同时用阴性、阳性血清各一份作对照。

C.1.3　结果判定

出现肉眼可见的凝集反应判为阳性;液体均匀混浊、未见到凝集反应判为阴性。

C.2　胶体金免疫层析试验(GICA)

C.2.1　器材及试剂

C.2.1.1　器材:测试卡包被可溶性布鲁氏菌菌体抗原、人 IgG 的硝酸纤维素膜和胶体金标记结合物。0.1ml 吸管或微量加样器。

C.2.1.2　试剂:生理盐水、待检血清。

C.2.2　操作方法

在测试卡加样孔内加入 10μl 待检血清,待渗入。

在加样孔内加入生理盐水 100μl,待渗入。3~20 分钟内观察结果。

C.2.3　结果判定

测试卡质控区(C)显示红色线条,为此试验结果可信;未显示红色线条,此次试验失败。测试区(T)显示红色线条,试验结果为阳性,只有质控区出现一条红色线条为阴性。

注:胶体金免疫层析试验可能有不同测试卡,实验方法可能有差别,具体实验参照说明书检测和作出实验诊断。

C.3　酶联免疫吸附试验(ELISA)

C.3.1　试剂盒及器材

C.3.1.1　试剂盒组成

试剂盒组成详见表 C.1。

表 C.1　ELISA 试剂盒组成

名称	数量/单包装容量	标码	说明
标准 A-D	4×2ml	CAL A-D	标准 A-D(1U/ml,10U/ml,40U/ml,150U/ml);即用标准 A= 阴性对照;标准 B= 临界对照;标准 C= 弱阳性对照;标准 D= 阳性对照
酶交联物 IgG	1×14ml	ENZCNJ IgG	用含有抗人的 IgG,结合过氧化物酶,蛋白缓冲液,稳定剂

续表

名称	数量/单包装容量	标码	说明
TMB 底物液	1×14ml	TMB SUBS	即用:内含 TMB
TMB 终止液	1×14ml	TMB STOP	即用:0.5M H₂SO₄
稀释液	1×60ml	DILBUF	即用:含有 PBS BSA<0.1%NaN₃
洗涤液	1×60ml	WASHBUF conc	10 倍浓缩,含有:PBS,Tween20
酶标板	1×12孔×8孔	MTP	包被好特异性抗原
黏性覆膜	2张	FOIL	在孵育时盖住酶标板
塑料袋	1个	BAG	保存没有使用的黏性覆膜

说明栏修正：

说明
即用:内含 TMB
即用:0.5M H_2SO_4
即用:含有 PBS BSA<0.1%NaN_3
10 倍浓缩,含有:PBS,Tween20
包被好特异性抗原
在孵育时盖住酶标板
保存没有使用的黏性覆膜

C.3.1.2　器材

酶标仪(吸收波长 450nm,参考波长 600~650nm)、洗板机、移液器、8 道移液器、1ml 移液管、计时器、吸水纸巾、吸头、稀释板、加样槽、记号笔、双蒸馏水或去离子水。

C.3.1.3　检测前准备

按照说明书配制洗涤液、稀释液。

按照说明书稀释待检血清。

C.3.2　操作方法

步骤如下:

a) 吸取 100μl 的各阴阳性对照液和稀释的样品,分别加入到相应酶标板孔中。

b) 用黏性覆膜盖住酶标板,在 18~25℃孵育 60 分钟。

c) 移去覆膜,弃去酶标板液体。每孔加入稀释好的稀释液 300μl,洗板 3 次,将板倒置在纸巾上除去剩余液体。

d) 使用移液器加入 100μl 酶交联物;取新的覆膜盖住酶标板,在 18~25℃孵育 30 分钟;

e) 重复 C.3.2.c。

f) 使用移液器加底物液和终止液,加底物液和终止液的间隔时间应一样,加样时应避免产生气泡。

g) 每孔加 100μl 的 TMB 底物液,取新的黏性覆膜盖住酶标板,在 18~25℃孵育 20 分钟后,每孔加入 100μl TMB 终止液终止酶促反应,轻荡酶标板使其混匀,颜色由蓝变黄为止。

h) 在加入终止液的 60 分钟内,在 450nm 处检测吸光度。

C.3.3　质量控制

C.3.3.1　阴性、阳性标准品的 OD 值在质控要求的范围内。

C.3.3.2　试验用仪器、加样器必须经过严格的校验或标定。

C.3.3.3　试剂应在规定的储存条件下存储,在有效期内使用。

C.3.4　结果判定

参照说明书使用酶标仪读取样品的 OD 值。以标准的 OD 值为 y 轴,标准品的浓度为 x 轴,在对数坐标纸上做一条标准曲线。然后在曲线上读取相应样品的浓度值。结果判定情况如下:

a)>12U/ml 为实验阳性;

b)8~12U/ml 为实验可疑;

c)<8U/ml 为实验阴性。

酶联免疫吸附试验可以检测 IgM(IgM-ELISA)、IgG(IgG-ELISA)等免疫球蛋白,实验原理、方法可能有差别,具体实验参照试剂盒说明书检测和作出实验诊断。

C.4　试管凝集试验(SAT)

C.4.1　器材及试剂

试管凝集抗原、已知的阴性和阳性血清、待检血清、生理盐水、1ml 吸管、血清凝集试管、试管架、37℃温箱等。

C.4.2　操作方法

步骤如下:

a)待检血清的稀释。在一般情况下,每份血清用 5 支试管,第一管加入 2.3ml 生理盐水,第二管不加,第三、四、五管各加 0.5ml。用吸管吸取待检血清 0.2ml 加入第一只试管中,混匀。混匀后,以吸管吸取第一管中血清加入第二和第三管各 0.5ml,以吸管将第三管混匀,并吸 0.5ml 加入第四管,混匀。从第四管吸取 0.5ml 加入第五管,混匀。再从第五管吸取 0.5ml 弃去。如此稀释后,从第二管到第五管血清稀释度分别为 1:12.5、1:25、1:50 和 1:100。

b)加入抗原。先以生理盐水将抗原原液作适当稀释成抗原应用液(按照说明书操作,一般作 1:10 稀释),稀释后的抗原应用液加入各稀释的血清管(第一管不加,作为血清对照),每管加 0.5ml,混匀。加入抗原应用液后第二管至第五管,每管总量 1ml,血清稀释度从第二管到第五管分别为 1:25、1:50、1:100 和 1:200。从第一管再吸出 0.5ml 弃去,剩 1ml。

c)对照。阴性血清对照,血清稀释后加抗原应用液(与待检血清对照相似);

阳性血清对照,其血清稀释到原有滴度,再加抗原应用液;抗原对照,适当稀释的抗原加生理盐水。

C.4.3　结果判定

C.4.3.1　制备参照比浊管:每次试验须配制参照比浊管作为判定的依据。配制方法是:取试验用抗原液,加入生理盐水稀释成抗原应用液,按表 C.2 配制比浊管。

表 C.2　试管凝集试验判定比浊管配制

管号	抗原应用液 /ml	生理盐水 /ml	清亮度	标记
1	0.00	1.00	100%	++++
2	0.25	0.75	75%	+++
3	0.50	0.50	50%	++
4	0.75	0.25	25%	+
5	1.00	0.00	0%	–

C.4.3.2　判定结果:全部试验管,对照管及参照比浊管充分振荡后置 37℃温箱中反应 20~22 小时,取出后放室温 2 小时,然后参照比浊管为标准判定结果。

C.4.3.3　记录结果:根据各管中上层液体的清亮度记录结果。特别是 50% 清亮度(++)对判定结果关系较大,一定要与比浊管对比判定。

++++:完全凝集,上层液 100% 清亮。

+++:几乎完全凝集,上层液 75% 清亮。

++:显著凝集,液体 50% 清亮。

+:有微量凝集,液体 25% 清亮。

–:无凝集,液体不清亮。

确定每份血清滴度是以出现"++"及以上的凝集现象的最高血清稀释度。

注:为了获得待检标本的最终阳性滴度效价,可以参考其他试验结果,增加更多的稀释度。

C.5　补体结合试验(CFT)

C.5.1　试剂及器材

C.5.1.1　试剂:生理盐水、补体(豚鼠血清或冻干补体)、2% 绵羊红细胞悬液、溶血素、布鲁氏菌补体结合抗原、阴性和阳性血清、被检血清。

C.5.1.2　器材:37℃水浴箱、普通离心机、普通冰箱、0.1ml、1ml 和 10ml 吸管、血清凝集管和试管架。

C.5.2　五种成分的处理和滴定

C.5.2.1　补体

真空干燥补体可保持较长时间活性。亦可以选取数只健康豚鼠,取血分离血清,混合血清后即为所需补体。在 CFT 试验前需要进行补体滴定,确定试验用的补体稀释度。滴定步骤参照表 C.3,如下操作:

a)将补体稀释为 1:20,在 10 支凝集管中分别依次加入不同量的 1:20 补体稀释液 0.02~0.2ml;

b)各管加 2 个单位的抗原液 0.2ml;

c)用生理盐水把各管补至 0.6ml;

d)混匀后放 37℃水浴 30 分钟;

e)加 0.2ml 溶血素(2 个单位);

f)加 2% 的绵羊红细胞 0.2ml;

g)混匀后放 37℃水浴 30 分钟,判定结果。

表 C.3　补体滴定程序和结果　　　　　　单位 /ml

管号	1	2	3	4	5	6	7	8	9	10	对照 抗原	对照 补体	对照 溶血素
1:20 补体	0.2	0.18	0.16	0.14	0.12	0.1	0.08	0.06	0.04	0.02		0.2	
2个单位抗原	0.2	0.2	0.2	0.2	0.2	0.2	0.2	0.2	0.2	0.2	0.2		
生理盐水	0.2	0.22	0.24	0.26	0.28	0.3	0.32	0.34	0.36	0.38	0.4	0.6	0.6
						37℃水浴 30min							
2个单位溶血素	0.2	0.2	0.2	0.2	0.2	0.2	0.2	0.2	0.2	0.2			0.2
2% SRBC	0.2	0.2	0.2	0.2	0.2	0.2	0.2	0.2	0.2	0.2	0.2	0.2	0.2
						37℃水浴 30min							
结果举例	++++	++++	++++	++++	++++	++++	++++	++++	++	-	-	-	-

注:++++ 表示全溶血;++ 表示部分溶血;- 表示不溶血。

结果中产生完全溶血且含补体量最少管为第 8 管,定为 1 个恰定单位,它前 1 管即第 7 管为 1 个完全单位,在正式试验时采用 2 个完全单位的补体量,按下列公式计算出补体的稀释倍数 x。

20∶2y(y=1 个完全单位的补体量)=x∶0.2　　x=20 × 0.2/2y=2/y。

因为 y=0.08 所以即补体作 1∶25 稀释。

C.5.2.2　溶血素

滴定溶血素的步骤如下:

a)首先制备依次递增的溶血素稀释度:

1∶10 即 0.1ml 溶血素 +0.9ml 生理盐水;

1∶100 即 0.1ml(1∶10)+0.9ml 生理盐水;

1∶1 000 即 0.5ml(1∶100)+4.5ml 生理盐水;

1∶2 000 即 0.5ml(1∶1 000)+0.5ml 生理盐水;

1∶3 000 即 0.5ml(1∶1 000)+1.0ml 生理盐水;

1∶4 000 即 0.5ml(1∶1 000)+1.5ml 生理盐水;

1∶5 000 即 0.5ml(1∶1 000)+2.0ml 生理盐水;

1∶6 000 即 0.5ml(1∶3 000)+0.5ml 生理盐水;

1∶8 000 即 0.5ml(1∶4 000)+0.5ml 生理盐水;

1∶10 000 即 0.5ml(1∶5 000)+0.5ml 生理盐水;

1∶12 000 即 0.5ml(1∶6 000)+0.5ml 生理盐水;

1∶16 000 即 0.5ml(1∶8 000)+0.5ml 生理盐水。

b)稀释完毕后,取 10 支凝集管,参照表 C.4 顺序加入以下各稀释度溶血素 0.2ml,2 个单位补体 0.2ml,2% 绵羊红细胞悬液 0.2ml,并用生理盐水补充至总量为 1ml。

c)另外取 3 支凝集管作对照管。

d)溶血素对照。1∶1 000 溶血素 0.2ml+2% 绵羊红细胞 0.2ml+ 生理盐水 0.6ml。

e)血球对照。2% 绵羊红细胞 0.2ml+ 生理盐水 0.8ml。

f)补体对照。2 个单位补体 0.2ml+2% 绵羊红细胞 0.2ml+ 盐水 0.6ml。

g)放 37℃水浴 30 分钟,取出参照表 C.4 判定结果。以完全溶血的溶血素最高稀释度为 1 个溶血素单位,试验时用 2 个单位。

表C.4　溶血素滴定及结果

单位/ml

管号	1	2	3	4	5	6	7	8	9	10	溶血素	2% SRBC	2个单 位补体
溶血素稀释倍数	1:1 000	1:2 000	1:3 000	1:4 000	1:5 000	1:6 000	1:8 000	1:10 000	1:12 000	1:16 000	1:1 000		
溶血素量	0.2	0.2	0.2	0.2	0.2	0.2	0.2	0.2	0.2	0.2	0.2		
2个单位补体	0.2	0.2	0.2	0.2	0.2	0.2	0.2	0.2	0.2	0.2			0.2
2% SRBC	0.2	0.2	0.2	0.2	0.2	0.2	0.2	0.2	0.2	0.2		0.2	0.2
生理盐水	0.4	0.4	0.4	0.4	0.4	0.4	0.4	0.4	0.4	0.4	0.6	0.8	0.6
37℃水浴30min													
结果	++++	++++	++++	++++	+++	+++	++	-	-	-	-	-	-

产生完全溶血的最高稀释度的溶血素量是第 6 管(1∶6 000),为 1 个溶血素单位,试验时用 2 个单位,即 1∶3 000。对照管应完全不溶血,其结果才能成立。

C.5.2.3　绵羊红细胞

一般用成年的健康公绵羊红细胞,因母羊红细胞抵抗力不稳定。将采集的血清按 1∶1 放于阿氏液中保存于普通冰箱中,用时以生理盐水离心洗涤 3 次,再将未压实红细胞配制成 2% 的红细胞悬液。

C.5.2.4　布鲁氏菌抗原

布鲁氏菌补体结合抗原采用可溶性抗原。采用棋盘式滴定法滴定抗原,步骤如下:

a)将抗布鲁氏菌阳性或标准血清灭活,并用生理盐水稀释成 1∶5、1∶10、…、1∶1 280 ;

b)在每一行各管加同一稀释度血清 0.2ml,每一列各管加同一稀释度抗原 0.2ml;

c)所有各管加 0.2ml 2 个单位的补体;

d)混匀后放 37℃水浴 30 分钟;

e)取出后向各管加 0.4ml 的溶血系(2 个单位的溶血素与 2% 绵羊红细胞悬液等量混匀);

f)血清对照(不加抗原);抗原对照(不加血清);补体对照(不加抗原或不加血清);溶血素对照(不加抗原和血清);

g)放 37℃水浴 30 分钟,参照表 C.5 判定结果。

表 C.5　抗原滴定及结果

血清稀释度	抗原稀释度								
	1∶5	1∶10	1∶20	1∶40	1∶80	1∶160	1∶320	1∶640	1∶1 280
1∶5	++++	++++	++++	++++	++++	++++	+++	++	−
1∶10	++++	++++	++++	++++	++++	++++	+++	++	−
1∶20	++++	++++	++++	++++	++++	++++	++	−	−
1∶40	++++	++++	++++	++++	++++	++	++	+	−
1∶80	++++	++++	++++	++++	++++	++	++	+	−
1∶160	++++	++++	++++	++++	++++	++	++	−	−
1∶320	++++	++++	++++	++++	++	−	−	−	−
1∶640	++++	++++	++++	++++	++++	++	−	−	−
1∶1 280	+	−	−	−	−	−	−	−	−

血清稀释度	抗原稀释度								
	1∶5	1∶10	1∶20	1∶40	1∶80	1∶160	1∶320	1∶640	1∶1 280
血清对照	不加抗原	–								
抗原对照	不加血清	–								
阴性血清对照	1∶5	–								

注:++++、+++、++、+、–表示溶血反应的程度由弱到强;–表示全部溶血;空白表示不设此管。

当所有对照管均发生溶血,滴定结果才能成立。在阳性血清最高稀释度中能产生完全不溶血的最高抗原稀释度为 1 个抗原单位,试验时采用 2 个抗原单位。在本例中,1 个抗原单位为 1∶80,2 个抗原单位为 1∶40。

C.5.2.5　待检血清

在试验中待查的人或动物血清,应予以灭活。不同动物血清灭活温度如下:

a)人、牛、骆驼和猪血清在 56~58℃ 30 分钟灭活;

b)马、羊血清为 58~59℃ 30 分钟灭活;

c)兔血清为 56℃ 30 分钟灭活;

d)骡和驴血清为 63~64℃ 40 分钟灭活;

e)豚鼠血清为 57~58℃ 30 分钟灭活。

C.5.3　补体结合试验

C.5.3.1　操作方法

步骤如下:

a)取 6 支凝集管放于试管架上,将灭活的待检血清从 1∶5 开始作对倍稀释直至 1∶160 倍。

b)另取 10 支凝集管放于试管架上,其中 6 支作为反应管,4 支作为对照管。取已稀释好的各稀释倍数血清 0.2ml 分加于反应管中。

c)每个反应管加 2 个单位抗原 0.2ml,2 个单位补体 0.2ml。

d)血清对照管加 1∶5 血清 0.2ml+2 个单位补体 0.2ml+ 生理盐水 0.2ml。

e)补体及抗原对照如下:

——2 个单位抗原 0.2ml+2 个单位补体 0.05ml+ 生理盐水 0.35ml;

——2 个单位抗原 0.2ml+2 个单位补体 0.1ml+ 生理盐水 0.3ml;

——2 个单位抗原 0.2ml+2 个单位补体 0.2ml+ 生理盐水 0.2ml。

f)混匀,置 37℃ 水浴 30 分钟。

g)取出各管加入 0.4ml 溶血系,再放 37℃ 水浴 30 分钟,判定结果。

h) 判定结果如下：

++++：无溶血，红细胞沉于管底或为悬液；

+++：25% 溶血，有红细胞沉于管底或为悬液，上清有溶血颜色；

++：50% 溶血，少有红细胞沉于管底或为悬液，上清呈明显溶血颜色；

+：75% 溶血，基本没有红细胞沉于管底或为悬液，上清呈明显溶血颜色，尚不透明；

–：100% 溶血，无红细胞，上清透明，呈深红色。

i) 补体结合试验参照表 C.6 程序操作，对照反应合于要求，被检血清在 1:40 滴度处出现 50% 溶血，其滴度为 1:40。为防止判定的错误，可配制表 C.7 溶血标准管。

表 C.6　CFT 试验程序　　　　　　　　　　单位 /ml

成份	血清稀释度						血清对照	补体及抗原对照		
	1:5	1:10	1:20	1:40	1:80	1:160	1:5	0.5 单位	1 单位	2 单位
被检血清	0.2	0.2	0.2	0.2	0.2	0.2	0.2	0	0	0
2 个单位抗原	0.2	0.2	0.2	0.2	0.2	0.2	0	0.2	0.2	0.2
2 个单位补体	0.2	0.2	0.2	0.2	0.2	0.2	0.2	0.05	0.1	0.2
生理盐水	0	0	0	0	0	0	0.2	0.35	0.3	0.2
	37℃水浴 30min									
溶血系（溶血素 + 2%SRBC）	0.4	0.4	0.4	0.4	0.4	0.4	0.4	0.4	0.4	0.4
	37℃水浴 30min									
结果举例	++++	++++	+++	++	+	–	–	≥ ++	++	–

表 C.7　溶血标准管配制　　　　　　　　　　单位 /ml

管号	2%SRBC	溶血素	抗原	补体	生理盐水	标准
1	0.2	0	0.2	0.2	0.4	++++
2	0.13	0.07	0.2	0.2	0.4	+++
3	0.1	0.1	0.2	0.2	0.4	++
4	0.07	0.13	0.2	0.2	0.4	+
5	0	0.2	0.2	0.2	0.4	–

C.5.3.2　诊断标准

C.5.3.2.1　人及所有动物血清温热补体结合试验以 1：10 出现抑制溶血为 ++++、+++、++ 者为阳性；

C.5.3.2.2　影响因素

补体结合试验涉及多个试剂的标定,容易对试验造成影响如下:

a)进行同一试验时应采用同一种抗原。抗原存放时间长或受污染等易出现抗补体现象。

b)被检血清应进行灭活,如果灭活不彻底也会影响结果。在试验时尽量用新鲜血清,血清的污染及变性都可能出现抗补体现象。

c)补体与溶血素之间有定量关系。当溶血素的含量一定时,增加补体量,溶血增强,但到一定程度不变;补体量一定时,增加溶血素,溶血增强,到一定程度不变。因此在进行补体结合试验时应确定补体当量,或进行补体滴定。

d)盐类影响血清反应是人们都知道的。如果在补体结合反应中 NaCl、巴比妥缓冲液的克分子浓度增加,补体活性下降。Mg^{2+} 缺乏易出现抗补体现象。

C.5.3.3　评价

补体结合试验是人兽医广泛应用的诊断布病的手段,尽管操作烦琐,影响因素多,其试验价值及主要优缺点是:

a)特异性较强。试验结果不仅与布鲁氏菌病临床表现及病期有较好的一致性,而且与牲畜的排菌、带菌均有较高的一致性。

b)试验所查的布鲁氏菌病抗体类别主要是 IgG 类,结合试管凝集实验结果可以用于判断 IgM、IgG 的消长,用作布鲁氏菌病鉴别自然感染和人工免疫的参考试验之一。

c)试验也可用于查布鲁氏菌抗原。

d)试验虽然特异性较好,但敏感性较差,不适于大面积检疫采用。

C.6　抗人免疫球蛋白试验(Coomb's 试验)

C.6.1　器材及试剂

除试管凝集试验所需的一般器材及试剂外,还需抗人免疫球蛋白血清及普通离心机。

C.6.2　操作方法

试管凝集试验阶段:按 C.4 进行试管凝集试验。

抗人球蛋白反应阶段：选取试管凝集试验的可疑反应管及全部阴性反应管，记录管号，经 4 000r/min 离心 15 分钟，用生理盐水反复洗涤、离心 3 次，然后向各管中加入生理盐水 0.5ml、一定稀释度（一般是 1∶20 倍稀释）的抗人免疫球蛋白血清 0.5ml，混匀，将反应管置 37℃培养箱孵育 20~22 小时，取出放室温 2 小时后判定结果。

C.6.3　判定标准

判定结果的标准，凝集程度等同于试管凝集试验，1∶400（++）及以上为试验阳性。

附录 D

（规范性附录）

布鲁氏菌的培养及鉴定

D.1　布鲁氏菌的培养

D.1.1　血培养仪培养布鲁氏菌

D.1.1.1　材料与仪器

用血培养仪培养布鲁氏菌的培养瓶种类：标准成人需氧培养瓶（SA），成人需氧中和抗生素培养瓶（FA），成人厌氧中和抗生素培养瓶（FN），小儿需氧瓶（PF）。

D.1.1.2　操作程序

步骤如下：

a）按照培养瓶需要量无菌采集血液或其他体液，注入培养瓶中。

b）开机启动系统进入初始监视屏幕，待温度达到要求即可开始使用。

c）培养瓶的装载，按主屏幕上装瓶键，出现装瓶界面。可见每个抽屉底部显示出当前有效单元数量，同时含有效单元的孵育箱指示灯会发出绿光。依次输入培养瓶 ID、登录号、检验号、医院 ID、患者姓名等信息。

d）打开孵育箱，空载单元会亮绿灯。将培养瓶瓶底插入亮灯单元。单元指示灯闪烁确认培养瓶已被加载。

e）重复步骤 c）、d）加载培养瓶，关闭孵育抽屉，终止装载过程，启动培养系统。布鲁氏菌一般培养 2~7 天。

D.1.1.3　阳性标本处理

血培养仪提示培养瓶有疑似菌生长，应取出培养瓶至符合相应生物安全条件的实验室进行后续操作：

a）取出显示有细菌生长的培养瓶，用 75% 的乙醇消毒瓶口，颠倒混匀培养瓶数次。

b)将无菌注射器针头插入瓶口,抽取培养液 0.5ml 接种于血平板、巧克力或布氏琼脂平板上,37℃培养 24~48 小时,取培养物进行布鲁氏菌鉴定实验。

c)作为快速诊断参考,抽取少量培养液涂布于玻片上作革兰氏染色镜检,发现革兰氏阴性沙粒状微小细菌,结合相关实验,可以报告检出疑似布鲁氏菌结果。

注:血培养仪有型号的不同,应按照操作说明进行操作。

D.1.2　双相血培养瓶培养布鲁氏菌

D.1.2.1　材料与仪器

D.1.2.1.1　材料:布鲁氏菌的培养采用需氧双相培养瓶。

D.1.2.1.2　仪器:细菌培养箱,设定 37℃,培养物疑似牛种布鲁氏菌等需要 CO_2 时,纯培养应采用 CO_2 培养箱。CO_2 培养箱亦可以用于其他种布鲁氏菌培养。

D.1.2.2　操作程序

操作程序如下:

a)按照体液培养需要量无菌采集,注入双相培养瓶中。

b)将接种的培养瓶放入培养箱,布鲁氏菌一般培养 1~2 周,最长 4 周。

c)阳性标本处理。取出在固相琼脂上显示有细菌生长的培养瓶,用 75%乙醇或酒精灯消毒瓶口,打开培养瓶盖。接种环插入瓶口,挑取单个菌落接种于血平板、巧克力、布氏琼脂平板上,37℃培养 18~24 小时,取培养物进行布鲁氏菌鉴定实验。

D.1.3　病理材料培养布鲁氏菌

从患者的血液、骨髓和其他病理材料直接接种或研磨后接种血平板、巧克力、布氏琼脂平板上或中试管斜面,37℃培养 1~4 周,取培养物进行布鲁氏菌鉴定实验。

从疑似患者无菌采血 1ml 注入培养容器,使被检血液均匀涂布在培养基上,置 37℃培养箱中培养,3 天后观察结果,如果没有生长,再次使血液涂在培养基上,继续培养,隔日观察 1 次。如果有疑似布鲁氏菌生长,则用接种环取出,纯分离和进一步鉴定。如果培养物疑似牛种布鲁氏菌等需要 CO_2 时,应采用 5%~10% CO_2 培养箱培养。

D.2　布鲁氏菌的鉴定

D.2.1　布鲁氏菌的血清凝集

D.2.1.1　玻片凝集试验

在清洁玻片上各滴一滴 A、M 血清,在另一端再滴一滴生理盐水,然后用接种环钩取少许待检布鲁氏菌48小时培养物,在生理盐水中研磨制成菌悬液,用接种环钩取菌悬液分别加入 A 和 M 血清中混匀,在 2 分钟内出现凝集颗粒为阳性;否则为阴性。

D.2.1.2 血清凝集意义

待检菌株可能出现与 A 凝集而与 M 不凝集,与 M 凝集而与 A 不凝集,与 M 和 A 均凝集或均不凝集四种情况,各情况意义如下:

a)待检菌在 A 血清中凝集,而在 M 血清中不凝集或 A 血清凝集滴度高于 M,可能是羊种 2 型布鲁氏菌、牛种 1~3 型或牛种 6 型布鲁氏菌、猪种 1~3 型布鲁氏菌及沙林鼠种布鲁氏菌。

b)待检菌在 M 血清中凝集,而在 A 血清中不凝集或 M 血清凝集滴度高于 A,可能是羊种 1 型或牛种 4、5、9 型布鲁氏菌。

c)待检菌在 A 和 M 血清中均凝集或滴度相近似,可能是种羊 3 型、牛种 7 型或猪种 4 型布鲁氏菌。

d)待检菌在 A 和 M 血清中均不凝集或滴度很低,可能是绵羊附睾种、犬种或其他粗糙型布鲁氏菌及无凝集原性布鲁氏菌。

e)疑似粗糙型(R)菌,或者菌株疑似发生粗糙型变异,需要进行 R 血清凝集试验。

D.2.2 布鲁氏菌噬菌体裂解试验

D.2.2.1 实验方法

将增殖菌比浊成 10 亿菌体 /ml 或 OD 值为 1.5 的菌液浓度,取 0.1ml 此菌液加到溶化并在 52℃水浴保温的布氏半固体培养基中,缓缓混匀,然后倾注到底层为布氏琼脂培养基上。菌液半固体凝固后,用加样器分别吸取被测 1RTD 浓度或特定浓度噬菌体 8μl,分别滴加在菌液半固体琼脂表面的不同位置上,待噬菌体液干后,置 37℃温箱中培养,24~48 小时观察试验结果。

D.2.2.2 布鲁氏菌噬菌体裂解试验结果判定

在滴加噬菌体处出现透明的噬菌斑即为裂解,否则为不裂解。结果判定如下:

a)Bk 噬菌体在 RTD 下只裂解所有光滑型布鲁氏菌,不裂解粗糙型布鲁氏菌及其他种细菌。

b)Tb 噬菌体在 RTD 下只裂解光滑型牛种布鲁氏菌,不裂解其他种布鲁氏菌。在当浓度增大到 $10^4 \times$ RTD 时,还会裂解光滑型猪种布鲁氏菌,不裂解其他种布鲁氏菌及其他种细菌。

c)Wb 噬菌体在 RTD 下只裂解光滑型牛种、猪种和沙林鼠种布鲁氏菌,不裂解其他种布鲁氏菌及其他种细菌。

D.2.3　布鲁氏菌硫化氢产生量测定

D.2.3.1　实验材料

无菌、沾有 10% 醋酸铅 8cm×0.8cm 普通滤纸条、pH 6.8 的琼脂斜面试管培养基和 48 小时培养的待检布鲁氏菌菌株。

D.2.3.2　实验方法

将待检菌 48 小时培养物用灭菌生理盐水制成 10 亿菌体 /ml 或 OD 值为 1.5 的菌悬液,用加样器吸取 100μl 菌液接种在 pH 6.8 的琼脂斜面上,将醋酸铅滤纸条夹于斜面与管壁之间,使滤纸条和斜面保持平行,以不接触斜面为宜。滤纸条留在管外约 1cm,置 37℃温箱培养,经 2 天、4 天、6 天各观察一次结果,以厘米计算滤纸条变黑长度。每观察一次更换一个滤纸条,3 次变黑长度总和为最后结果,不变黑为阴性。

D.2.3.3　实验意义

猪种 1 型布鲁氏菌产生硫化氢量最多,持续时间可达 10 天,滤纸条变黑部分可达 19mm。牛种布鲁氏菌 1~4 型和 9 型布鲁氏菌,沙林鼠种布鲁氏菌均能产生中等量的硫化氢,滤纸条变黑部分 5~8mm。牛种布鲁氏菌 6 和 7 型的部分菌株也能产生少量的硫化氢。其余种型布鲁氏菌不产生硫化氢。有时猪种 3 型、羊种 1 布鲁氏菌亦可产生微量硫化氢,使滤纸条下端呈现黑褐色一个小边。该实验需要有参考菌株进行对照。

D.2.4　生化鉴定仪鉴定布鲁氏菌属及布鲁氏菌种

D.2.4.1　培养 18~24 小时分离纯化布鲁氏菌,配制布鲁氏菌 0.85%NaCl 溶液菌悬液,并用比浊仪测定菌液浓度为 0.5~0.63McF。

D.2.4.2　将革兰阴性细菌鉴定卡片在室温复温,菌液加入鉴定卡中,按顺序放在载卡架上,输样管插入到菌液管中。

D.2.4.3　鉴定卡片装载入仪器孵育仓,输入相应编号。仪器每隔一定时间自动阅读孵育仓内所有卡片,电脑分析所有数据并给予结果,发放检测报告。

D.2.4.4　布鲁氏菌的鉴定时间一般为 6~10 小时。

D.2.4.5　主要布鲁氏菌种生化反应鉴定结果如下:

a)布鲁氏菌属为 ProA、TyrA、URE、GlyA、1LATK、ELLM 阳性;

b)牛种布鲁氏菌为 1LATK、ProA、TyrA、URE、GlyA 阳性;

c)羊种布鲁氏菌为 ProA、TyrA、URE、GlyA 阳性;

d)布鲁氏菌的生化鉴定有时与人苍白杆菌等细菌交叉。

注:生化鉴定仪有型号的不同,应按照操作说明进行操作。

D.2.5　布鲁氏菌核酸检测

D.2.5.1　BCSP31 聚合酶链式反应（BCSP31-PCR）

D.2.5.1.1　器材及试剂

器材：无菌 0.2ml PCR 管、10μl、20μl、200μl 的移液器及移液器吸头。

试剂：Taq DNA 聚合酶、10×Buffer（不含 $MgCl_2$）、25mM $MgCl_2$、dNTPs、三蒸水、引物、琼脂糖凝胶、待检菌株核酸。

D.2.5.1.2　引物

Primer　B4　5′-TGG CTC GGT TGC CAA TAT CAA-3′（789-809）

Primer　B5　5′-CGC GCT TGC CTT TCA GGT CTG-3′（1012-992）

D.2.5.1.3　实验方法

按照表 D.1 反应体系加入 PCR 管，参照表 D.2 设定扩增参数。

表 D.1　BCSP31-PCR 反应体系

成分	体积（容积）/μl	浓度
三蒸水	16.5	
10×Buffer（含 Mg^{2+}）	2.5	1×Buffer
dNTPs	2	0.2mmol
Primer B4	1	10pmol
Primer B5	1	10pmol
DNA Template	1	
Taq DNA 聚合酶	1	1U
总体积 / 总容积	25	

注：混匀，短暂离心，将 PCR 反应管放入 PCR 扩增仪。

D.2.5.1.4　设置参数

表 D.2　BCSP31-PCR 扩增参数

步骤	温度 /℃	时间 /min	备注
预变性	94	4	
扩增（30 个循环）	94	1	变性
扩增	58	1	退火
扩增	72	1	延伸
末循环	72	5	延伸

注：在不同型号的 PCR 扩增仪上，退火温度可能略有不同。

D.2.5.1.5　结果判定

PCR 产物在 1.5% 琼脂糖上电泳,紫外透射仪或凝胶成像系统中观察到扩增目的片段长度为 224bp 判为实验阳性。

D.2.5.2　AMOS 聚合酶链式反应(AMOS-PCR)

D.2.5.2.1　器材及试剂

器材:无菌 0.2ml PCR 管、10μl、20μl、200μl 的移液器及移液器吸头。

试剂:Taq DNA 聚合酶、10×Buffer(含 Mg^{2+})、dNTPs、三蒸水、引物、琼脂糖凝胶、待检菌株核酸 DNA。

D.2.5.2.2　引物

IS711 : tgc cga tca ctt aag ggc ctt cat

　　A : gac gaa cgg aat ttt tcc aat ccc

　　M : aaa tcg cgt cct tgc tgg tct ga

　　O : cgg gtt ctg gca cea tcg tcg

　　S : gcg cgg ttt tct gaa ggt tca gg

D.2.5.2.3　实验方法

AMOS-PCR 反应体系:

25μL 体系:10×Buffer(含 Mg^{2+})2.5μl;dNTP(2.5mmol/L)2μl;TaqDNA 聚合酶(1U/μl)1μl;primerIS711(10pmol)1μl;primerA、M、O、S(10pmol)各 0.4μl;待检菌株核酸 DNA 1μl,补足三蒸水至 15.9μl。

D.2.5.2.4　扩增

扩增参数:94℃ 4 分钟;95℃ 1 分钟、60℃ 1 分钟、72℃ 1 分钟;30 个循环;末循环 72℃ 5 分钟。

D.2.5.2.5　结果判定

扩增 PCR 产物经 1.5% 琼脂糖凝胶电泳检测,以 DL2000 DNA Ladder 为分子量标准,均在相应的位置出现预期大小的 DNA 条带。AMOS-PCR 根据条带情况可鉴别布鲁氏菌牛种 1、2、4 型(498bp)、羊种布鲁氏菌(731bp)、猪种 1 型(285bp)、绵羊附睾种(961bp)。AMOS-PCR 检测 4 个种的一些生物型布鲁氏菌是国内主要引起人感染的流行菌种(型)。

D.2.6　布鲁氏菌基因组 DNA 提取操作方法

D.2.6.1　DNA 试剂盒提取布鲁氏菌基因组 DNA

D.2.6.1.1　器材及试剂

细菌基因组 DNA 提取试剂盒(本操作以 1 种商品试剂为例)、TE 缓冲液、1.5ml Eppendorf 无菌管、200~1 000μl 移液器、10μl 接种环、光密度仪、水浴锅。

D.2.6.1.2 实验方法

实验操作方法如下：

a) 在实验室生物安全柜中，将 1.5ml Eppendorf 管编号，并向编号的 Eppendorf 管中加入高压过的生理盐水 500μl，用接种环挑取适量分离培养好的布鲁氏菌至 Eppendorf 管制成 OD =3.0 菌悬液。

b) 制成的菌悬液加盖密闭，可移至生物安全柜外，在实验室内，置试管架上在水浴锅 80℃，30 分钟，灭活菌液。

c) 将灭活的菌悬液 12 000r/min 离心 30 分钟，弃去上清。此操作在 BSL-2 实验室内进行。

d) 向菌体沉淀中加入 200μl 缓冲液 GA，使用旋涡混合器，振荡至菌体彻底悬浮。

e) 向管中加入 20μl 蛋白酶 K 溶液，一同混匀。

f) 加入 220μl 缓冲液 GB，旋涡混合器振荡 15 秒，70℃放置 10 分钟，溶液应变清亮，瞬时离心以去除管盖内壁的水珠。加入缓冲液 GB 时可能会产生白色沉淀，一般 70℃放置时会消失，不会影响后续实验。如溶液未变清亮，说明细胞裂解不彻底，可能导致提取 DNA 量少和提取出的 DNA 不纯。

g) 加入 220μl 无水乙醇，振荡混匀 15 秒，此时可能会出现絮状沉淀，瞬时离心以去除管盖内壁的水珠。

h) 将上一步所得溶液和絮状沉淀都加入一个吸附柱 CB3 中（吸附柱放入收集管中），12 000r/min 离心 30 秒，弃掉废液，吸附柱 CB3 放入收集管中。

i) 向吸附柱 CB3 中加入 500μl 去蛋白液 GD（使用前请先检查是否已加入无水乙醇），12 000r/min 离心 30 秒，弃掉废液，吸附柱放入收集管中。

j) 向吸附柱 CB3 中加入 700μl 漂洗液 PW（使用前请先检查是否已加入无水乙醇），12 000r/min 离心 30 秒，弃掉废液，吸附柱放入收集管中。

k) 向吸附柱 CB3 中加入 500μl 漂洗液 PW，12 000r/min 离心 30 秒，弃掉废液，将吸附柱 CB3 放入收集管中。

l) 将吸附柱 CB3 放入收集管中，12 000r/min 离心 2 分钟，弃掉废液，将吸附柱 CB3 开盖置于室温放置数分钟，以彻底晾干吸附材料中残余的漂洗液。这一步目的是将吸附柱中残余的漂洗液去除，漂洗液中乙醇的残留会影响后续的酶反应（酶切、PCR 等）实验。

m) 将吸附柱 CB3 转入一个干净的离心管中，向吸附柱的中间部位悬空滴加 50~200µl 洗脱缓冲液 TE,室温放置 2~5 分钟,12 000r/min 离心 2 分钟,将提取的 DNA 溶液收集到离心管中。

n)为增加基因组 DNA 的获得率,可将离心得到的溶液再加入吸附柱 CB3 中,室温放置 2 分钟,12 000r/min 离心 2 分钟。洗脱缓冲液体积不应少于 50µl,体积过小影响回收效率。洗脱液的 pH 对于洗脱效率有很大影响。

DNA 产物应密闭保存在 ≤ −20℃冰箱,以防 DNA 降解。

注:所有操作严格按照试剂盒说明书进行,如试剂或说明书有变动,则以说明书为准。

D.2.6.2　煮沸裂解法提取布鲁氏菌基因组 DNA

步骤如下:

a)菌液准备。用生理盐水将布鲁氏菌制备成 OD =3.0 菌悬液,取 lml 放入 1.5ml 的 EP 管,13 000r/min 高速离心 1 分钟,弃掉上清液。

b)菌体裂解。用 1ml 的 TE 缓冲液将菌体悬浮混匀,置沸水中 10 分钟。

c)菌体 DNA 制备。13 000r/min 高速离心 10 分钟,取上清液即为菌体 DNA。

d)无菌试验。吸取 1/10 体积的 DNA 溶液接种适宜培养基,放入 37℃培养箱中培养。72 小时后观察确认无细菌生长后,为实验用 DNA。

D.3　布鲁氏菌实验生物安全要求

D.3.1　根据卫生部 2006 年发布的《人间传染的病原微生物名录》,涉及抗原制备的大量活菌操作,或易产生气溶胶的病原菌离心、冻干以及活菌感染的动物等实验需要在生物安全三级实验室操作。布鲁氏菌样本的病原菌分离纯化、药物敏感性实验、生化鉴定、免疫学实验、PCR 核酸提取、涂片、显微镜观察等初步检测在生物安全二级实验室操作。不含布鲁氏菌致病性活菌材料的分子生物学、血清免疫学等实验在生物安全一级实验室操作。

D.3.2　运输包装分类:按卫生部 2005 年第 45 号令《可感染人类的高致病性病原微生物菌(毒)种或样本运输管理规定》和国际民航组织文件 Doc 9284《危险品航空安全运输技术细则》的分类包装要求,布鲁氏菌病原菌和标本应按 A 类 UN 2814 的要求包装和空运;通过其他交通工具运输的可参照标准包装。

附录 E
（资料性附录）
鉴别诊断

E.1　伤寒、副伤寒

伤寒、副伤寒患者以持续高热、表情淡漠、相对脉缓、皮肤有玫瑰疹、肝脾肿大为主要表现,而无肌肉、关节疼痛、多汗等布鲁氏菌病表现。实验室检查血清肥达反应阳性,伤寒杆菌培养阳性,布鲁氏菌病特异性检查为阴性或弱阳性。

E.2　风湿热

布鲁氏菌病与风湿热均可出现发热及游走性关节痛,但风湿热可见风湿性结节及红斑,多合并心脏损害,而肝脾肿大、睾丸炎及神经系统损害极为少见。实验室检查抗链球菌溶血素"O"为阳性,布鲁氏菌病特异性检查为阴性。

E.3　风湿性关节炎

慢性布鲁氏菌病和风湿性关节炎均是关节疼痛严重,反复发作、阴天加剧。风湿性关节炎多有风湿热的病史,病变多见于大关节,关节腔积液少见,一般不发生关节畸形,常合并心脏损害,血清抗链球菌溶血素"O"滴度增高,布鲁氏菌病特异性实验室检查阴性有助于鉴别。

E.4　其他

布鲁氏菌病急性期还应与结核病、脊柱炎、脑膜炎、睾丸炎等鉴别,慢性期还应与其他关节损害疾病及神经官能症等鉴别。